芸術と脳

―絵画と文学、時間と空間の脳科学―

近藤寿人 編

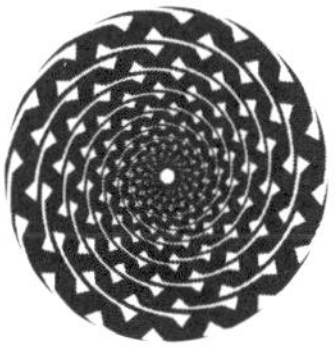

大阪大学出版会

はしがき

芸術のすばらしさの一つをあげてみよう。それが視覚芸術であれ、音楽であれ、異なる言語を使った文学であれ、数千年の歴史を超えても、また種族・民族を超えても、その感動を共有できることである。これまでに見たこともなかった異文明の絵画や音楽が、斬新な感動と興奮を与えるし、また、翻訳文学というかたちであっても、異国や古代の文学までもが読者の心を大きく揺り動かす。それは、ジャンルを問わずに、「芸術」が成立する過程、芸術に用いられる表現、そしてそれらの芸術を受容する脳（心）の反応が、いずれも、民族や文明によらない、人間の脳の基本的な働きを反映しているからに違いない。

芸術の表現と受容に直結する脳（心）の働きを掘り下げて行けば、私たちの脳（心）による認識にかかわったり、認識したものを表現（表象）したりするのにかかわる、さまざまな脳（心）の働きを明らかにできるのではないだろうか。このことを明らかにするには、これまで接点の少なかった芸術の研究者と脳の研究者が対話するような形で、お互いに問題を投げかけてゆくのがよいだろう。原初的な世界認識を探求する原始宗教の研究者もその場に招くべきだ——これらの問題意識を共有する著者たちが、それぞれ異なった立場から、世界認識、芸術、そして脳の働きについて、論考を投げかけあったのが本書である。標題には、芸術に投影された脳の働きとともに、芸術の研究者と脳の研究者との対話という意味も込められている。

本書におさめた、多角的なアプローチから短絡的に、芸術と脳の働きに関する理解について、特定の結論や方向性を示すことを目指してはいない。読者の方々には、各章にあふれる知的な興奮をまず楽しんでいただき、それぞれの論考を支える深くて鋭い洞察の切れ味を堪能して頂くとともに、本書一巻としての、芸術と脳（心）の働きの関係についての問題提起を感じて頂ければ幸いである。そして本書が、将来の芸術と脳の理解に関する新しい学術の芽となることを願う。

本書は、京阪奈丘陵にある「国際高等研究所」で、平成一八—二〇年度に開催された研究会「絵画と文学に表象される、時間と空間の脳による認識」をもとにしている。この異分野間の新しい対話を実現して頂いた、国際高等研究所に感謝申し上げる。

巻末に、読者の方々の参考として、各章の参考文献をあげた。

目次

執筆者一覧

氏　名		＊所属　職名（執筆コラム）
大澤　五住	（おおざわ・いずみ）	大阪大学大学院生命機能研究科　教授
岡田　温司	（おかだ・あつし）	京都大学大学院人間・環境学研究科　教授
小倉　明彦	（おぐら・あきひこ）	大阪大学大学院生命機能研究科　教授（2, 3, 6, 10）
小倉　孝誠	（おぐら・こうせい）	慶應義塾大学文学部仏文科　教授（1）
北澤　茂	（きたざわ・しげる）	大阪大学大学院生命機能研究科　教授（8）
肥塚　隆	（こえづか・たかし）	大阪大学大学院文学研究科　名誉教授
小松　英彦	（こまつ・ひでひこ）	自然科学研究機構生理学研究所　教授
近藤　寿人	（こんどう・ひさと）	＊＊大阪大学大学院生命機能研究科　教授（1, 2, 5, 7, 9, 11, 12）
佐々木　閑	（ささき・しずか）	花園大学文学部　教授（4）
佐藤　宏道	（さとう・ひろみち）	大阪大学大学院医学系研究科　教授（11, 12）
七五三木　聡	（しめぎ・さとし）	大阪大学大学院医学系研究科　准教授（カバー袖）
手島　勲矢	（てしま・いざや）	元同志社大学　教授
新美　幸二	（にいみ・こうじ）	元ヤマハ株式会社（9）

藤田 一郎（ふじた・いちろう） 大阪大学大学院生命機能研究科 教授
山本 登朗（やまもと・とくろう） 関西大学文学部総合人文学科 教授
若杉 準治（わかすぎ・じゅんじ） 独立行政法人国立文化財機構京都国立博物館 名誉館員

＊ 二〇一三年現在
＊＊編者

第１部
脳は時間をどのように記し、理解するのか

1章 平安朝物語における時間の階層と語り手の多様な位置

山本登朗

「昔」――物語の語り出し

平安時代には、日本人のコトバをそのまま書き表す方法として、仮名文字を使った仮名文が広く用いられるようになったが、それとほぼ同時に、その仮名文で記された「物語」と呼ばれる文学作品が登場し、比較的素朴な初期の段階から『源氏物語』に至るまで、さまざまな形に急速な発展を遂げた。それらの物語は、次のように「今は昔」や「昔」という言葉によって始められていることが多い。

今は昔、竹取の翁《おきな》といふものありけり。（『竹取物語』）

昔、男、初冠《うひかうぶり》して、奈良の京《きやう》、春日《かすが》の里に、知るよしして狩《かり》にいにけり。（『伊勢物語』）

昔、式部の大輔《たいふ》、左大弁《さだいべん》かけて、清原の王《おほきみ》ありけり。（『宇津保物語』）

この「今は昔」や「昔」といった冒頭の語り出しがどんな意味を持ち、どのような働きをしているかについては、二種類の考えが示されている。すなわち第一の説は、これら「昔」の語が、「今となっては昔のことだが」という意味を含み持ち、「昔」と「今」の間の遠く離れた距離を強調しているという説。そして第二の説は、これらが「今は昔にもどっているが」という意味を持ち、読者をいつのまにか昔の時間に誘い込んでしまうはたらきをしているという説である。

この問題を考える際に見落としてはならないのは、「今は昔」や「昔」で始まるこれらの物語冒頭文のほとんどが「けり」という語で終わっているという事実である。「けり」は、高等学校などで用いられている通常の学校文法では「過去の助動詞」と呼ばれているが、同じ「過去の助動詞」には、もうひとつ別に「き」という語もあって、両者の意味用法がどのように違うかについては、さまざまな考察が重ねられている。学校文法などで多く採用されているのは、話者や筆者が直接体験した過去のことがらについては「き」が用いられるのに対し、話者や筆者が直接体験していない、伝聞や学習によって知り得ている過去のできごとについては「けり」が用いられるという考え方である。たとえば『徒然草』などでは、作者である兼好が直接見聞したことを述べた章段では「き」、そうでない章段では「けり」が用いられていて、このような一般的な説明があながち誤った理解ではないことが了解される。しかしながら、たとえば『万葉集』の中でもよく知られている、中大兄皇子が大和三山にまつわる伝承を詠んだ巻一・十三番の「三山歌」では、非体験の伝承が述べられているにもかかわらず、「香具山《かぐやま》は畝傍《うねび》ををしと耳成《みみなし》とあひ争ひき」のように「き」が用いられている。「き」と「けり」のそれぞれの意味用法については、体験か非体験かといった一般的説明にとどまらない、より本質的な考察が求められるのである。

このうちの「けり」は、もう一方の「き」の下に、存在をあらわす「あり」という語が接続した「きあり」が、母音の縮約によって「けり」という形になったと考えられている。そこから、「けり」の意味を「過去からの継続」と考え、それを「伝聞過去」や「回想過去」として「〜だったとさ」のように現代語訳しようとする考えもあるが、このような把握では、「けり」が過去のほかに持っている、いわゆる詠嘆としての用法が、うまく説明できない。過去の用法だけでなく、たとえば次の歌のように、過去ではない目前の事態について用いられる「けり」の意味をも含めて、「けり」の用法は全体的に理解される必要がある。

常磐《ときは》なる松の緑も春来れば今ひとしほの色まさりけり　（『古今集』巻一・二四・源宗于）

『竹取物語』をめぐる発見

阪倉篤義氏は、一九五六年十一月刊行の『国語国文』誌に掲載された論文「竹取物語における『文体』の問題」の中で、『竹取物語』が二種類の文体によって構成されていることを指摘した。二種類の文体のうちの第一は、文末に「けり」が多く用いられている、口頭語に近い性格を持った文体。そして第二は、漢文訓読語が用いられている、書き言葉的性格を強く持った文体である。『竹取物語』は、まとまったエピソードを語る部分がいくつか集まった形に構成されているが、阪倉氏は、それらの部分のうち、『竹取物語』前半部の各部分では、それぞれの発端と末尾が第一の文体で記され、それに挟まれた中央部が第二の文体で書かれていて、いわば後者が前者に挟まれるような形で各部分が構成されていることを発見した。これは、物語の表現構造と文体の関連をはじめて指摘した、まことに画期的な発見であった。たとえば、『竹取物語』の冒頭は、次のように記されている。

今は昔、竹取の翁といふものありけり。野山にまじりて竹を取りつつ、よろづのことに使ひけり。名をば、さぬきのみやつことなむいひける。その竹の中に、もと光る竹なむ一すぢありける。あやしがりて、寄りて見るに、筒の中光りたり。それを見れば、三寸ばかりなる人、いとうつくしうてゐたり。翁言ふやう、……

このように、最初の四つの文の文末には「けり」が用いられているが、第五文の末尾は「光りたり」となっていて、それ以後、文末にはまったく「けり」が用いられなくなる。再び文末の「けり」が出現するのは、冒頭からの話が一段落する、次の部分である。

……翁、竹を取ること久しくなりぬ。いきほひ、猛《まう》のものになりにけり……よろづの遊びをぞしける。

……世界の男、あてなるもいやしきも、いかでこのかぐや姫を得《え》てしかな、見てしかなと、音《おと》に聞き、めでて惑《まど》ふ。そのあたりの垣にも家の門《と》にも、をる人だにたはやすく見るまじきものを、夜《よる》は安きいも寝ず、闇の夜《よい》に出でても、穴をくじり、かいまみ、惑ひあへり。さる時よりなむ、「よばひ」とはいひける。

文末に「けり」が用いられている文には、点線部のように文中に係助詞「なむ」があって「なむ~ける」という係り結びになっていることが多いが、「なむ」は本来、語り手が目の前の聞き手に確認を求めて念を押す表現だったと考えられている。すなわち「~けり」や「なむ~ける」という表現は、本来口頭で行われていた語りの表現の語法をそのまま文章に用いたものと考えられる。阪倉氏はこのことをもふまえ、この現象を、『竹取物語』が二段階に分かれて書かれたために起こったものと考えていた。『竹取物語』は当初、語り伝えられた伝承を継承した第一の文体だけで記されており、それだけでほぼ物語の概略は語られていたが、次の段階で各部分の中央に、より詳細な内容が書き言葉の形で大幅に付け加えられて現在の姿になったと、阪倉氏は考えたのである。

しかしその後、第一の文体が第二の文体を挟み込むというこの構成が、『竹取物語』以外の作品にもしばしば見られることが知られるようになり、その結果、阪倉氏の二段階成立の仮説は現在ではおおむね否定されている。たとえば、二人の男から同時に求婚され、悩んで入水して死んだ「芦屋のうなゐ乙女」の伝承をもとにした『大和物語』第百四十七段では、冒頭部で、

昔、津《つ》の国に住む女ありけり。それをよばふ男二人なむありける。…

と、しばらくの間すべての文末に「けり」が見られるが、やがてその様相は一変し、

…こころざしのほど、ただ同じやうなり。…いづれまされりといふべくもあらず。…

のように、文末に「けり」が用いられない状態が長く続く。そして、話が結末の三人の死の場面になると、

…このよばふ男二人、やがて同じ所におち入りぬ。一人は足をとらへ、いま一人は手をと

らへて死にけり。…男どもの親も来《き》にけり。…

と、ふたたび文末に「けり」が用いられている。これらの構造を持つ作品すべてについて二段階の成立を考えることは、不可能と言わざるを得ない。

しかしながらこれによって、阪倉氏の当初の発見そのものは逆に、『竹取物語』だけでなく他の多くの物語にもかかわる、普遍的かつ根源的な発見だったことが明らかになった。阪倉氏の発見は、氏が考えていたよりもはるかに大きな意味を持っていたと考えられるのである。

物語の二つの時間

阪倉氏が発見した、『竹取物語』が二種類の文体によって構成されているという事実について、片桐洋一氏は一九六九年九月刊行の『言語と文芸』誌に掲載された論文「物語の世界と物語る世界」の中で、それを、物語の中に、語り手と聞き手がいる「物語る世界」、すなわち「今」と、語られる作中世界が展開する「物語の世界」すなわち「昔」という二種類の時間が存在することによって生じる現象であると考え、次のように分析している。

物語が始まるとき、語り手、と言っても文章で書かれた物語ではもちろん実在しない擬似的な語り手だが、その語り手と擬似的な聞き手（読者）は「今」の「物語る世界」にいて、そこから語り手は、遠い「昔」の「物語の世界」のできごとを語り始める。その際、「今」と「昔」の間の遠い距離が「けり」という助動詞によって示されている。すなわち「けり」は、ものごとを遠く突き放すように、遠ざけて語る働きを持つと考えられるのである。しばらくの間、そのように文末に「けり」を用い、「今」の時点から遠い「昔」のことを語っていた語り手は、やがて、次第に「今」の時間にいる自分自身を忘れ、物語の世界に没入して、「物語の世界」のできごとを距離感なしに、目前のことのように語り始める。こうして物語は進行してゆくが、この間、もちろん文末の「けり」は見られない。ところが、物語が終わろうとするとき、語り手はあたかも夢から覚めて現実に戻るかのように、「昔」の世界から「今」の世界に復帰する。そしてふたたび、文末に「けり」が用いられるのである。「話に『けり』を付ける」という言い回しがあるが、それは、このように、物語の結末部に「けり」が用いられることをふまえた表現であろうと考えられる。

さきに見た『大和物語』第百四十七段では、実は、一続きの話の中央部の、文末に「けり」が用いられていない部分の中に、ただ一箇所だけ、次のように文末に「けり」が用いられている文が存在する。

…これよりもかれよりも、おなじやうにおこする物ども、取りも入れねど、いろいろに持ちて立てり。親ありて、…と言ふに、そのかみ、生田《いくた》の川のつらに、女、平張《ひらばり》をうちてゐにけり。かかれば、そのよばひ人どもを呼びにやりて、親の言ふやう。…

直前の「…と言ふに」までは、語り手は物語の内容に密着してその展開を語っているが、次に「そのかみ」つまり「その当時」という言葉が用いられ、それとともに語り手は突然「今」に帰って、距離を置いた地点から物語の内容について、「そのかみ、生田の川のつらに、女、平張をうちてゐにけり」、つまりその時に主人公の女が生田川のほとりに天幕を張ってそこにいたという補足的な説明を、唐突に付け加えている。場面が生田川のほとりに設定されないと、主人公の女と求婚者二人がすべて生田川に入水するという結末は導きにくい。この唐突で不自然な場面設定は、けれども物語の進行のためにはかならず必要であった。その必要な場面設定を行うために、語り手はここでいったん「物語の世界」を離れ、「物語る世界」すなわち「今」の時点に戻って説明を行っているのである。このような理由で、この文の文末には、前後の文にはない「けり」が用いられていると考えられる。

「物語る世界」から「物語の世界」についてさまざまな説明やコメントを加えるこのような記述を、室町時代の『源氏物語』注釈では「草子地《そうしじ》」という用語で呼び、その用語はほぼそのままの意味で現在も学術用語として用いられている。比喩的に言えば、このような説明部分は、映画やテレビの映像に加えられる説明の字幕や、映像を一時的に止めて加えられるナレーションによく似ている。説明の字幕やナレーションも、映像が物語っている世界から大きく離れた外側の世界から、物語られている内容について注釈を加えているからである。すなわち、「けり」はここでも、「物語る世界」と「物語の世界」の間に存在する遠い距離感をあらわしていると考えられるのである。

過去と詠嘆

「けり」という助動詞には、さきに見たように、過去だけでなく、目前の事態についても用いられるいわゆる詠嘆の用法があった。前出の例をもう一度掲げてみる。

常磐なる松の緑も春来れば今ひとしほの色まさりけり――（『古今集』巻一・二四・源宗于）

冬も枯れずに緑色を保っている常緑の松の葉も、新緑の季節である春になると、いっそうその緑が濃くなることだ、ということを、目前の景色を見ながら述べた作であるが、これまでその景色の中にいて特に気づかずにいたことに、今はじめて気づいたという驚きが、この歌には込められている。作者あるいは話者は、「常磐」すなわち不変であるはずの松の色が変化したことに驚きを感じ、あらためて距離を置いた視点からその現象を考察して、それが「春」の到来によるものであることに気づいたと述べている。一般に「気づきの『けり』」とも呼ばれる用法だが、詠嘆の意味に用いられているとされる「けり」は、実はすべてこの種の「けり」であると言ってよい。対象に密着しているとよくわからないことがらについて、いったん遠ざかって距離を置き、離れたところから見ることによってその実態や原因理由などを探り、納得することは、実生活の中でも私たちがしばしば経験するところだが、いわゆる詠嘆の「けり」は、そのような認識のありかたを表現している言葉だったと考えられる。

このように、過去の用法の場合も詠嘆の場合も、「けり」には共通して、対象を遠ざけ、対象との間に距離を置こうとするはたらきが見られる。そこには、見られる対象そのものよりも、見ている主体の方からの、対象を遠ざけようとする態度、すなわち一種の主観性が強く示されている。物語の冒頭部分で、「今」の「物語る世界」から遠く離れたことがらとして「昔」の「物語の世界」を語り始めた語り手は、やがて物語に没入して距離感を忘れ、対象に密着して語り続けるが、物語が結末に至ると、語り手は夢から覚めるようにもとの「今」にもどり、再び距離感を強調して遠い昔の物語を終わらせる。このように、いわば主観的に距離感を創出するはたらきは、もう一方の過去の助動詞である「き」には見られない。

本論冒頭で、物語の語り出しの「今は昔」や「昔」という表現について二種類の考えが示されていることを紹介したが、どちらの説がより適切か、ここまで考えれば解答は明白である。「今は昔、竹取の翁といふものありけり」という『竹取物語』の冒頭文には、ことがらを過去のできごととしてことさらに遠ざけながら、距離を置いて語ろうとする語り手の主観的姿勢が込められているのである。

『伊勢物語』――遠ざける文体

さきに、『伊勢物語』初段の「昔、男、初冠して、奈良の京、春日の里に、知るよしして狩にいにけり」という冒頭表現を見たが、この『伊勢物語』初段では、この後にも、

…その里に、いとなまめいたる女はらからすみけり。この男かいまみてけり。思ほえず、ふる里にいとはしたなくてありければ、心地《ここち》まどひにけり。…

と、文末に「けり」のある文が続き、さらにその後にも、

男の、着たりける狩衣《かりぎぬ》の裾を切りて、歌を書きてやる。その男、信夫摺《しのぶずり》の狩衣をなむ着たりける。…となむおひつぎて言ひやりける。ついでおもしろきことともや思ひけむ。…といふ歌の心ばへなり。昔人《むかしびと》は、かくいちはやきみやびをなむしける。

のように、文末に「けり」のない文を少しずつはさみつつも、基本的には文末に「けり」の

ある文が断続的に連続して段末に至っている。このような様相は初段にかぎらず、『伊勢物語』のほぼすべての章段に同様に見られる。

すなわち『伊勢物語』では、語り手は我を忘れて物語に没入することがきわめて少なく、また没入の時間もきわめて短い。『伊勢物語』の語り手は、ほとんど「今」を離れることなく、距離を置きながら「昔」の物語の内容を語るのである。『伊勢物語』の表現上の特徴の一つとして心情表現が少ないことがよく指摘されるが、心情表現は語り手が登場人物と一体化し、心の中に隠されたその心情を理解することによってはじめて可能である。『伊勢物語』には、心情表現に代わって、「いかが思ひけむ」（第二段）、「京や住み憂かりけむ」（第八段）、「京の人はめづらかにやおぼえけむ」（第十四段）などと、過去推量の助動詞「けむ」と疑問表現を用いて、登場人物の心理を距離をおいて推測しようとする表現が頻繁に見られる。さきの引用部にあった初段の「ついでおもしろきことともや思ひけむ」という表現も、同種の一例であった。『伊勢物語』は数十年以上にわたって複数の作者によって書かれたと考えられるが、それらの作者たちは、登場人物の心情を、たとえば「京の人はめづらかにおぼえければ」「ついでおもしろきことと思ひければ」のように心理描写の形ではっきりと述べることも簡単にできたはずである。だが、作者たちは「物語の世界」に没入して登場人物と、一体化するその方法をほとんど選ばず、逆に多くの場合、このような疑問推量の形で、登場人物の心理をことさらに遠ざけ、いぶかしんで見せている。複数の作者たちは共通して、『伊勢物語』に一貫するそのような語り手の姿勢、言い換えれば『伊勢物語』らしい、物語世界を遠ざけるようにしながら語る文体をよく理解して、新しい章段を書き加えていったと考えられるのである。

『源氏物語』――「視点人物」と「かいまみ」

平安朝物語の最高峰ともいうべき『源氏物語』は、『伊勢物語』から多くのものを学んで作られたことが指摘されているが、いま問題にしていることがらに関しては、両者の世界は大きく異なっている。

『源氏物語』は、その多くの部分が「視点人物」という手法で語られていることが知られている。すなわち『源氏物語』では、物語の世界から離れたところにいる語り手が第三者的に物語の内容を語る叙述は比較的少なく、多くの場合、語り手は物語の登場人物のひとりと合体し、その目を通して、その場面の光景や他の人物の様子を語っているのである。たとえば「賢木《さかき》」の巻、伊勢下向を決心し、娘の斎宮とともに嵯峨の野の宮に籠もっている六条御息所を光源氏が訪ねる場面は、

はるけき野辺《のべ》を分《わ》けりたまふよりいとものあはれなり。秋の花みなおとろへつつ、浅茅《あさぢ》が原もかれがれなる虫の音《ね》に、松風すごく吹きあはせて、そのこととも聞きわかれぬほどに、

物の音《ね》ども絶え絶え聞こえたる、いと艶《えん》なり。…

という晩秋の光景の描写で始まるが、「いとものあはれなり」という表現からも明らかなように、ここに述べられているのはすべて源氏の目に映った情景であり、それが、源氏自身の心情を通して語られている。すなわち語り手は、ここでは物語の世界に没入して源氏とほとんど同化しており、読者もまた無意識のうちに視点人物である源氏と一体化して、その心情を通してこの場面を見ているのである。かくして、やがて源氏が野の宮に近づくと、この描写は次のように、ごく自然に源氏の心情表現へと続いてゆくことになる。

…火焼屋《ひたきや》かすかに光りて、人げ少なくしめじめとして、ここにもの思はしき人の、月日を隔《へだ》てたまへらむほどを思《おぼ》しやるに、いといみじうあはれに心苦し。

もう一例、「澪標《みをつくし》」の巻の冒頭、退位を決意した朱雀院は、自らの最愛のキサキでありながら源氏に心を奪われている朧月夜に対する思いを捨てがたく、朧月夜に恨みの言葉を述べて泣いてしまう。その直後に、朧月夜すなわち「女君」について、次のような描写が記されている。

…とてうち泣きたまふ。女君《をんなぎみ》、顔はいとあかくにほひて、こぼるばかりの御愛敬《あいぎやう》にて、涙もこぼれぬるを、よろづの罪忘れて、あはれにらうたしとご覧ぜらる。

「女君、顔はいとあかくにほひて、こぼるばかりの御愛敬にて…」という描写によって、読者は、責められて涙を流す朧月夜の魅力的な表情をはじめて知ることになるが、それも実は、朱雀院の目に映った、朱雀院の心を通して見た姿であった。かくして朱雀院はここでも恨みを忘れて朧月夜のすべてを許し、「あはれにらうたし」と思うのである。

平安時代には、身分の高い女性は親や夫以外の男性の前に姿を見せない方がよいとされ、その結果、貴公子が高貴な姫君を直接目撃する機会はきわめて少なかった。男女の直接の出会いがきわめて少ないそのような慣習の中で恋愛物語を語り始めるために、平安時代の物語では「かいまみ」すなわち男性が隙間から女性をのぞき見る場面が数多く設定されている。『伊勢物語』初段を淵源とするその種の場面は、『源氏物語』にも継承され、さらにさまざまな展開を見せつつ多用されている。その一例、「若紫」の巻で、病気治療のため「北山」の修行僧を訪ねた十八歳の光源氏は、そこに女性の住まいを発見して興味を持ち、夕暮れを待ってひそかにその「小柴垣」から中をのぞき見る（図1は、江戸時代前期に刊行された『絵入源氏物語』の、この場面の挿絵）。

人々は帰したまひて、惟光《これみつ》朝臣《あそん》とのぞきたまへば、ただこの西面《にしおもて》にしも、持仏《ぢぶつ》すゑたて

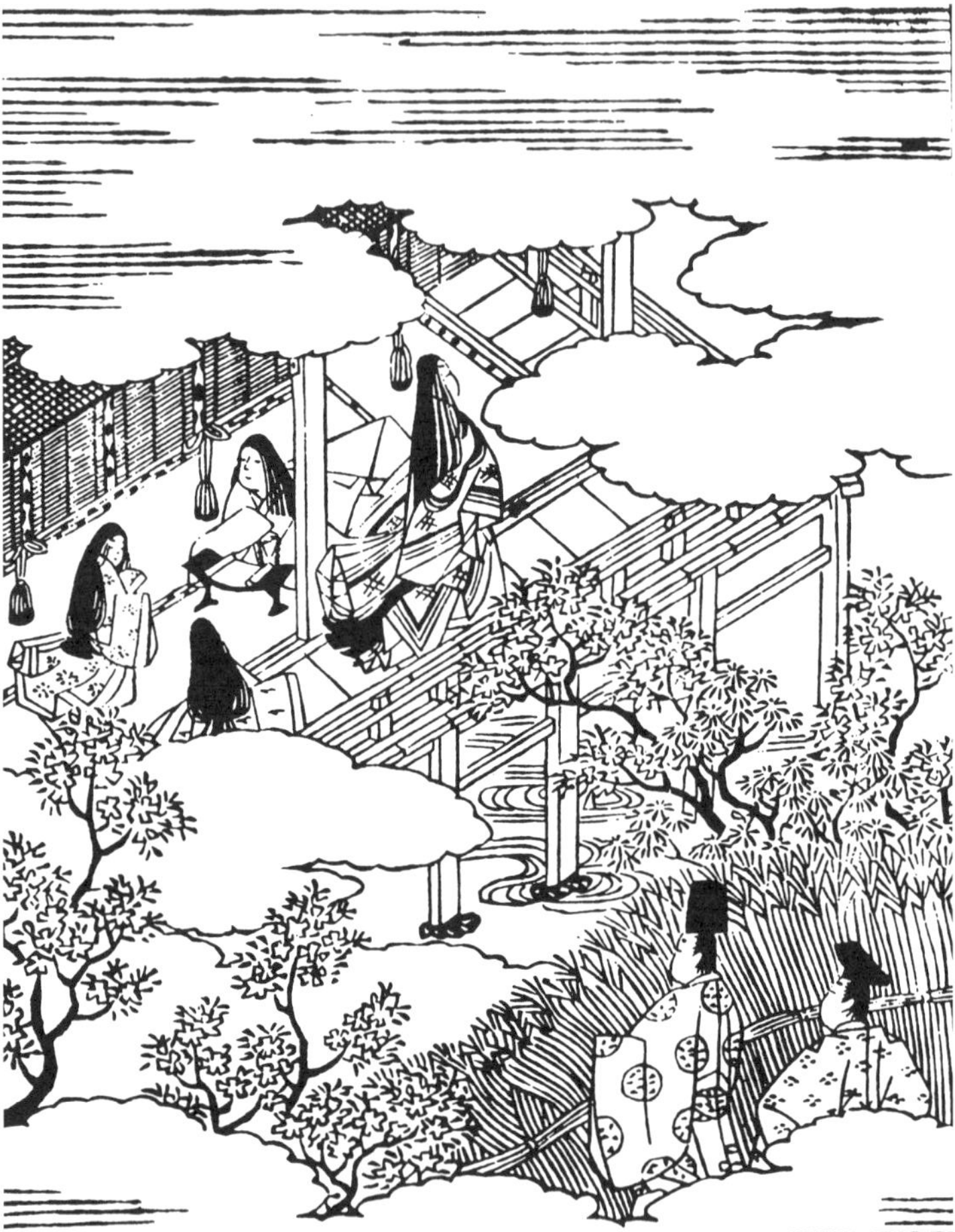

図１　『絵入源氏物語』「若紫」の挿絵

まつりて行《おこな》ふ尼なりけり。簾《すだれ》すこし上げて花奉るめり。中の柱に寄りゐて、脇息《けふそく》の上に経《きやう》を置きて、いとなやましげに読みゐたる尼君《あまぎみ》、ただ人と見えず。…ものかなとあはれに見たまふ。

「尼なりけり」の「けり」は、最初に目に飛び込んできた人物について、それが尼であることを確認した源氏の心情をそのまま表現した詠嘆の用法、いわゆる「気づきの『けり』」である。「…と見えず」「…見たまふ」という表現からもわかるように、ここでも語り手は、「かいまみ」をしている源氏に一体化して、源氏が見たものだけを、源氏が見た順番、気づいた順番に語っている。「かいまみ」の場面は、もっとも典型的な「視点人物」の場面なのである。引用部に続く部分で、語り手と読者が源氏と一体化してともにのぞいているこの「西面」に、後に源氏の最愛の伴侶となる若紫が駆け込んできて、雀の子が逃げたと言って泣くが、源氏は、その少女の顔から目が離せなくなり、やがて、その理由に思い至る。

…つらつきいとらうたげにて、眉《まゆ》のわたりうちけぶり、いはけなくかいやりたる額《ひたひ》つき、髪ざしいみじくうつくし。ねびゆかむさまゆかしき人かな、と目とまりたまふ。さるは、限りなう心を尽くしきこゆる人にいとよう似たてまつれるがまもらるるなりけり、と思ふにも涙ぞ落つる。

その少女は、源氏が「限りなう心を尽くしきこゆる人」すなわち最愛の女性である義母の藤壺によく似ていたのである。そのことに気づいた源氏は、藤壺を思って思わず涙を落とす。ここでも情景描写は、のぞいている源氏自身の心情描写と重なっている。

以上例示したいくつかの引用部には、視点人物に対して敬語が用いられている箇所（実線部）と、そうでない部分（点線部）が見られる。敬語はもちろん敬意の表現でもあるが、同時にそれは距離感の表現にもなっている。敬意を払うことは、距離を置くことでもある。これらの部分では、語り手は視点人物と一体化しつつも、なお若干の距離をおいて敬意を払いつつ語っていることになるが、その距離は、敬語を用いない点線部では極端に短縮され、語り手や読者は、そこでは視点人物とより緊密に一体化していると考えられる。語り手と物語世界の微妙な距離の変化を織り交ぜながら、これらの部分は語られているのである。

同化の語りと独詠歌

物語世界を遠ざけるようにしながら語るのが『伊勢物語』の文体であるとさきに述べたが、その『伊勢物語』にも、語り手が登場人物に同化していると思われる部分が見られる。たとえば、芥川の段として知られる第六段の、段末補注部を除いた物語部分の末尾は、次のように書かれている。

…鬼、はや一口《ひとくち》に食《く》ひてけり。「あなや」と言ひけれど、神鳴るさわぎに、え聞かざりけり。やうやう夜も明けゆくに、見ればゐてこし女もなし。足ずりをして泣けども、かひなし。

しらたまか何ぞと人の問ひし時　つゆとこたへて消えなましものを

「…食ひてけり」「…え聞かざりけり」と、文末に「けり」が付いた『伊勢物語』らしい文が二つ続いた後、「…女もなし」「…泣けども、かひなし」と「けり」のない文が二つ続いている。「見ればゐてこし女もなし」という文は、短いけれども視点人物の手法による表現とも考えられ、それは次の「足ずりをして泣けども、かひなし」という一種の心情表現にもつながっている。そしてその後、「その男よめる」などといった説明を一切置かずに、「しらたまか」という和歌が突然記される。形式的に言えば、この独詠歌には詠作事情の説明がまったくなく、誰が詠んだものか読者にはわからないはずだが、読者はごく自然に、これを、「足ずりをして」泣いていた主人公の歌と理解する。それは、直前の二つの文で、語り手と読者が主人公の気持と一体化し、主人公の心を通して場面を見ていたことによると考えられる。語り手と読者が同化した主人公の心情から、当然のように何の前触れもなく、まるでひとりごとのように、独詠歌は詠み出されているのである。

『伊勢物語』に早くもわずかながら見られる、散文と和歌のこのような連接の形は、『源氏物語』には数多く見られ、後世にも受け継がれていった。いま一例をあげると、「須磨」の巻で、須磨への退去を決めた源氏は、父である桐壺帝の御陵に参拝して、次のように歌を詠んでいる。

御墓は道の草しげくなりて、分け入りたまふほどいとど露けきに、月も雲隠れて、森の木《こ》立《だち》木《こ》深《ぶか》く心すごし。帰り出《い》でん方《かた》もなき心地《ここち》して拝みたまふに、ありし御面影さやかに見えたまへる、そぞろ寒きほどなり。

なきかげやいかが見るらむよそへつつながむる月も雲がくれぬる

ここでも語り手と読者は、直前の部分で、源氏の心情にほぼ完全に同化し、そこから独詠歌が詠み出されている。詠作についての語り手の視点からの説明は、ここにも一切見られない。

もう一例、宇治十帖の「総角《あげまき》」の巻、男女関係を拒み続けたまま臨終を迎えている最愛の大《おほい》君《ぎみ》を前に、真冬の夕暮れの宇治で、主人公の薫は物思いを重ね、独詠歌を詠む。

…人やりならず心細うて、疎《うと》くてやみぬべきにやと思ふ契《ちぎ》りはつらけれど、恨むべうもあらず、なつかしうらうたげなる御もてなしを、ただしばしにても例《れい》になして、思ひつることども語らはばや、と思ひつづけてながめたまふ。光もなくて暮れはてぬ。

かきくもり日かげも見えぬ奥山に心をくらすころにもあるかな

この種の例は、『源氏物語』でも後半の宇治十帖に特に頻出し、後続する物語や日記文学に受け継がれてゆく。語り手が物語世界に没入し、登場人物の孤独な心情に限りなく密着しようとする、その究極の姿がそこに見られるように思われるのである。

語り手の多様な位置

『源氏物語』の「帚木《ははきぎ》」の巻、人妻である空蝉の寝所に忍び入った源氏は、関係を持った後、さまざまに言葉を尽くして慰めるが、空蝉の心は解けない。

…とて、思へるさまげにいとことわりなり。おろかならず契《ちぎ》り慰めたまふこと多かるべし。鶏《とり》も鳴きぬ。人々起き出《い》でて…など言うなり。…

二人の具体的なやりとりの引用に続いて、「おろかならず契り慰めたまふこと多かるべし」とある記述は、これ以上そのやりとりを描写することを避けて省略しようとした語り手が、いったん物語世界から離れ、「今」の世界から推測を加えている部分である。そのような推測の形をとった省略の後、いつしか夜が明けて、源氏の耳に鶏の鳴き声や人々の話し声が聞こえてくるありさまが、再び源氏を視点人物として記されている。物語世界に同化した描写に前後を囲まれながら、この、距離を置いた視点からの推測は挿入されているのだが、よく見るとその直前には、苦悩に沈む空蝉について「げにいとことわりなり」、つまり悩むのもまったく当然だとする語り手の意見が記されている。「今」の世界からの距離を置いた説明部分は、実はそこから始まっているのである。

これは、さきに『大和物語』第百四十七段で見た「そのかみ、生田の川のつらに、女、平張をうちてゐにけり」という部分と同じように、映像に加えられた説明の字幕やナレーションと同じような記述、すなわち草子地の一種であると考えられる。素朴だった初期の物語とは違って、ここにはもはや文末の「けり」は用いられておらず、文末に用いられた推量の助動詞「べし」が、語り手と物語世界の距離を示している。語り手が視点人物と同化する傾向が強い『源氏物語』には、その一方で、語り手が物語世界と距離を置いてコメントを述べる、さまざまな内容の草子地的表現が豊富に用いられてもいる。もう一例あげると、たとえば「花散里《はなちるさと》」の巻、昔知り合っていた女性と歌をやりとりした後、源氏は、かつて自分に思いを寄せていた同様の身分の女性である筑紫の五節のことを思い出す。

…かやうの際《きは》に、筑紫の五節《ごせち》がらうたげなりしはや、とおぼし出いづ。いかなるにつけても、御心のいとまなく苦しげなり。年月を経《へ》ても、なほかやうに、見しあたり情《なさけ》過《す》ぐしたまはぬにしも、なかなかあまたの人のもの思ひぐさなり。

源氏の心情表現にすぐ後続しているにもかかわらず、「いかなるにつけても」以下の部分では、語り手は源氏から遠ざかり、やや距離を置いた視点から、昔の女性をいつまでも忘れずに自分の心を苦しめる源氏について、それがかえって多くの女性の物思いの種になっているのだと皮肉っている。『源氏物語』の語り手は、物語世界に自由に出入りし、登場人物との距離を自在に、そして微妙に操りながら、この物語を語っているのである。

本来話し言葉だった日本語を文字を使って書き記すところから出発した仮名文は、誰かが語っているように書かれるという話し言葉的な性格を、本質的に保有していたと考えられるが、平安時代の物語、中でも『源氏物語』は、そのような仮名文の主観性を活用して、語り手が物語世界との距離を自在に変えながら語るという巧妙な叙述の形を完成させている。当時の読者は、無意識のうちに語り手に導かれ、語り手とともに「昔」の物語世界と「今」を行き来し、登場人物たちの心情に密着したり離れたりしながら、その距離感の微妙な変化を音楽のように楽しみつつ物語を読み進んでいたと考えられるのである。

column 1

過去時制と物語

一章では、平安文学を題材として、「き」「けり」という二つの過去を表現する時制の比較からはじまって、特に「けり」が時間という枠を超えて、語り手と語られる内容との距離を表現していることが指摘された。つまり、過去の時制を表現の中でどのように選択するのかは、必ずしも過去におきた事柄を順序だてて述べるためではなく、その事柄と語り手の（心の中での）隔たりを表現するという大きな役割を持っている。多くの言語で、このような複数種の過去の時制を持っているのは、おそらく時間を認識する脳の基本的な働きを反映しているとともに、（あとの章で、記憶や視覚に関して指摘するのと同様に）それぞれの「時」の表現が、異なった脳の働きをある特定の組み合わせて生み出されたものであることを示しているのであろう。

現代日本語と較べて、フランス語は過去、現在、未来を示す時制の種類が多様で、構造がかなり複雑である。したがって、はじめてフランス語を学ぶ日本人学生はその点でかなり苦労するし、教師の方も、複雑な時制のしくみを説明するのにしばしば困難を覚える。このような文法上の特徴は、時間を認識するしかたに違いをもたらしているだろう。安易な比較文化論はつつしむべきだが、言語構造は人々の思考や認識をある程度まで規定しているはずである。そして思考と認識は脳の作用だから、言語と脳科学のつながりは深い。フランス的思考があるとすれば、それはフランス語的思考を指すことにもなる。

フランス語で過去を表す時制について言えば、歴史書と小説でおもに用いられるのは「単純過去」と「半過去」と呼ばれる形である。単純過去は過去に起こった出来事、事件、行動を叙述し、半過去は過去のある時点における継続した行為、そして人やものの状態を示す。おもしろいことに、単純過去という時制はもっぱら書き言葉で使用され、会話では「複合過去」という時制が用いられる。歴史書や小説ではさらに「大過去」も加わり、それらの組み合わせによって錯綜した過去が語られていく。その点で、歴史書と小説の間に根本的な差異はない。次章で論じられるように、フランス革命後の一九世紀初頭、人々が歴史叙述の新たな美学を探究した際に、文学から着想を得たのはけっして偶然ではない。

歴史学はフランスの過去を再現し、フランス人の起源を探究すると同時に、それを生き生きとして精彩に富んだ物語的な叙述として提示しようとしたのだった。ロマン主義歴史学を代表するティエリーやミシュレの著作は、実際きわめて文学的なのである。そして文学の領域で一九世紀はリアリズム小説の時代であり、バルザックやゾラはまさに歴史家と張りあうように、社会の全体を読み解いてみせた。歴史学と文学が豊かな競合関係を生きた時代だったのである。

（KO，HK）

2章　歴史叙述・時間・物語 ―歴史はどのように書かれてきたか―

小倉孝誠

歴史学は過去について語る学問だから、時間や時代をどのように認識するかは重要な問題である。歴史家は過去を解釈し、問いかけるために、過去が残した史料を読み解き、痕跡やものを発見し、調査する。過去の人間と社会を現代に甦らせること―それが歴史学の務めである。しかし、こうしたひとつの学問として歴史学が成立したのは、人類の営みで見ればけっして古いことではない。

本章では、歴史学がヨーロッパで確立した一九世紀初頭以降の近代フランスを対象にして、歴史の認識論の問題を時間の意識と関連づけながら考えてみたい。それをつうじて歴史叙述の方法や、それに関係する時間の認識のしかたや、過去と現在の捉え方がどのように変化してきたかを示そうと思う。

古典主義時代まで

中世から古典主義時代（一七〜一八世紀）まで、歴史叙述は文芸の一ジャンルだった。歴史を語るという行為は、現代の歴史家たちがするように文献を渉猟したり、史料や遺跡をていねいに調査して、ひとつの時代の暮らしぶりや思考様式を明らかにしたりすることではなく、何よりもレトリックと表現の領域に属することだった。

大家たちも認めているように、歴史は雄弁術の主要な一部分をなしている。それゆえクインティリアヌス（古代ローマの著述家）は歴史がきわめて詩に近く、いわば規範のない自由詩のようなものだと述べている。実際、詩がありうることや真実らしいことを描いてくれるのと同じように、歴史は本当に起こったことを伝えてくれるのだ。（『歴史序説』、一六三八年）

ラ・モット・ル・ヴァイエが一六三八年にこのように主張したとき、彼はアリストテレスが『詩学』のなかで立てた詩と歴史の区別を復唱していた。

一八世紀になっても事情はあまり変わらない。叙事詩や劇詩と比較しながら歴史を論じた『歴史の書き方』（一七八三）の著者マブリーは、文体こそ歴史叙述にもっとも必要とされる特質だと考えていた。出来事やテーマの一貫性を守る、記述の配列は分かりやすさを心掛けるといった、マブリーが歴史家に向けて発する実践的な指針はすべて、「教えをもたらす」ことと「読者を喜ばせる」というふたつの原理に依拠するものだった。とりわけ教えること、つまり啓蒙的な配慮は、この時代に書かれたすべての歴史書に共通して見られる。歴史の書物がしばしば特定の人物のために意図され、その人物の教育に役立つように構想されたのは偶然ではない。マブリーのもうひとつの著作『歴史の研究』(一七七五)は、パルマ公の求めに応じて綴られたものだ。

ではいったい、何を教えるというのか。

一七、一八世紀において、継起する一連の出来事は、神の摂理あるいは普遍的な人間性という概念にもとづいて解釈されていた。歴史は個別的な事実を探究し、再構成する学問ではなく、つねにそれ自身とは異質な宗教的、倫理的、あるいは政治的な目的に従属する営みであり、何らかの有用性を持っていなければならなかった。

超越的な神の意志を歴史的な流れの統一原理と見なせば、歴史は神学につかえる一分野にすぎない。一七世紀のカトリック思想家ボシュエの「摂理史観」がその一例である。また、歴史の現実が本質的に変化しない人間性の反復のプロセスだとすれば、歴史は政治や倫理を学ぶための知識の宝庫として参照されることになる。たとえばマブリーによれば、歴史とは「道徳と政治の学校」でなければならなかった。いずれにしてもこの時代には、世界に内在する時間性という観念は歴史を読み解く方法のなかに含まれていない。過去の歴史性、特殊性という意識は稀薄であり、過去を知ることは現在をよりよく生きるための手段と位置づけられていたのである。

そのとき、学んで役立つ過去の時代はきわめて限定されていた。歴史的な時間の流れを全体的に把握することに関心を示さなかった古典主義時代の人々にとって、「中世」という時代は存在しなかった。歴史家たちが絶えず参照したのはフランスの歴史でもなければ、彼ら自身にとって近い時代でもなく、古代ギリシア・ローマであり、その歴史家たちだった。彼らはこうしてアテネの民主政や帝政ローマについて語り、トゥキュディデス、タキトゥスといった古代の歴史家たちに倦むことなく言及しつづけた。一八世紀のモンテスキューやマルモンテルにとって、古代ギリシア・ローマの歴史が、同時代のフランスを理解するための参照枠組だったし、同時代の為政者にとっては統治する術を会得するための教科書にほかならなかったのである。

古代よりも近代に関心をいだき、時代に刻印を残した精神を叙述しようとしたヴォルテールのような例外はいる。しかし一般的に言えば、人間と自然の営みを普遍性と永遠の相のもとに捉えようとする古典主義のイデオロギーは、歴史研究の発展をうながすものではなかった。

一九世紀――パラダイムの変換

事態を根本から変えたのは、一七八九年に勃発したフランス革命とその後のナポレオン戦争である。一八世紀末から一九世紀初頭にかけての数十年間は、フランス社会にとって決定的な転換期であったばかりでなく、ヨーロッパ諸国全体にとって、人間と歴史の関係が大きく変化した時代だったということを、ここであらためて想起しておこう。歴史の現実は国民（この「国民」という概念は、まさにこの時代に生まれた）が出会うなまなましい体験となり、絶えざる運動と変転のプロセスとして、人類の運命と個人の存在をいやおうなく規定すると自覚されるようになったのだった。

このような歴史意識の刷新は、過去の時代に新たな意味と価値を見いだす契機を一九世紀の人々にもたらした。古典主義の時代と異なり、歴史はもはや普遍性の相のもとに把握されるのではなく、「進化 évolution」の相のもとに理解されなければならない。歴史のなかにこの「進化」という概念が導入されたのは、一九世紀になってからのことである。現在は過去によって説明され、未来は現在のうちに何ほどか含まれている、という歴史の連続性の意識は強まるだろう。フランス革命とその後の余波によって未知の社会空間に入りこんだ一九世紀の人々は、歴史というものの意味と方向を問わざるをえなかった。なぜならそれは日々目の前でつくられ、生成され、生きられる現実にほかならなかったのだから。

革命の衝撃は、それを挟むふたつの世紀のあいだに深い溝を穿ち、一九世紀の人間に、自分たちはそれ以前の人間とは異なるという意識を抱かせた。一九世紀の人々は歴史意識を強く植えつけられた。そしてフランス革命をめぐる解釈は、たんに歴史学上の争点であるのみならず、政治的・イデオロギー的な含意をもった出来事として、近代フランスの表象全体にかんする論争を誘発しつづけてきたのである。

こうして、人間と社会が歴史の条件に強く規定されており、歴史という時間のなかで生成し、発展していくという意識—現代人にとってはほとんど自明のことだろう—が、一九世紀初頭の知的風土にはじめて現れたと言ってよい。文学や哲学、さらには社会思想や科学思想の領域にいたるまで、歴史的な思考が重要な知のパラダイムとして機能するようになる。それは当然、歴史叙述の方法に波及していく。王政復古（一八一四—三〇）から七月王政（一八三〇—四八）にかけての時期にフランスの歴史研究を先導したギゾー、ティエリー、ミシュレなどは、イデオロギー的な立場はそれぞれ違っていても、歴史のプロセスを人間の意志と行動の所産と見なし、摂理史観を否定する点では一致していた。

このことは、一九世紀の歴史認識とそれ以前の歴史認識との差異を浮き彫りにする、ひとつの問いかけと結びついている。歴史を動かす主役は誰か、という問いかけである。古典主義時代の歴史学が、全体として見れば、権力と制度の中枢に位置する者たちの決定や言動を記述する政治史だったのに対し、一九世紀前半のロマン主義歴史学は、社会を構成するさまざまな集団の生活と思考を際立たせようとした。たとえばティエリーにとって、歴史を推進させるのは王侯貴族ではなく、「民衆」であった。

われわれの精神は、偉人や君主の運命よりも、われわれと同じように生き、感じた民衆の運命により強い関心を抱く。われわれは、偉人や君主の物語ばかり聞かされてきたが、そこにはわれわれにとって有益な教えはまったくない。人民大衆の自由と幸福に向かっての進歩は、征服者たちの行軍よりも威厳に満ちているし、彼らの不幸は、玉座を追われた国王たちの不幸よりも感動的なものに思われる。(『歴史研究十年』、一八三五年)

君主や特権階級の年代記ではなく、これまで言葉を奪われてきた民衆の歴史。宮廷や王家の年代記ではなく、名前を持たない人々の歴史を書くことが、いまや歴史家の務めとなるだろう。固有の運動を担ってきた集団として国民一般を歴史のプロセスのなかに組み込み、社会階層としての民衆の力を強調する点で、一九世紀の歴史叙述はそれ以前と区別されるのである。

こうした認識論上の変革は、歴史叙述の美学に波及した。新たな歴史解釈は、それを表現するために新たな形式を求める。歴史家は博識なだけでは十分ではなく、叙述において劇的でなければならない、とティエリーは主張した。「わたしは、誠実で緻密な学識によって得られた史料をもちいて、学問と同時に芸術を実践したいという野心、ドラマを描きたいという野心を抱いていた」（『歴史研究十年』の序文）。「芸術」や「ドラマ」という言葉は、文字どおりに受け取るべきだろう。歴史認識は詩学の問題と並行し、叙述の方法を確立するための探究は新しいレトリックや文体の模索をともなっていた。

その時、歴史小説がもたらしうる貢献に歴史家たちは無関心でなかった。一九世紀前半が、全ヨーロッパ的にこのジャンルが流行した時代だということを想起しておこう。イギリスのW・スコットが先鞭をつけ、フランスではアレクサンドル・デュマが一世を風靡した文学ジャンルである。ロマン主義時代のフランスを代表するもう一人の歴史家バラントは、次のように述べている。

わたしは、歴史小説が歴史から得た魅力をあらためて歴史学に返してやろうと努めた。歴史は何よりも正確でまじめでなければならないが、同時に、真実味にあふれ、精彩に富むこともできるだろうと思われたからである。そこで、ありのままの年代記や原史料を使って、わたしは正確で完全な、しかも一貫性のある物語、年代記や史料が持つ面白さを具え、それらに欠けているものを補ってくれるような物語を書こうとした。（『ブルゴーニュ公の歴史』、一八二四—二六年）

ティエリーやバラントにとって、歴史叙述は実証的な精神と文学的な実践が出会うところで構築されるものであり、年代記の秩序と詩的な側面を兼ねそなえる言説でなければならなかった。歴史叙述は究極的に「物語」であり、歴史家は一種の「語り手」とされたのである。現代であれば、文学と歴史学は異なるふたつの営みとして識別されるが、ロマン主義時代の歴史学と小説は、真実とフィクションとして対立するのではなく、相互補完的な関係にあった。両者は学問と創作として排除しあうのではなく、どちらも認識と語りの領域に属する言説と見なされていたのだった。

起源の探究

時間の認識という点で一九世紀の歴史学を特徴づけるもうひとつの要素は、それがさまざまなものの根源を探ろうとしたことである。現代の歴史学でも、「……の誕生」、「……の創出」といったタイトルを冠した著作がしばしば刊行されるように、これは今に至るまで続く伝統と言ってよい。実際、ある現象、制度、運動などがいつ、どのようにして始まったのかという問いは、われわれの自然な好奇心に由来するものだろう。

ロマン主義時代は、さまざまな「起源」の探究に魅せられた時代である。哲学者は言語の起源に関心を抱き、考古学者は古代遺跡の発掘につとめ、博物学者は植物の系譜をたどり、動物学者は地層と化石にもとづいて動物の進化を明らかにしようとした。地球の起源、生物の起源、人類の起源、文明の起源など、一九世紀の西洋人は起源を探ること、過去に遡ることこそが真理にいたるための方法だと信じていた。ダーウィンの主著が『種の起源』と題されているのは、その点でじつに意味深い。

もちろん歴史家も同様だった。過去に遡及し、過去を再現することを使命とする彼らにとって、起源の探究こそもっとも似つかわしい行為であろう。当時の歴史家はみな「真のフランス史」を樹立したいという抱負を表明していたし、その抱負は近代フランスの起源の探究、フランスという国家のアイデンティティーの探究に向けられた。フランス革命とナポレオン戦争によってヨーロッパ諸国のナショナリズムが刺激され、歴史学の活性化と政治的な覚醒が深く結びついていたこの時代にあって、ヨーロッパの歴史学は国民史、国家の歴史を構築しようとしたのである。ドイツのランケによる『宗教改革時代のドイツ史』（一八三九―四七）、イギリスのマコーリーによる『英国史』（一八四八―六一）、そしてフランスのミシュレによる『フランス史』（一八三三―六七）などがその典型を示している。

このような起源探究への情熱は、同時代に展開した文学のふたつのジャンルにも反映されている。

第一に「東方紀行《オリエント》」。西洋人のオリエントへの関心はもちろん古代から強かったが、一七九八年のナポレオン軍によるエジプト遠征に同行したさまざまな分野の学者たちによって、『エジプト誌』全二〇巻が刊行され（一八〇九―二二）、東洋研究が飛躍的に発達した。折からの産業革命にともなって交通手段が整備されたことも手伝って、西洋の作家たちがしばしばオリエントを訪れるようになっていく。かつてオリエントは探検や冒険の対象だったが、いまや学問と夢想の対象になった。

そのような状況において、オリエントへの旅は西洋文化の源のひとつに立ち会うことであり（ギリシア）、キリスト教発祥の地を踏みしめることであり（エルサレム）、文明そのものの揺籃期を垣間見ることにほかならない（エジプト）。作家にとって、オリエントはたんに異国趣味を満足させてくれるだけではなく、さまざまな神秘と宗教性に満ちた聖なる地として霊的な探究の対象になりえたのだ。東方紀行は作家が作家になるためにくぐり抜けねばならない一種の通過儀礼のようなものだった。こうしてシャトーブリアン、ネルヴァル、フロベールといった作家たちがオリエントに旅立ち、その行程はときに二年近い長きに及んだ。

第二に「自伝」。作家が自己の生涯を語る自伝あるいは自叙伝は、ヨーロッパ諸国では一八世紀末から一九世紀初頭にかけて近代的な様式を確立した。その祖型とされるのはルソーの『告白』（一七八二―八九）にほかならない。自伝を執筆する動機はさまざまだが、大多数の作家に共通しているのは自己認識の希求である。彼らは自己自身を知り、認識するために自伝を書く。「自分とはいったい何なのか」。西洋の形而上学の永遠の問いであり、現代心理学のテーマでもあるこの問いは、作家ならずとも誰もが発したことのある問いであり、自伝作家にとっても不可避的な問いである。

自己を知るためには、起源まで遡らなければならない。わたしという人間の家庭的な起源は両親であり、祖父母である。わたしが生まれていなければ、わたしの生涯を語ることはできないし、そのわたしを産みだしたのは親や祖父母である。遺伝子の役割はいま問わないにしても、家庭環境は人間の人格形成に無視しがたい影響を及ぼすだろう。だからこそ作家は自伝の冒頭で親や祖先のことを語らざるをえないのだ。自分の人生を語ること、自分のアイデンティティーを探る試みは、自分というものの起源に至ろうとする身ぶりだと言えるだろう。

二〇世紀——構造から物語へ

一九世紀において、歴史叙述と文学は類似した言説構造にもとづいていた。この時代、歴史小説が全ヨーロッパ的に流行し、優勢なジャンルとして評価されたのは偶然ではない。しかし二〇世紀に入ると、小説の構造が変わったように、歴史叙述の原理も変化した。歴史の客観性や事実の堅固さにたいする信仰には、強い反駁が突きつけられるようになったのである。作家ポール・ヴァレリーはすでに一九三二年のある講演において、観察者と観察の対象、歴史家と歴史は不可分であると指摘した。同じ出来事でも、誰がどのような立場で論じるかによって解釈は分かれる。

他方で、哲学者レーモン・アロンは一九世紀的な実証主義歴史学の認識論と、事実の自給自足性というイデオロギーを打ち砕く(『歴史哲学序説』、一九三八年)。歴史家が使用する史料はけっして明示的な意味をもっているのではなく、歴史家が発する問いかけにおうじて相貌を変えていく。なまの歴史的現実などというものはない。歴史家が過去の理解に参画するかぎりにおいて、歴史と歴史家は相互補完性の関係を生きる。歴史叙述はけっして過去の再生ではなく、みずからの時代と社会の状況に組みこまれた人間の手になる意識的な構築であり、過去の解読は現在の理解なしにはありえない。

第二次大戦後のフランス歴史界を導いたのは「アナール学派」である。歴史家たちは伝統的な政治史や経済史に距離を置いて「社会史」、「心性史」、「表象の歴史」、「民衆の歴史」に取り組み、歴史の事実ではなく構造を明らかにしようとしていた。科学としての歴史研究の場で、事実や出来事を提示する物語的な歴史叙述は、構造や心性を分析する歴史学に取って代わられたのである。そうした潮流を推進したのがフェルナン・ブローデル、ジョルジュ・デュビー、ル・ロワ・ラデュリといった錚々たる歴史家たちだった。

ところが、である。一九六〇年代末にその死を宣告されたかに思われた物語が、少なくともフランスでは一九八〇年代以降、歴史学の領域で復活してきた。イギリスのローレンス・ストーンがフランスの歴史界の状況も考慮しながら「物語の復権」と題する論文を発表したのが一九七九年のことである。物語の回帰と呼ばれるこの現象は九〇年代に入るとより鮮明になり、たとえば伝記ジャンルの隆盛として表れる。長期にわたる時間の流れのなかで人々の心性を探り、価値観の変化を把握し、感性の布置を見きわめようとしたアナール学派の方法からすれば、たとえ重要な国王や政治家であっても特定の個人を特権化することはなかった。「偉人伝」などアカデミックな歴史家が書くものではない、とされていたのである。しかし歴史家たちは、卓越した人物の事績を叙述することで、一時代の精神を甦らせることができるとあらためて気づいた。構造や心性を分析する歴史学が静的になりやすいことにたいする、批判もこめられていただろう。

もちろん物語は急に回帰したわけではなく、一九七〇年代においても、たとえば『歴史のエクリチュール』(一九七五)の著者ミシェル・ド・セルトーは、分析的な歴史学と並んで、過去の体験を再現しようとする歴史学、人間が残したさまざまな痕跡をつうじて過去の人間の姿を見出そうとする歴史学が存在することを指摘していた。ル・ロワ・ラデュリの『モンタイユー』とイタリアのギンズブルグの『チーズとうじ虫』はそれと同時期、アメリカのナタリー・デイヴィスの『マルタン・ゲールの帰還』やダーントンの『猫の大虐殺』は、一九八〇年代にそれぞれ刊行されている。いずれも個別的な「事件」や「出来事」を手がかりに一時代の集合表象を読み解き、人々の日常生活を鮮やかに描きだした。『モンタイユー』はある文学賞にノミネートされたくらいで、作者の語りの技法が際立つ著作である。物語は死の灰から甦ったというより、静かに生き延びていたと言うべきかもしれない。

歴史叙述における物語の復権、したがって時間認識の変化は、文化史の興隆と深いつながりがあるように思われる。先に名前をあげた歴史家は皆、現在それぞれの国で文化史を代表する書き手たちである。新しい文化史は研究対象としての「文化」の概念を広げ、それを分析する概念装置もますます多様化している。文化史が物語と親近性をもつといっても、それは一九世紀的な意味での物語、つまり出来事や事件を提示するための物語ではなく、世界観や、社会的表象や、感性の布置を明らかにするための物語である。ひとによってはそれを「文化論的転回」と呼ぶ。

歴史叙述と物語のあいだに境界線を設けないこうした姿勢は、じつは哲学者の側にも見られる。

英米の分析哲学が言語論的転回を経て、「歴史=物語」理論を展開したのはおもに一九六〇―七〇年代であるが、その系譜に連なるヘイドン・ホワイトは『メタヒストリー』(一九七三)のなかで、歴史学の言説が歴史的現実の外部に定位されるものではなく、それと密接に絡まっていると主張する。歴史叙述は虚構の小説と同様に、生起したことを表現=再現《ルプレザンテ》前しながら報告するという「説話構造」にもとづいて構築される。史料を解釈する歴史家の身ぶりは、叙述を統括する説話構造に組みこまれているかぎりにおいて文学的な身ぶりである。こうしてホワイトは、伝統的な文学ジャンルの理論と修辞学の観点から、一九世紀ヨーロッパを代表する歴史家と歴史哲学者たち(ヘーゲル、マルクス、ランケ、ミシュレ、トクヴィルなど)の著作を論じた。

歴史叙述と物語の構造的な類似を立証しようとする試みは、ポール・リクールの大著『時間と物語』（全3巻、一九八三―八五）において、そのもっとも体系的な理論にいたる。リクールは「プロット形成」という概念を案出して、歴史叙述と虚構の物語のあいだに言説上の相同性を確立しようとした。ふたつの言説は、説話的な表現を活用して時間性の経験を再構成するという意味で、同じ構図のなかに収束するというのである。歴史と小説は現実と創作、あるいは真実と想像力という二元論的な対立状態に置かれているのではなく、人間社会が共有する時間と体験をひとつの物語形式をとおして表現=再現前するという特徴をもつ。

むすび

歴史学は過去と時代認識をめぐる学問であり、歴史叙述は時間意識と不可分に結びついている。人間と社会が歴史的存在であるという認識を出発点にして、近代的な歴史学を打ち立てたのは一九世紀ロマン主義であり、この時代の歴史学は文学の影響を受けながら、国家や、民族や、宗教や、社会階級の起源を探究しようとした。その叙述のスタイルは時間の流れをたどる物語形式に近い。時間の認識、あるいは認識された時間を表現するのに適した物語は、二〇世紀前半に一度は疑問を突きつけられたものの、現代歴史学においては新たな価値づけがなされているのである。

3章 時空間記憶と夢の仮説

小倉明彦

はじめに

私は記憶の機構を細胞レベルで研究している者である。細胞レベル、ということは、いいかえると、「記憶される具体的なエピソードや情報内容が何であれ、細胞ないし分子マシンとしては同じ機構が作動しているだろう。今日Aさんという人に会ったが、Aさんという名前の記憶とAさんの顔の記憶とが、神経細胞レベルで全然別の機構で保持されているということはないだろう。前者はたぶん言語野で、後者はたぶん高次視覚野で処理・保存されているのだろうが、個々の神経細胞のレベルの原理では同じ仕組みが働いているだろう」という前提に立って、ということである。もしも、内容ごとに違う仕組みが働いていると考えたなら、細胞レベルの原理は何か、という設問がそもそも成り立たない。

ところが、今回いただいた「お題」は、時空間記憶という具体的な情報内容にかかわる話で、はたして的を射た「お答え」をお返しできるか、はなはだ心もとない。うたかたの「泡」か「夢」のような話だとご承知おきいただきたい。

海馬の「場所細胞」

このように予防線を張りつつも、ある程度「時空間記憶」については推測が利くかもしれないと私が考えるのは、私が研究材料としている齧歯類《げっしるい》の海馬《かいば》という部位に、「場所細胞《プレース・セル》」とよばれる神経細胞（ニューロン）が実在するからである。ヒトでもネコでもネズミでも、大脳皮質の内側の縁に海馬という領域がある（大脳皮質とは、胚発生の初期に背側の皮膚が内側に落ちくぼんでできた神経管とよばれる管状構造の、その先端の背側領域がムクムクと拡張して周囲を覆ってしまったもので、拡張し始めた最初の部分を旧皮質《パレオコルテックス》、後から拡張した部分を新皮質《ネオコルテックス》という。海馬は旧皮質の主要部、前頭葉だの側頭葉だのは新皮質）。ネズミ（ラット、マウスまたはモルモット）の海馬に、生け花の剣山のような多点電極を刺して活動を記録しながら、ネズミをたとえば1m四方の運動場《アリーナ》で走らせる。すると、ネズミが運動場の北の角とか南の中央とか、特定の場所に来た時にだけ活動するニューロンが見つかる。たまたまそのと

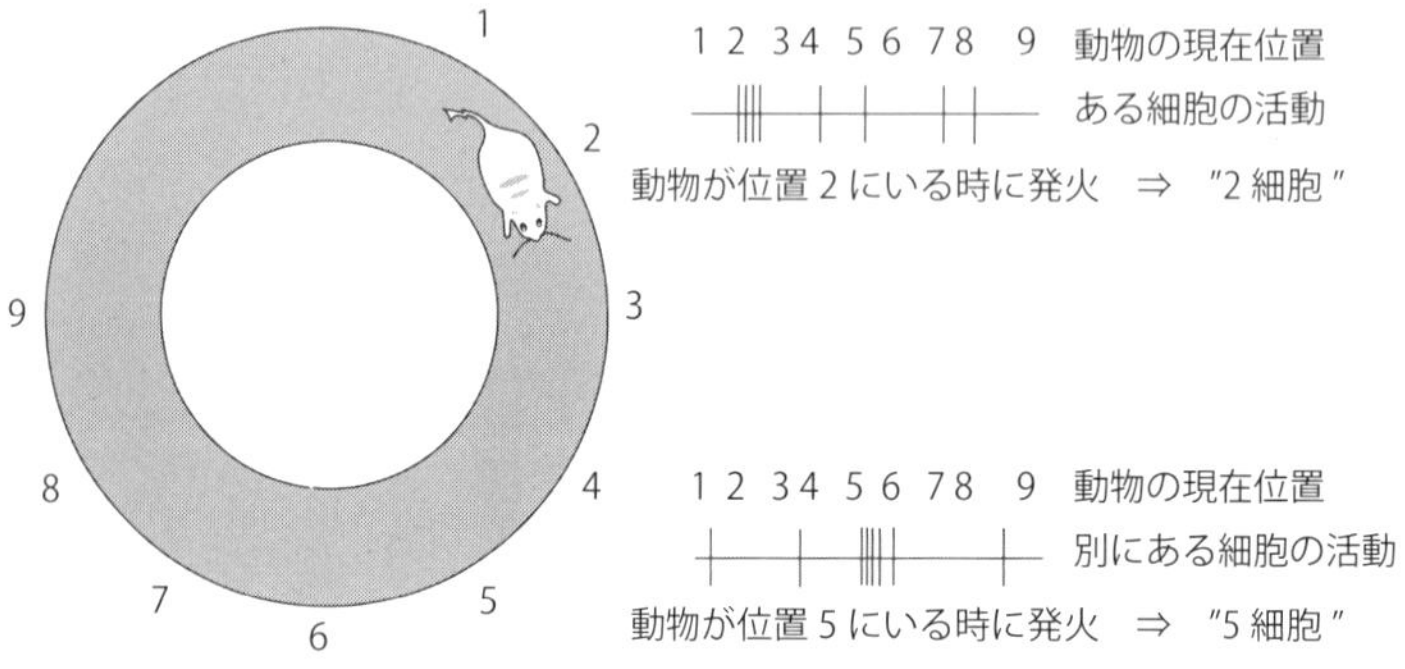

図1　海馬場所細胞

動物はドーナツ型の走路を走る。そのとき、あるニューロンは動物が 2 の位置にいるときに発火を増し、別のニューロンは動物が 5 に位置にいるときに発する。したがって、前者を位置 2 担当細胞（"2" 細胞)、後者を位置 5 担当細胞（" 5" 細胞）と見なすことができる。(文献 1 の図 1 を改変)

き偶然に、ではなく、ネズミがそこに来るたびに活動するので、そのニューロンはネズミの現在位置を表現している細胞だとみなすことができる[1]。その正確さは、実験者がネズミを見ずにニューロン活動を見ているだけで、いまそのネズミが運動場のどこにいるか、いい当てることができるほどである。そこでこの細胞を「場所細胞」とよぶ（図1）。

　場所細胞には、ネズミがどういう経路を通ってそこへ来ても必ず活動する「文脈《コンテクスト》非依存的な」タイプと、特定の経路を経由してそこに来たときだけ活動する「文脈依存的な」タイプとがある。ネズミを、広い運動場ではなく丸い走路を走らせると、第1コーナー担当細胞（1）、第2コーナー担当細胞（2）…が、ネズミが走りぬけていく通り[1]に1→2→3→…と順番に活動していくのが見られる（図2A）。文脈依存

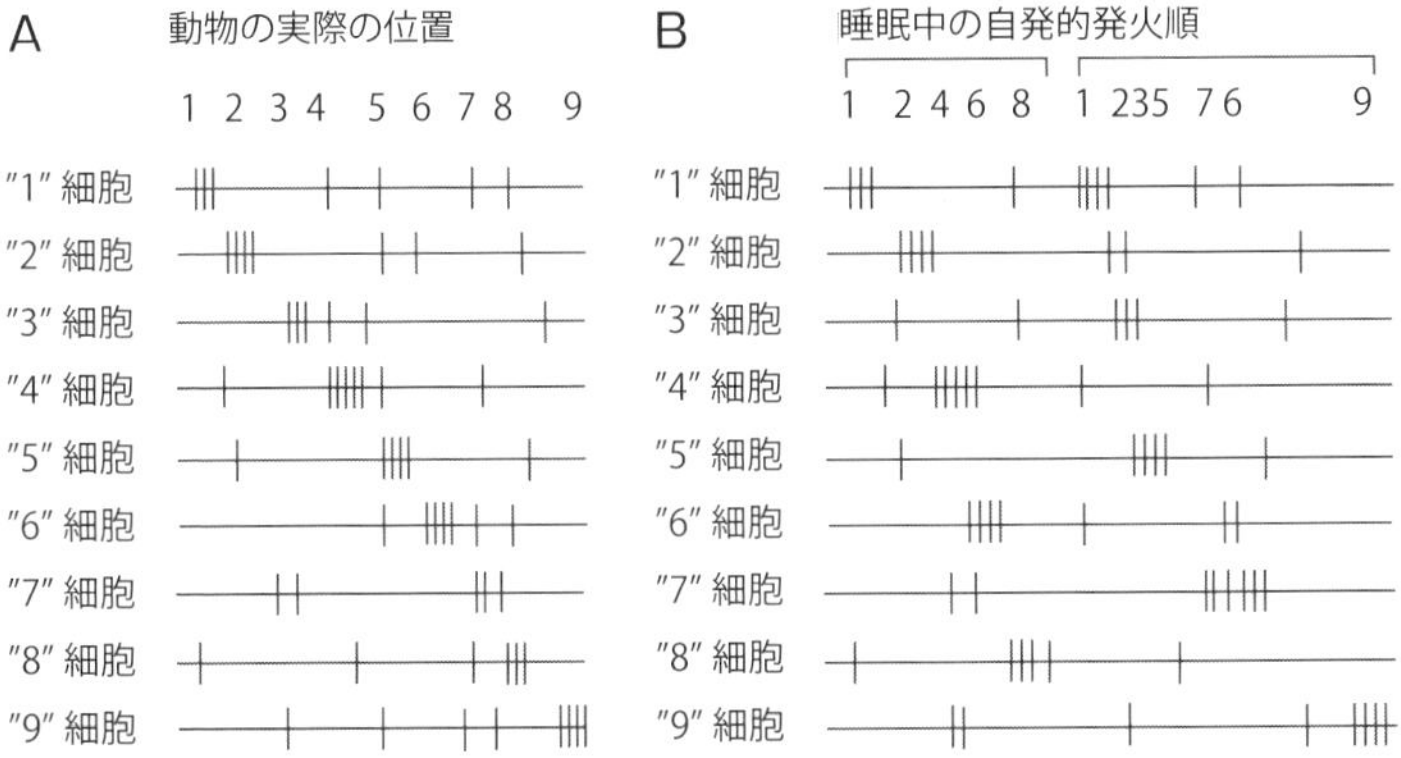

図2　動物が実際にドーナツ型走路を走っている時（A）と、動物が訓練後の睡眠中（B）のニューロン活動の記録

ここでは、睡眠中に2サイクルの順序立った活動が見られる。（文献1の図1と図3を改変）

的場所細胞とは、右回りで第1コーナーに来たときは活動するが、左回りで来たときは活動しない、というようなタイプである。つまり、順序の情報を含んでいる。

もちろん、このニューロンが、ほんとうに純粋に抽象的な「場所」や「順序」情報を運んでいるのか、それとも「走路の匂い」とか「壁のシミ」とか、「実験室内のネズミ走路のわきにおいてあった段ボール箱」とかの具体的な何かの情報を担っているのか、絶対に前者だと断定することはできない。できるかぎり、そうした「雑音」や「場所・順序」以外の情報は入らないように気を配って実験を組んではいるが、実験者が気づいていない何らかの手がかりが残っているかもしれない。そうはいいながらも、おそらく前者だろうと研究者が考えるのには、状況証拠がある。つまり、「場所」と「順序」は記憶のもっとも基本的な構成要件、アルゴリズム（演算規則）またはOS（演算基本ソフト《オペレーショナル・システム》）で、具体的な出来事《エピソード》情報が新皮質に送られて保存される際（固定《コンソリデーション》）にも、それらが再生される際（想起《リトリーバル》）にも、それらはこのOSに載せて演算されるはずだからであり、それは皮質のもっとも古い部分である旧皮質が担うのにふさわしい機能だからである。そしてまた実際、海馬を事故や外科手術や病気で損傷した患者には、記憶の固定や想起に重い障害が起こることが知られている。

神経ネットワーク

右の話はあとでまた戻ってくることにして、ここで少し話題を変える。

脳では、ニューロンが互いに結合してネットワークをなしている。情報はこのネットワークを通って入力され、出力されてゆく。ニューロン間の情報伝達とは、具体的には次のような過程である。ニューロンが活動電位（細胞内外にかかっている電位差が一時的に逆転すること。前段で「電極で活動を記録する」といったのは、この活動電位の発生を電極で検出しているということである）を発し、これが出力ケーブル（軸索）を駆け下りて終末までくると、そこから特定の物質が放出される。この物質を伝達物質という。伝達物質が次のニューロンまでのごく狭い隙間を拡散し、次のニューロンに届くと、ニューロン表面で待ち構えている受け手分子

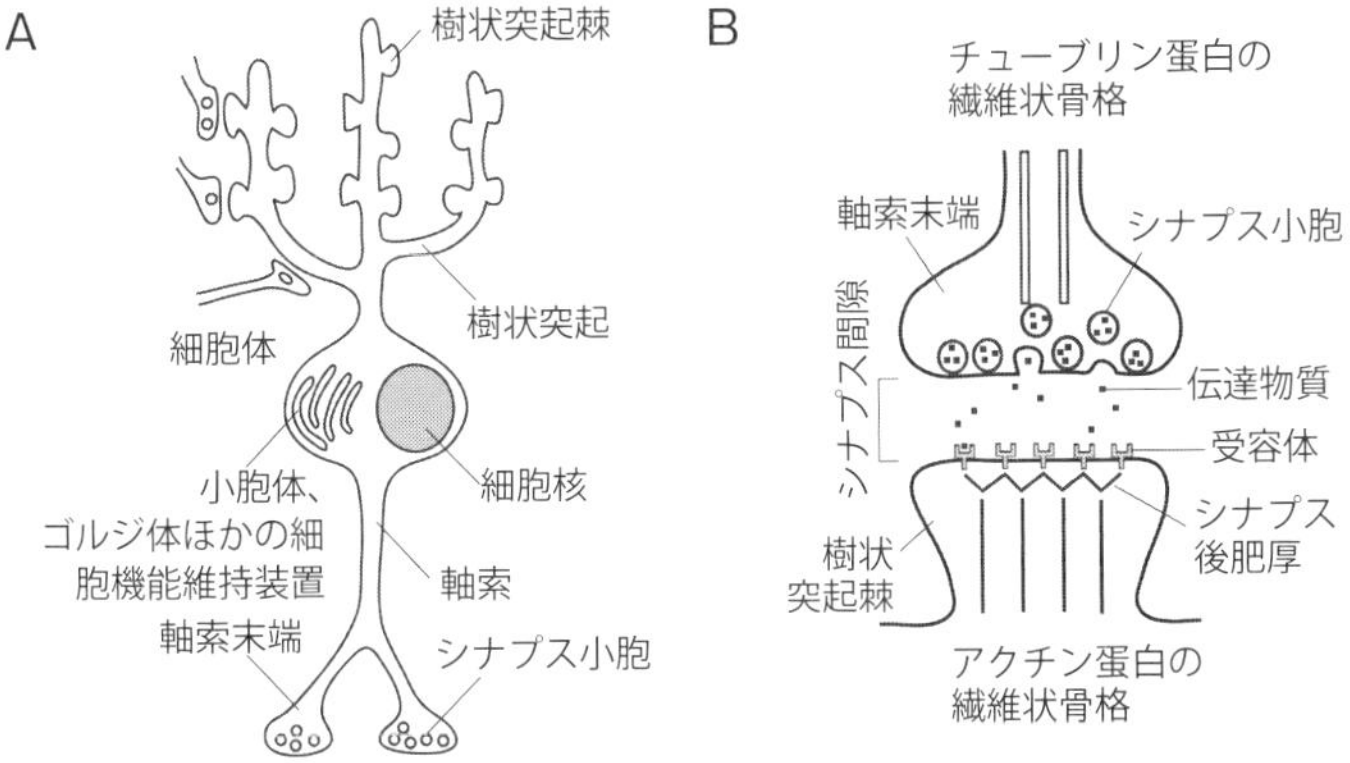

図3　ニューロン（A）とシナプス（B）の模式図

説明は本文参照。（文献 7 の図 2.3 と図 2.6 を改変）

（伝達物質受容体）にキャッチされる。それによってこのニューロンは新たな活動電位を発する。こうして、ちょうどリレー競技のバトンパスのようにして、活動が引き継がれていく。このバトン中継ゾーンをシナプスという（図3）。

ヘッブの原理

一九四九年、モントリオール大学のヘッブ（D. Hebb）博士は、記憶のしくみを次のように説明した（図4）。

あるときある刺激が入力する。たとえば、ある少年が、彼の身長ほどもある大きな動物を抱きかかえたとしよう。すると、このフワフワしてニャーと鳴く白い動物は、少年の知覚神経系に「フワフワ」「ニャー」「白い」などなどの情報を注ぎ込む。その結果、少年は笑って「シロ」とつぶやく。「シロ」

でなく「ミー」でも何でもよい（図4A：実際は「チロ」だった）。その少年が、翌日再びフワフワでニャーと鳴く白い動物を自転車置き場で見つける。すると、前日と同様に、笑って「シロ」なり「ミー」なり呼ぶ反応が繰り返されるだろう（図4B）。それが想起であり、記憶とは、脳内にこの「同じ入力がくると同じ出力をする」回路が作られることにほかならない。脳のどこかに、情報が図書館の本のように貯蔵される、と考える必要はない。

これが実現するには、フワフワしてニャーと鳴く白い動物を抱き、笑って「シロ」とつぶやいたときに活動したニューロン同士が（どれが活動するかに必然性はなくてもよい、「たまたま活動した」だけでよい）、互いに結合を強めるということが起きさえすればよい。そうすれば、ふたたびフワフワしてニャーと鳴く白い動物を見たとき、その回路は強化されて他より活動しやすくなっている以上、少年は再び笑って「シロ」とつぶやくはずだ。また、後年、別の機会に抱いた動物が仮に白くなくても、「フワフワ」「ニャー」などのほぼ同じ入力があれば、ほぼ同じニューロン群が活動し、ほぼ同じ「昔、シロというネコを飼っていたなあ」という出力をすることになるだろう（図4C）。ヘッブ博士は、この説明の肝要な部分「同時に活動したニューロンは互いに結合を強める」という仮想的な性質を「cells fire together wire together」というキャッチコピーにして唱えた。この説明はみごとで、すぐに受け入れられそうに思われるが、そうではなかった。しばらくの間、無視された。「シナプスの結合の強さは変化する」という、そもそもの前提にまだ証拠がなかったからである。

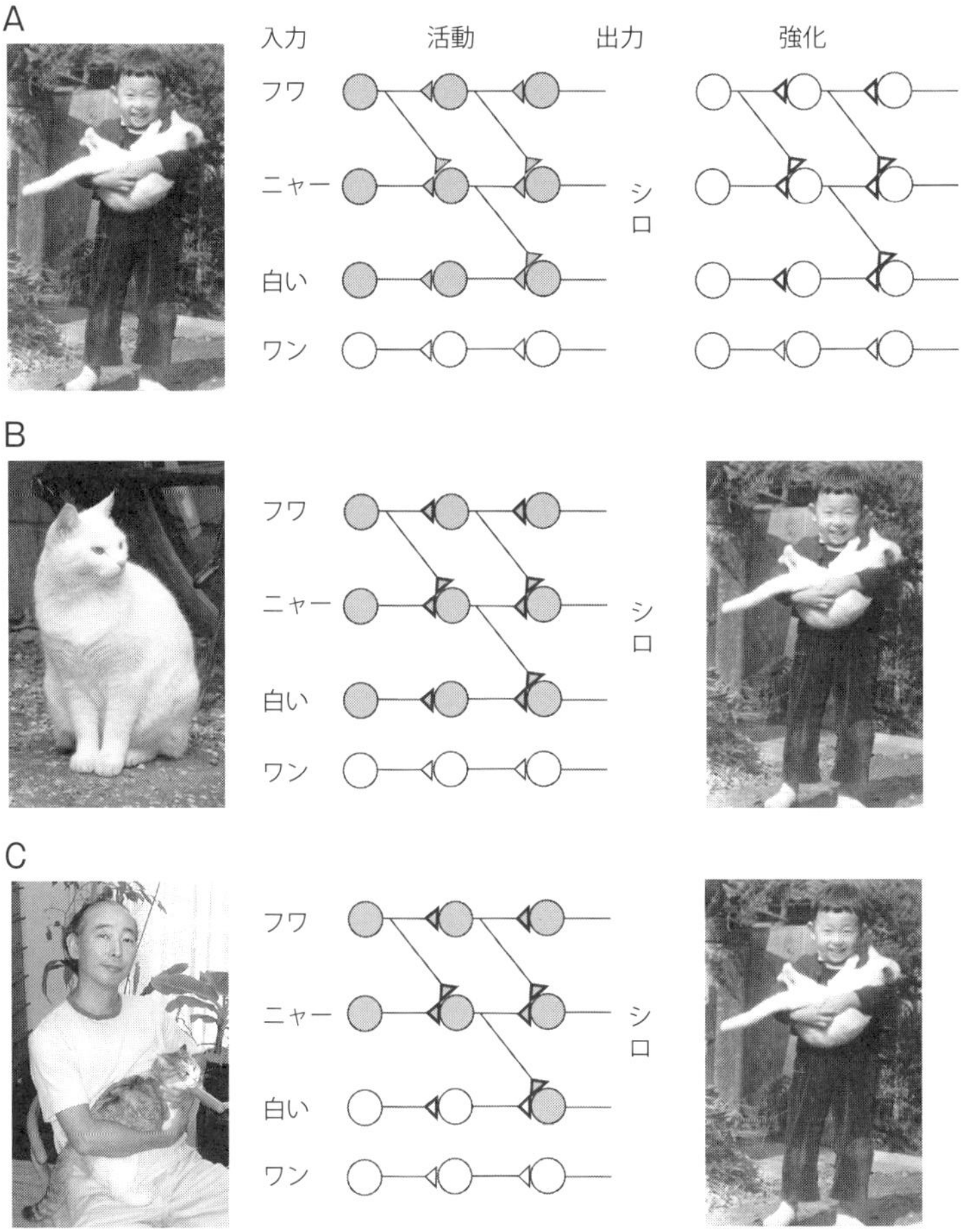

図4　ヘッブの原理

説明は本文参照。活動したニューロンを灰色で、強化された神経結合を太線で表示した。この動物はワンとは鳴かないので、そのニューロンは活動しない。もしワンと鳴いたら、神経活動は別の回路を流れ、「シロ」ではなく、隣家のタンちゃんが飼っていた「スノーウィ」が出力されるだろう。（文献 7 の図 3.2 を再録）

記憶の細胞機構

一九七三年、オスロ大学のブリス（T. Bliss）、レモ（T. Lømo）両博士は、哺乳類脳で「結合強度が変化するシナプス」の実在をはじめて示した[2]（「変化するシナプス」そのものは、ブリスとレモの少し前、コロンビア大学のカンデル（E. Kandel）博士が軟体動物アメフラシで示したのが最初の最初で、カンデル博士はこの業績で二〇〇〇年度のノーベル医学賞を受ける）。

ウサギの海馬で、強い入力刺激（ここで「強い」とは「高頻度の」という意味）を加えると、その前と後では状態が変り、後ではシナプス伝達の効率が増大していたのである。この現象をLTP（Long-term potentiation; 長期増強）とよぶ（図5）。リレーのたとえでいうなら、スパルタ練習をしたらバトンパスが上手になった、というようなことである。このような、シナプスの結合強度が変化する性質を、シナプスの可塑性（plasticity）とよぶ。実例が示されると、あとは早い。私自身も含め世界中で多数の研究者が寄ってたかってこの現象を解析し、一九九五年ころまでにLTP成立機構の大筋は解明された（早いといっても二〇年以上かかっているが）。

カギになる分子は、NMDA型グルタミン酸受容体とカルシウムイオン（Ca^{2+}）であった。海馬シナプスでの伝達物質はグルタミン酸である。グルタミン酸がグルタミン酸受容体に

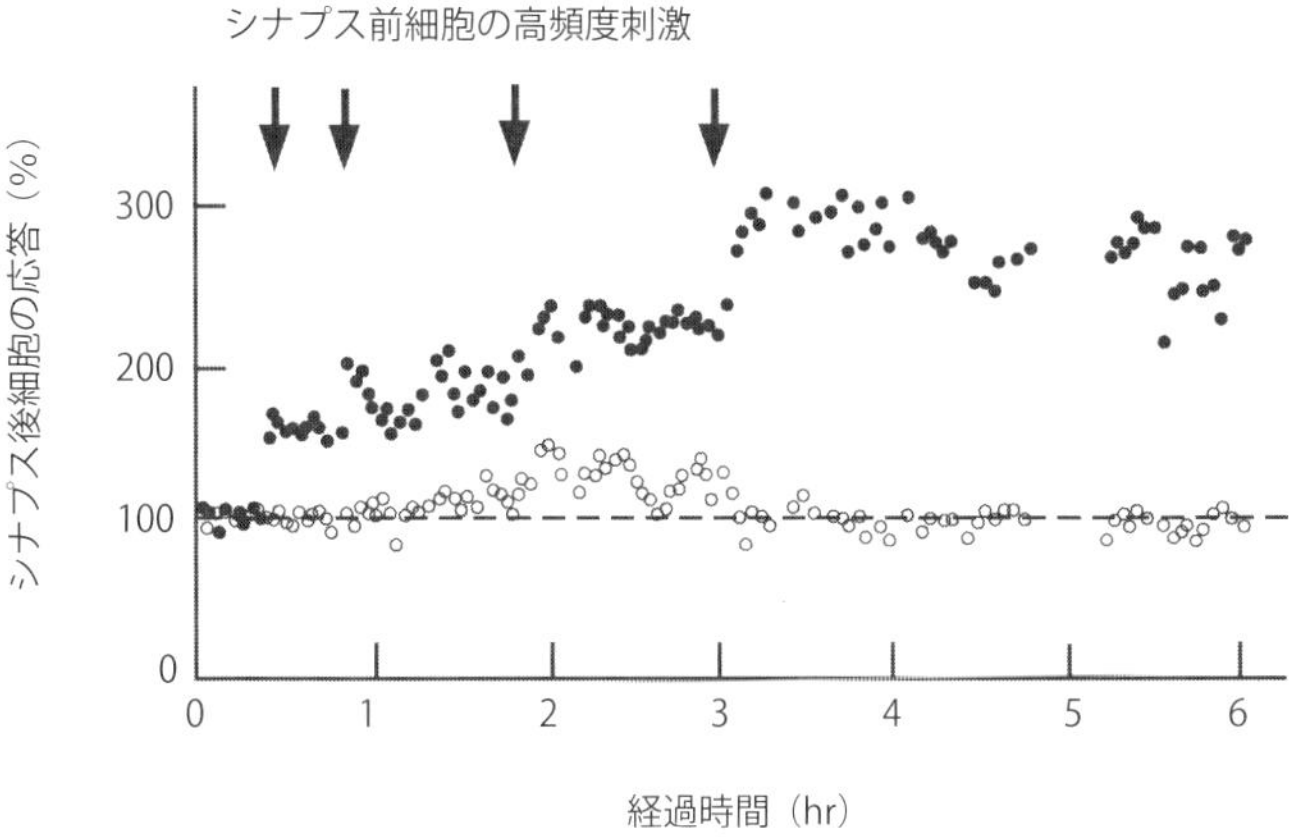

図5　LTP

動物の海馬に刺激電極と記録電極を挿入し、刺激電極から数秒に 1 回の低頻度テスト刺激をする。それに対して記録電極に表れた応答の大きさ（シナプス電位）をプロットする。応答が安定しているのを見定めてから、刺激電極に短時間高頻度刺激を加える。その後再びテスト刺激への応答をみると、大きくなっている。高頻度刺激を繰り返すたびにテスト刺激への応答が大きくなる。もちろんどこまでも大きくなれるわけではなく、限度はある。（文献 2 の図 4 を改変）

キャッチされ、シナプスでの伝達が成立する。グルタミン酸受容体分子には二種類があり（本当はもっと多種類あるが、ここで問題になるのは二種類）、ふだん働いているのはＡＭＰＡ型といってCa^{2+}を通さない（Na^{+}を通す）タイプ。もう一方のＮＭＤＡ型は、スパルタ練習（高頻度入力）のときだけ働いてCa^{2+}を通すタイプ。シナプス後細胞内に流れ込んだCa^{2+}はCa^{2+}依存性酵素を起動してＡＭＰＡ型分子を表面に引き出す。その結果、伝達が強まる。これがＬＴＰのからくりであった。[3]

したがって、マウスに遺伝子操作を加えてNMDA型受容体分子の数を増やしたり減らしたりすれば、記憶力のよいマウスも悪いマウスも作れるはずである。実際やってみると、たしかにそういう結果になった。めでたし、めでたし。

長期記憶とシナプス新生

いや、待て。本当にそれで納得してよいか。短期の記憶はそれでよいだろう。記憶はあっという間に成立するのだから、タンパク質の合成だとか細胞の形の変化だとか、細胞の増殖だとか、そうした時間のかかる過程を想定するわけにはいかない。とりあえず、既存のシナプスでのCa^{2+}依存性酵素の活性化を使って、情報を手っ取り早く記録する。それはいい。しかし、長期記憶はどうだろうか。

Ca^{2+}依存性酵素の活性化状態は、何日も何週間も続くだろうか。AMPA型受容体の増加状態は一生維持されるだろうか。たしかに、短時間内に急上昇した酵素活性を長期持続させる仕組みというものは知られている。しかし、それは五分をたかだか数時間に延長させるというような話である。あるいは、受容体を含むタンパク質の代謝回転速度が調節され、細胞膜上に長く留まるようになる仕組みというものも知られている。しかし、それも何日も何週間も、という話ではない。ただ、その後LTPには「後期相《レイト・フェイズ》」という遺伝子の発現（遺伝子が働き出してタンパク質合成が始まること）を伴う相があることが見つかった。このときシナプスの形が変わっている（大きくなったり、トンカチ形《ハンマーヘッド・シェイプ》になる）という現象も見つかった。[4] それはその通りである。しかし、待て待て。これで「ああ、よかった、このトンカチ化で一生持続する記憶が説明できる」と安心してよいだろうか。

私は、ＬＴＰ研究者のくせにＬＴＰ研究に不十分さを感じ、シナプス可塑性の長期化の仕組みに取り組んだ。それには、標本それ自体が長期維持できないと解析できない（ＬＴＰの研究は脳の薄切り切片で行われるのが普通であるが、この標本はいくら酸素とブドウ糖を注ぎ込んで世話しても数時間が限界）と考えて、子ネズミから摘出してシャーレの中で成熟させた培養脳切片を用いることにした。培養脳切片は、生体と等価な回路を再構築し、数か月以上容易に維持できる（図6）。いわば「ミニ脳」をガラス器内に再現することができる。[5] 冨永恵子博士は、わが国におけるこの技術のパイオニアとしてすでに有名だった。私は博士をスタッフに招聘して「ミニ脳」での記憶の研究を開始した。

培養脳切片にも、もちろんＬＴＰは起こせる。そして、たしかにＬＴＰ誘発刺激後の伝達強化状態は、数時間は維持される。しかし、しかし、その後伝達強度は徐々に下がってゆき、二四時間経つと元に戻ってしまった。残念ながらＬＴＰは「長期増強」の名はあるけれど、実はそれほど長期ではなかったということになる（これはブリス先生が誇大広告をしたわけではない。それ以前に知られていたミリ秒オーダー・秒オーダーの伝達増強に比べたら、確かに長

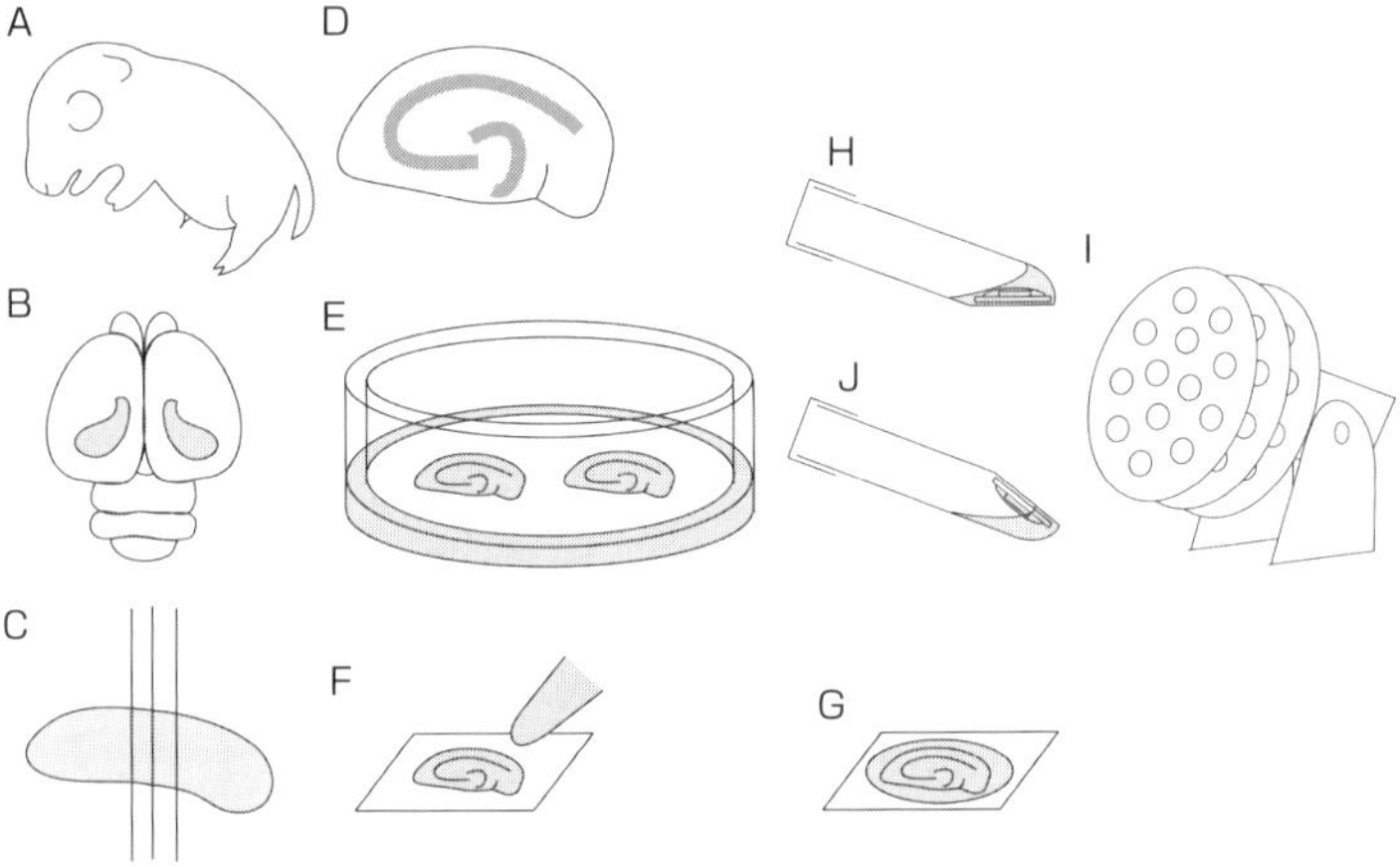

図6　切片培養

新生仔（A）から脳（B）を摘出し、さらに海馬（網かけ部）を摘出する。海馬 を薄切（C）して切片（D）をえる。これをフィルター上に移し（E）下から培地を入れてひたひたにする。この状態で静置して培養するのが静置培養法。切片（D）を短冊状のガラス上に置き（F）、血漿と凝血素を混合・滴下して封入する（G）。これを培地とともに試験管に入れ（H）、回転器（I）に挿してゆっくり回転する。試験管は（H）と（J）の状態をくりかえし、切片は培養液から出たり入ったりを繰り返す。これが回転培養法。（文献 7 の図 7.1 を再録）

期なのだから)。

だが、通説を否定するだけでは、ただの文句屋にすぎない。代案を出さなければいけない。状況が変わったのは、一回では短期しか持続しないLTPを三回繰り返して引き起こしてやったときである。三回目のLTPもやはり二四時間以内に消えてしまう。が、その後は何もしないにもかかわらず、伝達強度は再び徐々に増していったのである。この新たな増強は約一週間かけて発達し、その後下がることがなかった(図7)。この現象を私たちはRISE(Repetitive- LTP-induced synaptic enhancement; 繰り返しLTP誘発後のシナプス強化)とよんで単発のLTPと区別し、新たな記憶機構解析モデルとして提唱した。[6,7]

この「三回の繰り返し」には面白い性質があって、三〇分や一時間おきの集中的な繰り返しでは無効である。三時間以上間隔を空けてやる必要がある。といって、空け過ぎてもだめで、二四時間はOKだが、三六時間空けると無効になる。さらに冨永博士が発見した重要な事実は、RISEにはシナプスの数(密度)そのものの増加が伴っているということである。こうなると、もうリレーのたとえは利かなくなってしまう(走者が増えたらリレーにならない)が、このような構造的な裏付けをえたシナプス強化は、もはやそう簡単には消失しないことになるのだろう。

RISEを成立させる細胞内の機構や働く分子については、冨永博士や研究室の院生諸君の努力によって、すでに色々なことがわかってきているが、ここではこれ以上は論じない。た

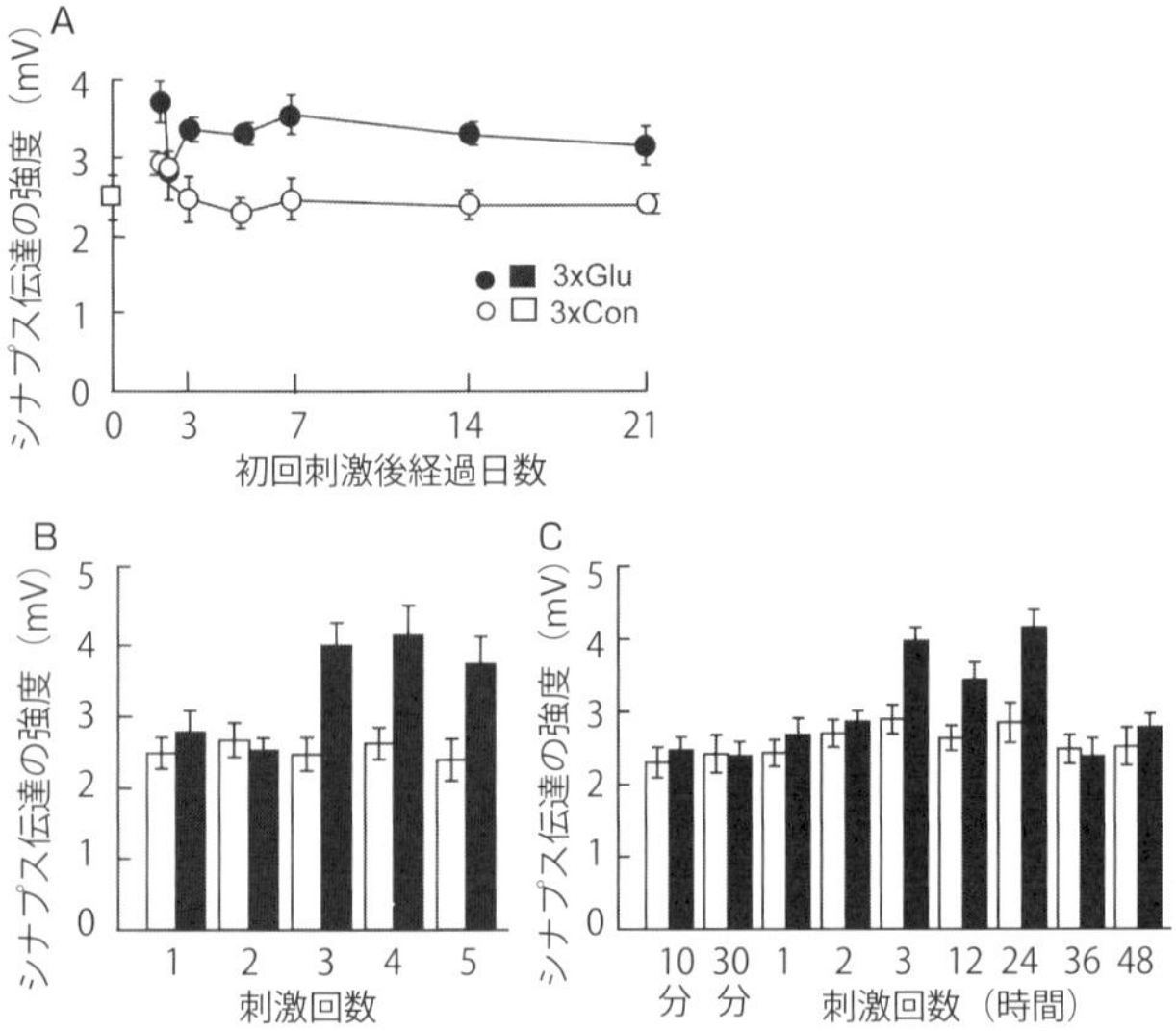

図7　RISE

培養切片を 2 週間以上維持し、切片中の神経回路を成熟させたあと、図 5 と同様のテストを行い、応答の強さを測る。測定は 3 週間にわたって行う。何も刺激しなければ応答の大きさに何の変化も見られない（白丸；3 × Con とは「溶液交換だけを 3 回行った」の意味）が、LTP を 3 回誘発すると応答は大きくなり（黒丸；3 × Glu とは「グルタミン酸投与による LTP 誘発を 3 回行った」の意味）、その増強状態は少なくとも 3 週間以上続く。（文献 7 の図 7.9 を再録）

だ、「三時間以上二四時間以内の間隔をおいた三回の繰り返し」について考えてみたい。これはいったい、日常にいうところの「記憶」現象のどんな様相《アスペクト》と対応しているのだろう。

夢の仮説

長い回り道をしたが、やっと元の話に戻る。

海馬から活動記録をとりながらネズミを走らせると、各地点担当の場所細胞が順番に活動する。このランニング練習をやったあと、ネズミは疲れて眠る（疲れていなくても眠る）が、活動記録を続けておく。すると面白い現象がみられる。ネズミは床敷のオガクズの中に丸まってスヤスヤ眠っているにもかかわらず、ときどき場所細胞が自発的に活動を示す。しかも、その活動は1―2―3―4と、起きて走らされていたときと同じ順序なのである（ぴったり同じではない。が、メチャクチャではなく、元の順序と似ていることが統計学的に示せる）。つまり、ネズミの脳は練習した走路を走っている。このバーチャルなランニングは、ネズミがREM《レム》睡眠という特徴的な脳波を示している期間に、練習時の実際《リアルな》のランニングとほぼ同じ速度で再現される（図2B）。

REM（Rapid eye movement: 急速眼球運動）睡眠とは何か。ヒトでは夢を見ている時の睡眠にあたる。脳波は覚醒時と相同な周波数帯の活動を示す。また、眼球は瞼《まぶた》の下でさかんに動き、覚醒時の視覚と相同な活動を行っていることを示唆している。ただし、身体運動に関連した脳活動は見られず、筋は弛緩状態にある。REM睡眠は二〜三時間ごとにあらわれる。ネズミがヒトと同じに夢を見ているかどうかは厳密にはわからないが、脳波の特徴や眼球運動から、夢を見ていると考えて不都合はない。

RISE成立の必要十分条件であった「三時間おきの三回の繰り返し」とは、つまり、三時間おきに二回、練習時の体験をバーチャルに繰り返す（一回目はリアルな体験で、つごう三回）夢見を、シャーレの中の「ミニ脳」に再現させていることに当たるのではないか。これを記憶に関する「夢の仮説」とよばせていただく。

臨床心理学に断眠実験という研究があり、被験者がREMに入るなり揺り起こす（脳波をとっていなくても、瞼をみていればREM睡眠の発生は分かるし、最初のREM睡眠は入眠二〜三時間後に起こるから、二時間ごとに揺り起こせば同じことになる）ことを繰り返すと、記憶失調を生じることがよく知られている。(8) また、そんなシステマティックな研究ではなくても、徹夜の試験勉強で一夜漬けした（＝夢見を経ない）知識は、その日の試験が終わるとキレイさっぱり忘れてしまうが（＝短期記憶にとどまる）、ふだんからコツコツ時間をかけて積み重ねた知識は試験後も残る（＝長期記憶に固定される）ことは、日常しばしば体験する（した）。これは、実は細胞レベルでの「シナプスの新生を伴う記憶の長期固定に、短期記憶の三時間おき三回の繰り返しが必要」なことを、個体レベルで表現した現象なのではなかろうか。

むすび

海馬は多くの情報の最終保存部位ではない。今この原稿を書いているパソコンにたとえれば、海馬はCPUメモリーで、作業のプラットフォームとなる。私は今そのプラットフォーム上で、マイクロソフト・ワードを使って文書を作成しているが、これが郵便物のあて名印刷など、残さなくてよい文書なら、出力したらそれで用済みだから、セーブしない。ログオフととも に消える、つまり短期記憶である。しかし、この原稿のような、まだまだしばらく作業が必要なファイルは、CPUメモリー上に放っておきはしない。ログオフ前にハードディスクにセーブする。あるいはUSBメモリーかCDかもしれないが、いずれにせよ、CPUメモリーから拡張メモリーメディアに移して長期保存する。これは長期記憶である。脳における拡張メモリーメディアとは何か。大脳新皮質である。

では、なぜ時空間情報だけは海馬本体に長期保存するのか。パソコン作業では、スイッチを入れてまず最初にすることは、OSをCPUメモリーにロードし、以後の作業に備えることである。脳でも、すべての処理作業に必要なOSは、CPUメモリー海馬に毎回ロードする必要があろう。いや、脳は死ぬまでスイッチは切らないので、OSは海馬の中に常時ロードしておく。脳のOSとは何か。空間情報とそれに基づく情報の並べ方規則だろう。そうでないと、CPUたる海馬は、再処理のためにハードディスク皮質から読み戻したエピソードを、時系列順に再構成することができない。だから、海馬は、時空間情報だけは海馬自身内に保つ。そういうことになっているのではなかろうか。

脳のメモリーの機構そのものは、CPUメモリー海馬でも拡張メモリー大脳皮質でも、活動依存的なシナプス調節（ヘッブの原理）であり、共通だろう。それは、コンピュータのメモリーが、本体メモリーでもUSBメモリーでも、半導体素子のスイッチオン・オフとして共通なのと同じである（ハードディスクやCDは違うぞ、といわれればその通りだが、これはたとえ話である）。

というわけで、私の研究対象は必ずしも時空間記憶というわけではないが、細胞レベルの原理の上では時空間記憶も個々のエピソードの記憶も共通という前提で、話を通させていただいた。何年か何十年か経って振り返ったとき、二〇一〇年当時はまったくトンチンカンなことを考えていた、ということになるかもしれない。その時はそのとき、笑っていただきたい。

二〇一〇年現在の記憶の細胞生物学的研究は、少し誇張気味にいうと、LTP研究とイコールで、それだけブリス先生が偉大だということなのだけれど、逆にいうと、この分野の研究者にはLTP研究を客観視できない憾《うら》みがある。私たちの実験結果もLTPの枠内で解釈される（たとえば「培養系には何か要素が欠落していて、ホンモノのLTPが起こりにくい、だから刺激を3回繰り返す必要があるというだけの話だ」とか）か、さもなければLTP研究にケチをつける「裏切り者」扱いを受けて相手にされない。相手にされないと研究費が来ない。

しかし、研究費の件はおくとして、ＬＴＰを客観視してみよう。一回誘発したＬＴＰがそのまま長期化したのでは、残すべき情報と消すべき情報とを選別する機会がないではないか。繰り返しという強化過程があって（強化される情報は、たぶん、食餌がえられたとか配偶相手に出会ったとか痛烈な侵害刺激を受けたとか、生物学的に適応価の高い情報で、脳内に別に備わっている報酬・罰経路のゲートをくぐりぬけたものだけだろう）、はじめて短期記憶の一部が長期に固定されるのではなかろうか。

私たちの考えは、現在のところ主流的見解ではない。しかし、何年か何十年か経って振り返ったとき、二〇一〇年当時、日本のあるグループが単独で先駆的な研究を行っていた、といわれるようなことがもしもあれば本望である。それこそ「夢の仮説」であるが。

column 2

さまざまな記憶のかたち

小川洋子の小説「博士の愛した数式」（新潮社）の主人公「博士（はかせ）」は、いま（一九九二年）から一七年前の交通事故で海馬に傷を負い、八〇分以上「記憶」を保持できなくなってしまった数学者である。完全数（約数の和がその数になる）28を背番号に持つ江夏豊をこよなく愛し、一九七三年八月の江夏の延長11回ノーヒット・ノーランの試合経過はつぶさに記憶しているが、それ以降の記憶は一九七五年でとだえている。この小説はまた、控えめな形で別の記憶も描き出している。八〇分を越える「気分」や「感情」の持続である。毎回「初対面」であるはずのもう一人の主人公、少年「ルート」に対する愛情は変わらない。つまり、事象の記憶とは別に持続する感情があり、これもまた緩やかな意味で記憶と呼べる一つの形であろう。脳科学からは、事象の記憶と感情の記憶が異なることは、それぞれを担当する脳の場所の違い（前者は海馬で後者は扁桃体）で大まかには説明できる。

感覚にも、「記憶」と呼んでよいであろう現象がたくさん知られている。たとえば、腕を切断によって失った人が、腕がまだそこにあるように感じたり、ないはずの腕の痛みを感じたりすることがよく知られており、幻肢と呼ばれる。これもまた記憶の一つの形である。

また最近の研究例では次のようなものがある。犬が吠えている場面、ピアノの鍵盤を指がたたく場面、コインがガラスの上にこぼれ落ちる場面の、無音のビデオクリップを、数秒間被験者に見せて、それらのクリップを見ている被験者の脳の活動をｆＭＲＩという方法で計測したのである。被験者は、たとえばガラスの上に落ちるコインの甲高い金属音を想像するのだが、ｆＭＲＩの計測データからは、視覚野だけでなく一次聴覚野（左右のこめかみの少し上にあたる脳部位）が、無音のクリップに強く反応していた。しかも、一次聴覚野のｆＭＲＩシグナルが、コインの場合とピアノの場合などで異なったパターンの応答をしていたことから、視覚からの入力によって無音にもかかわらず活性化される聴覚の応答は、視覚から予想される音を反映していると推論できる。個人の体験を経て結びつけられた情景と音の関連がこの反応を生んでいる。この報告をしたアントニオ・デマジオたちは、この現象を「心の耳（the mind's ear）」と表現している。これもまた、感覚の記憶だといえるだろう。本書のカバー袖でｆＭＲＩを解説している。そこであげている図のもとの論文も、過去の事柄を思い出すことによって、対応する視覚野や聴覚野が活動することを示したものであった。

ｆＭＲＩは、巨視的に脳の領域ごとの働きを調べる方法だが、個々のニューロンの研究からも、ミラーニューロン（他人がジュースを飲んでいるのをみたり、他人が転ぶのを見て、その味や痛みを、過去の自分の記憶と照合しながら意識にのぼすニューロン）の実在が証明されており、それが心の耳のもとになっている可能性がある。

このように、過去の情報の現在への反映という意味での「記憶」には、さまざまのかたちがあり、それらは脳の多様な機能のなかで使い分けられている。さきに話題になった、日本語の過去の助動詞「き」と「けり」のニュアンスの違いも、「過去を過去として表現するか、現在として表現するか」の議論や、あるいは「詠嘆の感情を含むか、事実の叙述か」の議論と並行して、発話の背景にある脳機能の違いとして、神経科学的に論じることもできそうに思う。

（ＨＫ、ＡＯ）

column ❸

記憶の種類と担当する脳の部位

「博士の愛した数式」の博士の症状は、小説としての誇張はあるものの、実在の海馬損傷患者H.M.氏の症例にもとづいていると思われる。H.M.氏は重度のてんかん発作（脳の一部で起きた過剰興奮が脳全体に広がり、全身けいれんを起こす）の治療のため、過剰興奮の出発点になっていた海馬の切除手術を受けた（一九五三）。手術は成功し、てんかんの大発作は起きなくなったが、一九四二年以降の記憶を失い、かつ、手術以降新しい記憶ができなくなった。回診に来る医師は、毎回「初対面」になる。同じ新聞漫画を見て毎朝笑える。H.M.氏の症例観察から、ヒトの記憶のさまざまなことがわかった。たとえば、会っている間、話の辻褄は合うので、短期の記憶は海馬に依存しないことがわかった。言葉も正常で、こうした情報は海馬によらないこともわかった。また、手作業や運動の新規学習は問題なくできるので、これらも別の種類の記憶であることがわかった（しかし「運動学習をした」ことは憶えていない）。

現在では、脳のどの部位がどういう機能を担っているのが、かなり詳しくわかっている。記憶に関連する部分では、好悪の感情は主として扁桃体という部位が担う。したがって、博士がルートへの感情を持続できるのは、損傷が海馬に限定され、扁桃体に及んでいないためと考えることもできる。

「心の耳」はもっと難しいが、たとえばミラー・ニューロンの機能が参考になるかもしれない。この細胞は、たとえば他人（他サル）がリンゴに手を伸ばすのを見て、自分がそれをつかむ時と同じに興奮する。他人（他サル）がピーナツの殻を割る音を聞いて、自分が割ったときと同じに興奮する。たぶん同じことをした気になり、他人（他サル）との共感が可能になるのだろう。ミラー・ニューロンは、前頭葉のF5野や頭頂葉のPF野に多数実在している。自分が実際にいま体験していなくても、他人の行動を見て、自分の過去の体験と照合して、いま体験している気になれる、のである。コインがガラスに落ちるのを見れば、過去の体験からその音を聞いた気になれる、そういう能力が、脳には備わっている。過去にガラスが割れておおごとになった経験があれば、「わっ、大変だ」という気分にもなれるのである。

（AO）

4章 仏教の時間論

佐々木閑

仏教哲学の成立

仏教はおよそ二五〇〇年前のインドで、シャカムニすなわちゴータマブッダによって生み出された。その最初期においては、決して一貫した思想・哲学体系を完備していたわけではなく、当時の悩める多くの一般人の一人ひとりに向かってシャカムニが説いた断片的な、そして臨床的な説法だけが「仏教の教え」であった。そういった個々別々の教えが、シャカムニの死後、弟子達の手でまとめられ、さらにはそこに弟子達自身の言葉や、インド宗教界共通の格言など様々な要素が加えられ「聖典」としての体裁が整えられていった。そういった、シャカムニに最も近い時代に成立した仏教経典をニカーヤと呼ぶ（漢字文化圏では「阿含」と呼ばれた）。

ニカーヤは単一の経典ではなく、長短様々な経典の集成である。その数は数千にものぼる。それらはもともとが、シャカムニの断片的な教説を核として成り立っているものであるから、全体としての一貫性がない。読み手、聞き手は、一つひとつの教えを個別に理解し、それを頭の中に蓄積していくことで、ようやく仏教の全体像を漠然としたイメージで掴むことができるようになる、そういった状況が、シャカムニの亡くなった後、数百年間続いたものと思われる。

仏教は単なる哲学や思想の体系ではなく、実際にシャカムニの教えにしたがって修行する、出家修行者の実践集団であるから、その教義が上のような断片的な状態のままであったとしても特別な問題はない。皆でサンガと呼ばれる僧団を形成し、毎日托鉢で生計を立てながら瞑想三昧の日々を送るという基本路線さえ守っていれば、その時々で学んでいくシャカムニの教えは、断片的なものの集積であっても構わない。いやむしろ、修行の合間々々に習得するなら、長大な体系よりも、区切りのよい短編集の方が利便性は高かったはずである。

そういうわけで、シャカムニ以降、数百年間の仏教世界には、仏教の思想をひと目で俯瞰できるような一本化された体系というものは存在しなかったのである。しかし、時と共に、そういった教義の体系化を試みる人たちも現れ、バラバラと離散的であったニカーヤの教えが少しずつ融合し、再構成されるようになってきた。「ニカーヤの教えをすべて統合し、シャカムニが我々に説き示した悟りへの道筋を、首尾一貫したかたちでマニュアル化する」という傾向が強まってきたのである。ただし注意すべきは、それが当時のインド仏教世界全体に共通する動きではなかったという点である。そういう思索的作業に興味を示さない仏教グループも多かった。彼らは、そういった作業よりも、日々の実践を重視したのである。

シャカムニなきあとの仏教は、さまざまな要因によって二十以上の部派に分かれていったが、教えのマニュアル化に対する姿勢は、その部派毎に温度差があった。現在残されている資料から見て、この作業に積極的に取り組んだ部派が少なくとも二つあったことは確実である。一つは、今でもスリランカやタイ、ミャンマーなどの南方仏教国に続いている、いわゆる「上座部仏教」とよばれるグループである。ただ厳密に言うと、「上座部仏教」という名称は適切ではないので、私は個人的に「南方分別説部」と呼んでいる。以後、この論考においては、この名称を用いることにする。南方分別説部というのは、私たちがよく目にする、あの黄色い衣を着て托鉢してまわる南方諸国の僧侶たちの元になった部派である。本来彼らの活動の拠点は南インドとスリランカであった。

彼らは今からおよそ二〇〇〇年くらい前にマニュアル化を開始し、一五〇〇年くらい前にそれを完成させた。最終完成体となったのは『清浄道論《しょうじょうどうろん》』（原語でヴィスッディマッガ）という本である。作者はブッダゴーサというインド生まれの学僧。インドからスリランカに渡り、その地で、それまであったさまざまな先行のマニュアルをベースにしてこの『清浄道論』を書いた。それがあまりに立派であったため、それ以降の南方分別説部の僧侶たちは皆、この『清浄道論』を使ってシャカムニの教義を学ぶようになった。つまり『清浄道論』の出現によって、教えが固定化されたのである。別の言い方をすれば、『清浄道論』をもって、「シャカムニの教えの体系化」という動きは終了したということである。

この流れとは別に、もう一つ、教えの体系化を猛烈に推進した部派があった。「説一切有部《せついっさいうぶ》」という名前のグループである。今はもう消滅していてどこにも存在しないが、紀元前後、つまりおよそ二〇〇〇年以上前から約一〇〇〇年間も続いた強大な部派であった。活動拠点は、インドの西北、ヒマラヤに近いカシミール、ガンダーラ地方であったといわれている。この説一切有部は、上で紹介したスリランカなどの南方グループよりもさらに一層、学問重視の傾向が強く、マニュアル化の度合いも高かった。説一切有部が創生した「仏教の学術化」は、その部派自体が消滅したあとも、まわりの仏教世界に強い影響力を残し、それは中国にも、チベットにも、そして日本にも伝わってきて、今の我々を取り巻いている日本仏教の基盤にもなっている。たとえば「諸行無常」などという仏教的慣用句も、この説一切有部の仏教体系を担い手として導入されてきたのである。

説一切有部が実際に体系化の作業を推進していったのはおよそ二〇〇〇年前からあとの五〇〇年間なので、それは南方グループの活動期間とほぼ重なる。つまり仏教世界では、二〇〇〇年くらい前から始まって、およそ五〇〇年の間、南インド・スリランカと、カシミール・ガンダーラという二つの異なる場所で同時並行的にシャカムニの教えの体系化が進んでいったということである。この二カ所の活動が、まったく無関係に独立して行われていたと考えるのは不自然である。おなじ仏教世界の内部の話であるから、情報交換が行われていたことは間違いない。しかし、この南北二グループの間にどのような関係があったのか、その詳細は不明なままである。現在も仏教学が究明すべき重要な問題として研究が続けられている。

南方グループの場合、その体系化は『清浄道論』をもって一応の完了となった。それに対して北方の説一切有部の場合、活動が頂点に達したのは、『阿毘達磨大毘婆沙論《あびだつまだいびばしゃろん》』という書物が作られた時である。紀元後二世紀あたりと言われている。この『阿毘達磨大毘婆沙論』という本（略して「婆沙《ばしゃ》論」）は「仏教史上最大の哲学書」であり、質、量ともに他の追随を許さない圧倒的な迫力を持っている。作者は不詳。伝説によると五百人の阿羅漢（悟りを開いた人）が集まって編纂した、とされている。本当に五百人だったかどうかは疑わしいが、ともかく一人の人間が独力で書くことのできるような本ではないから、複数の作者の共同作業で生まれたことは間違いないだろう。いうまでもなく、インドの北方、説一切有部の本拠地で作成されたものであるから、本来はインド語で書かれていた。しかし現在ではそのインド語原典は失われ、それが中国に輸入されて、そこで漢文に翻訳された「漢訳本」だけが残っている。その内容は、宇宙論、時間論、存在論などを土台とし、精神作用の分析、煩悩論、悟りのための修行論などの宗教的論議まで万端に及んでおり、まさに仏教的世界観の集大成である。

「婆沙論」は、仏教思想の体系化という点では最高峰であるが、その議論があまりにも多量で多岐にわたるため、一人の人間が全体を把握して利用するための眼界を超えてしまった。つまり大きくなりすぎたのである。そこで今度は、その巨大化した「婆沙論」のエッセンスだけを取り出して、利用可能な大きさに縮小する動きが起こってきた。その結果として、「婆沙論」の主要な議論はそのまま継続しながらも、読み手が仏教世界の全体を一覧で見渡すことができるくらいにコンパクト化された本が登場することとなった。それが『阿毘達磨倶舎論《あびだつまくしゃろん》』という本である（略して「倶舎論《くしゃろん》」）。著者は世親《せしん》（インド原名はヴァスバンドゥ）という名の学僧である。「中身が濃くて量的にも適切」というわけだから、当然ながら仏教界、特に北インドの仏教界では重要視され、その権威は中国、日本にまで伝わった。漢文の伝統が薄まってしまった現在、この「倶舎論」を学ぶ僧侶はほとんどいなくなってしまったが、少なくとも江戸から明治のあたりまでは、僧侶養成の基礎過程としてきわめて重視されていた。有名な「南都六宗」の一つ「倶舎宗」は、この「倶舎論」を根本教典として学び、伝えていく宗派であった。

以上、おおまかではあるが、シャカムニ時代の断片的、臨床的な教えが、歴史の中でどのように体系化され、いわゆる「仏教哲学」と呼ばれる独自の思想を形成していったのか、その動向を語ってきた。ここで注意しておかねばならないのは、今まで語ってきたのはすべて、俗に言う「小乗仏教」、すなわち「シャカムニの教えにしたがい、シャカムニの弟子として悟りを目指す者の道」に関する歴史だという点である。仏教には、このような「小乗仏教」（この呼び名は蔑称なので適切ではないのだが、他に相当する呼び名がないので今は便宜的に用いている）とは別に、紀元前後から新たに登場する「大乗仏教」と呼ばれる別個の流れがある。大乗仏教の特性を今ここで語る余裕はまったくないが、一言でいうなら、「この世の因果則を超越した不思議なパワーを想定することにより、小乗仏教では到達できない深淵で有り難い境地にまで行き着くことができる」と考える仏教であり、その基盤は「神秘主義」である。日本でよく言われる「空の思想」とか「唯識思想」などは皆、この大乗仏教の領域で生み出されたものである。したがってそれは、今説明してきた「小乗仏教における教えの体系化」とは別物である。この点にはくれぐれも注意しておいていただきたい。『清浄道論』も「婆沙論」も「倶舎論」も、みな小乗仏教の哲学書であるから、外界の神秘的なパワーを想定しない。この宇宙の森羅万象は、一定の因果法則によって粛々と転変していくだけであり、その中で「老」「病」「死」という生き物特有の定めによって苦しみながら生き続けなければならない我々が、どうしたら自分の力で、その苦しみの連鎖から逃れ出ることができるかというのが主題であり、「念仏で助かる」とか「神秘的パワーを感じて一瞬で悟る」といった大乗的要素はまったく含まれていないのである。

仏教の時間論

仏教の時間論を語ろうとすれば、当然ながら、それを取り巻く世界観の全体がかかわってくる。そしてその仏教の世界観には、今言ったように、「小乗仏教」のものと「大乗仏教」のもの、根本的に異なる二つの種別がある。日本仏教を見ていれば大乗仏教の世界観しか目に入らない。それは基本的に神秘主義である。それに対して、『清浄道論』「婆沙論」「倶舎論」といった小乗仏教の哲学体系を見れば、そこには、神秘力の含まれない、厳密な因果則に規定された機械論的宇宙が現れている。同じように「仏教の時間論を語る」と言っても、どちらの世界を語るのか、その選択によって現れてくる世界は大きく異なる。私はこのあと後半部分で、具体的な仏教の時間論を紹介するが、それは小乗仏教、なかでも「婆沙論」「倶舎論」に代表される説一切有部の時間論である。そのことを知ってもらうために、今まで延々と思想史の流れを語ってきた。仏教は世界でも例を見ないほど多様化した宗教である。したがってたった一つのテーマを語るにしても、「それがどの段階の、どの世界観に属する仏教の話なのか」という点を明示しておかないと枠組みが決まらず、考察が無意味なものになってしまうのである。

さて、それでは説一切有部の時間論について語っていく。シャカムニは、この世の基本原理を二つの言葉によって表した。「諸行無常」と「諸法無我」である。分かりやすく言えば「この世のすべてのものは留まることなく変化していく」のであり、そして「この世に存在するもののどこにも、私という絶対的な実体はない」ということである。シャカムニが言ったのはこの基本命題だけだが、それが体系化の段階になると次第に世界原理として理論化されていく。その仕組みは次のようなものである。

まず、この世は「諸行無常」であるから、すべての「存在」は時々刻々と移り変わっていく。

その場合の「存在」というのがなにを指すのかというと、大きく分けて三種。「物質」と「心的存在」と「エネルギー」である。説一切有部の用語でいうなら「色」と「心・心所」と「心不相応行」という。仏教は原則としては物質と精神の二元論なのだが、説一切有部ではそれに加えて、「物質と精神だけでは包含できない、独自の活動原理」というものを別立てして、「心不相応行」という名の存在範疇を想定した。今で言うならエネルギーの概念がそれに相当する。そこにはたとえば「生命力」とか「言語」とか「存在同士の結合力、反発力」などが含まれる。これら「色」「心・心所」「心不相応行」の三領域には、全部で七二種類の構成要素が含まれているとされる。「この世が移り変わる」というのは、それら七二種類の構成要素でできているこの世界が、最小時間単位毎に別の様相へと転変していく、という意味である。その最小時間単位を「刹那」という。この世は刹那毎に、その様相を変えていくというのである。刹那はイメージとしては、「まばたきの数十分の一の時間」と言われているから、百分の一秒のレベルである。この世は百分の一秒の微少時間ごとに恐るべきスピードで移り変わっていく。これが「諸行無常」の実相なのである。

ではその移り変わりは、どういった原理に基づいて起こるのかというと、それは「定まった幾つかの単純な因果則が重層的に影響し合いながら、全体の変化を決定づけていく」のである。たとえば「コップを落としたら割れた」という場合は、物理的に加えられた衝撃の作用がコップを破壊するという、「衝撃的作用による劇的変化の定則」による現象である。

一方、「コップを机の上に置いておいたら、いつまでもそのままであった」という現象は、「(床に激突するといった)特別な作用が加えられない場合、現在ある存在要素は、その姿をそのまま保持しようとする」という定則による(私はこれを「コピーの法則」と呼んでいる)。それは、存在性における「慣性の法則」のようなものだ。しかし考えてみると、この世のすべての存在が原因・結果の因果則で結ばれているなら、机の上にあるコップも、常になんらかの外的影響を受けているはずである。床に落として割れた、といったような急激な変化は被らないにしても、机の上にあるだけで、世のすべての存在から、なんらかの影響を刹那毎に受け続けていることになる。それなら、一見したところはなんの変化もなく、永続して存在しているように見える「机の上のコップ」も実は、刹那々々で、常に因果則の影響を受けて変化しているのではないか、という疑問が生じる。

これに対して説一切有部は(そして南方のグループも)、「そのとおり」と答える。実際は、机の上のコップも、刹那毎に変化しているのである。しかしその変化は、きわめて微少なものなので、我々人間の目では捉えることができない。それでもある刹那のコップと、次の刹那のコップは同一ではない。別物である。「コピーの法則」により、「なにもなければそのままで存続しよう」という方向性と、万物が因果則によって繋がり合っていることによる外界からの微細な影響力とが重なり合い、それに見合った分だけコップは変化する。変化が小さければ、我々はそれを認識できないから、「このコップはずっとここにある」と錯覚する。床にあたって割れるような大きな変化が起こると初めて「ああ、コップが割れた」と、その変化を認識するのである。しかし認識しようがしまいが、コップは休むことなく、刹那毎に変わっていく。小さな変化であっても、刹那が一〇〇〇年分積み重なってみれば、もとのコップはもうそこにない。このような世の有り様が、シャカムニの説いた「諸行無常」という教えの論理的背景だ、というのが説一切有部の見解なのである。

上で述べた説一切有部の時間論を、昭和初期の仏教学者木村泰賢《たいけん》という人が分かりやすい喩えで説明している。用いられるのは映写機である。映写機はリールに巻かれたフィルムを一定の速度で走らせ、その流れ行くフィルムに対して、ある一定点だけランプの光を当ててスクリーンに映写し、映写が終わったフィルムは下方にある別のリールに巻き取っていく、という構造で動いている。その、「まだ光が当たっていない、映写前のフィルム」が未来であり、「光が当たってスクリーンに像が映っている、その瞬間のフィルム」が現在、「映写が終わって下のリールに巻きとられたフィルム」が過去に相当する。フィルムには、静止した写真のコマが一定間隔で並んで写っている。そのコマとコマの間隔が一刹那という時間に相当する。この世の存在は、なにか一つの実体が時間を超えてずっと常在しているのではなく、実際には一刹那毎に現れては消え、現れては消えという作用の継続にすぎない。それは、映写機のランプの前を、一コマ一コマの写真が通り過ぎていく、その個々別々の写真の映像の連続が、あまりにもそのスピードが速いために、あたかもスクリーン上に一つの物体が時間を超えて存続しているかのような錯覚を生み出す、その機構と同じなのである。

ただし、説一切有部がいう時間の機構と映写機では、一つだけ大きな違いがある。それは未来のフィルムの状態である。映写機なら、未来のフィルムはあらかじめリールに巻かれてセットされている。ということはコマの並びは最初から決まっているということである。これだと、この世のすべての出来事は初めからすべて決定されているという宿命論になる。しかし仏教の時間論ではそうではない。未来の出来事は、順番が決まっていないのである。それどころか、未来にありながら、決して現在の場所、つまりランプで投影される段階にはやって来ず、そのまま未来の状態にとどまったままのコマというのもある。これをなんらかのイメージで表現しようとするなら、映写機の上方にセットされているのがフィルムを巻いたリールではなく、バラバラのコマが一杯つまった袋だと考えればよい。袋の中にはこれから映写されるはずのコマが、一個一個バラバラになって舞っている。その数は無限である。それが未来だ。だから未来においては、これからどのような出来事がどのような順番でスクリーンに映写されるのか分かっていないし、場合によっては決してスクリーンに投影されずに未来でグルグル回っているだけのコマ、というものも有り得る。では、その未来のコマがスクリーンに投影される順番は、どのようにして決まっていくのかというと、現在、つまりランプで照らされている場所から一刹那前のところに一コマ分の待合席があり、そこに、次の刹那にランプに照らされることになるコマが入るようになっている。つまり、現在という段階の一刹那手前で、次に「現在」となるべきコマが決まってくるということである。ではその待合席にどのコマが来るのかを何が決めるのかというと、それは過去に去っていったコマや、今現在スクリーンに映っているコマがもたらす因果関係である。端的に言うなら、過去の私や、今現在の私がどうであるかにより、未来の私の在り方が決まっていくということである。だからこそ、仏教は宿命論に陥ることなく、「今私が努力することで、未来の自分を高めていくことができる」と主張することが可能なのである。

以上、仏教の時間論のほんの一端を紹介した。実は仏教の場合、因果法則の中には倫理的定則も含まれており、それこそが悟りへの道を決定する最重要要素として機能するのであるが、それを細かく語る余裕はない。ごく簡略に語るなら、刹那毎に転変するこの世界を司る因果法則の中に、「良い事をすれば将来において好ましい結果が生じ、悪い事をすれば嫌な結果を受けるという道徳的な因果則」が含まれているということである。いわゆる因果応報の関係である。仏教の目的は、その倫理的因果関係の縛りを一切遮断し、因果則に沿って生きていく自己の生命の連続を断ち切ることにある。それを涅槃と呼ぶのである（仏教の目的が、良い事をして、その結果として好ましい果報を受けることではないという点に注意していただきたい）。

南方分別説部や説一切有部が構築した仏教哲学の体系は膨大にして緻密であり、わずかな紙数で語り尽くせるものではない。しかしそれでも本稿をお読みになった読者が、大乗仏教特有の神秘性とは別の、知的体系としての仏教の教えに注目し、興味を持っていただけるなら幸甚である。シャカムニが創生した仏教という宗教は、このように、現実の修行生活と深い知的思索の両面によって成り立つ、きわめて特異な活動なのである。

column 4

仏教的カオス理論

4章では語りきれなかった「善悪も含み込んだ仏教の時間論」について少し踏み込んでみよう。

本来の仏教は、神のような「絶対的存在」を認めないので、世の中はすべて機械論的因果則によって動いていくと考える。この点は現代の科学的世界観と同じである。しかし仏教が科学と根本的に異なる点は、この因果則の中に「善悪」という倫理的要素が含まれているところである。善い行為をなせば「楽」という結果が生じ、悪をなせば「苦しみ」がくる（これを善因楽果、悪因苦果という）。いわゆる「業の因果則」である。もちろん、業の因果則以外の、純粋に機械論的な因果則も数多く作用している。たとえば「物体に急激な力学的作用を加えると、そのせいで物体は大きく変形する」とか、「いかなる外的作用も与えられない場合、あらゆる存在は時間的に変移しない」といった原則が認められている。しかしそれに加えて、「善いことや悪いことをなせば、それが業をつくり、その業のせいで、時間的に遠く隔たった後の時、その行為とはまったく類似しない形で、楽や苦なる結果が、必ず生じる」というのである。

たとえば、今私が人のものを盗んだとしよう。すぐにはその結果は表れない。しかし何十年もたってから、あるいは輪廻の中で何度も生まれ変わってから、突然、その結果はやってくる。しかもその結果は、「ものを盗む」という元の行為とは似ても似つかない別個の形で、たとえば「地獄に落ちて苦しむ」といった全然異なる様相であらわれる。この因果関係は、間のインターバルがどれほど長くても、決して減衰しない。盗みをしてから何千年、何万年たとうが、必ずいつか、結果としての苦しみはやってくるのである。必ずくることは分かっているのだが、それがいつ来るかを予想することはできない。結果が表れるための無数の条件が整った時、突然表れるのである。

　このような業の因果則は、現代の我々には受け入れ難い。地獄や餓鬼といった架空の存在を認めなければ成り立たないからである。しかし、そういったインドの通念に根差した不合理な視点を離れて別の角度からこれを眺めてみると、その思考方法は実に面白い。それを簡単にではあるが紹介しよう。

　いったいなぜ、今やった行為の結果が、遠い未来において、その行為とはまったく違った形で、必ず起こってくるのか。それはどのようなメカニズムによるのか。これが当時の僧侶たちに課せられた問いである。ある者はこう考えた。本文で言った「説一切有部」の人たちの主張である。

「精神、物質を問わず、世の存在物というものは現在だけでなく、未来にも過去にも存在している。したがって、今現在、私がおこなった行為は、ただちに未来の存在と呼応し、ある特定の未来の様相を予約する。予約された未来の存在は、条件がそろった時に現在へと移行し、実際に作用する。未来や過去の存在が実在しているからこそ、業の因果則が可能になるのだ」。この理屈は、4章を読めば容易に理解していただけると思う。今、私が盗みをすると、未来に存在している無限の可能性のうち、「地獄に落ちている私」というある特定の可能性が予約される。一旦予約されたその可能性は、条件が揃うまでは未来の領域でじっと留まっているが、条件が揃うと、たちまち現在へと移行し、私は地獄に落ちるのである。その条件がどのようなものであるかは、全宇宙的な因果則の相互連携で決まってくるので、人智で知ることはできない。つまり、いつ起こるかわからないが、いつか必ず起こる、ということである。

　しかし、このような理屈に納得できない人たちもいた。彼らは「過去や未来の存在が実在しているなどとは認められない」と主張した。「世の存在は、現在にしか実在しない。過去や未来は、実在しない、単なる想定である」と考えたのである。ではなぜ業の因果則が成り立つのか。現在しかないのなら、その現在の行為が遠い未来に結果を生むのはなぜか。時間を超えて業のパワーを伝える、その伝達メカニズムはなにか、という問題が生じてくるのである。これに対する答は以下のとおり。

仏教では、生き物の本質はさまざまな要素の集合体だと考える。それが瞬間毎にさまざまに変移していく。それが「生きていく」ということの本質である。そんな生命体が、なにか善い事あるいは悪い事を考えたり行ったりすると、それがその生き物の状態を微妙に変化させる。たとえば私が盗みをはたらいたとすると、それはきわめて悪辣な行為であるから、盗みをはたらいている時点での私の心身状態は、普段の生活で御飯を食べたり散歩したりしている時の状態とはまったく別の、特殊なかたちをとる。その、きわめて特殊な状態を経験したことにより、「私」というものを構成している全構成要素の集合状態に微妙な変異が生じる。「実際に盗みをした私」の要素結合状態を、「盗みをしなかったならこうなっていたはずの私」の状態と比較してみると、そこには「どこがどう違う」とピンポイントで指摘することはできないが、全構成要素のあり方や、その結合関係の中に、微少ではあるが絶対的な差違が生じている。これが業の本性である。

その、善行、悪行の影響として「私」に組み込まれた変化は、その時点では余りに微少なため誰にも認識できない。私が盗みをすれば、それによって私の状態は変化するのだが、それはとても微細なものなので、私自身も含めて誰もそれを知ることはできないのである。

この世は「諸行無常」であるから、生き物を形作る諸要素も一瞬間毎に入れ替わっていく。すべては刻一刻と変容しているのである。そして、微少な変化として構成要素の集合体内部に含み込まれた業の影響力も、このプロセスを通して保持されていく。刹那から刹那へと、誰にも見つかることなく、系全体に遍満するかたちで、そしていかなる外力によっても減衰することなく、この力は確実に伝達されていくのである。

もしそれが、いつまでも微少なままで続いていくのなら別になんの問題もない。それだけの話である。「微少なブレがいくら伝わっていったところで、それが大筋に変化を与えるわけではないのだから、無視しておけばいいではないか」ということになる。しかし、そうはいかない。

盗んだことによって私という存在の中に組み込まれた微少な変異は、誰にも認識されない微少なままのかたちで刹那から刹那へと保持されていく。しかしそれがある時突然、巨大な現象の主役として躍り出るのである。どんなに小さな変異であっても、それは決して消えることなく伝達され、そして特定の条件が揃った時、思いもよらぬ大異変として姿を現す。たとえば私が盗んだことによって取り込んだ変異は、その後私が生まれかわり、死にかわりを繰り返す間もずっと保持され、ある時突然、「地獄落ち」というドラスティックな結果の主因として作用する。もし私がその窃盗事件を起こさなかったなら、その「地獄落ち」はなかったはずなのだが、窃盗による微少な変化が劇的に作用することで、地獄に落ちるという大きな変化が生み出されてしまうのである。もちろんこれは悪い業だけの話ではない。逆に私が善い事をして、その微少な変化を受け継いでいる場合、それがいずれは大きく変容して、たとえば天界の神として生まれるという安楽な結果をもたらすのである。

このように過去や未来の実在を想定しなくても、善悪の行為により、現在の生命体の中に微少な変異が生まれ、それが次々と伝達され、ある特定の条件が揃った時点で巨大な変容を引き起こし、しかもそれが、おおもとの原因とはまったくスケールの違う、似ても似つかぬ姿をとるのだと考えれば業理論は説明可能となる。このようなメカニズムのことを「相続《そうぞく》転変《てんぺん》差別《しゃべつ》」という。時間的に継続している要素集合体（相続）が、ある時点で特異な状態へと急激に変化する（転変差別）という意味である。

いうまでもなくこれは、現代の非線形科学を代表する、カオス理論に通じる思考方法である。「仏教がカオス理論を先取りしていた」などというのは妄説であるが、「この世を要素の機械的集合体とみなし、そこに要素間の単純な法則を導入することで時間的変移の複雑性を説明する」という要請に対し、仏教が、現代科学と同じ視点で思考していたという点には大いに注目すべきであろう。科学理論は間違いなく「真理」である。しかし、その真理を見いだす我々人間の脳にはおそらく特定の論理形式がはじめから備わっている。それが、このような理論の平行性を生み出すのではないか。今後の脳科学の発展に大いに注目していきたい

（SS）

第2部
脳による「もの」の記述と物語の表現

5章

名前を「見る」と文字を「読む」――錯視の解釈学――

手島勲矢

はじめに

Seeing is Believing ――「見ることは信じること」。

この格言への信頼を切り崩すところから、確かな曇りの無い知識（それを科学的真理と呼んでもいい）に到る道を切り開こうとした。それが一七世紀のデカルト。私はそう理解している。つまり、夢の中でも人は物を見ることができ、人が何かを見たというだけでは覚醒時に見たものなのか、睡眠中に見たものなのか区別が付かないと言う。このデカルトの指摘（『原理』一・四）は、ＰＣ画面上のヴァーチャルな世界で多くのことがなされる現在においては、なおのこと切実な響きをもつ指摘に思える。なるほど「私は見た」というだけでは、現実にそのものが存在するかどうか確かな証拠にはならない。「見る」ということは、人間にとって思い込みの源泉でもある。そこでデカルトは「見ること」自体を疑い思考する自分自身を見出し、その疑う自分の存在を疑うことはできないという結論に至る。つまり目をつぶって頭の中であれこれ「見る」ことについて疑い考える自分の思惟だけは、確かに、その疑いと思案の最中でも存在している（はず）と、デカルトは読者に向かって語りかけるのだが、ここで見過ごされやすい大事なことは、そのデカルトの思惟は文字／言葉というメディアを抜きにはなしえないと言う単純な事実である。

すなわちデカルトの「我あり」という存在証明は、人が心の中で自問自答している自分の精神状態に依拠しているものであり、その状態の現れは人間の言葉（すなわち物事の名前）抜きには実現され得ない。だから「我思う（cogito）」は、厳密には「我疑う（dubito）」どころか「我（物事の）名前をもつ（nomina habeo）」「ゆえに、我あり（ergo sum）」と究極的には換言しうるものとさえ私は想う。それゆえに、私にとっての関心事は、デカルトは、はたして自分の視覚の錯覚を疑ったのと同じくらいに、自分の言葉（名前）の錯覚について疑ったのだろうか？　という疑問である。自分を欺く神や欺く視覚どころか、言葉自体が孕む欺きについて、デカルトはどのくらい、懐疑的だったのだろうか？　いや、デカルトはともかく、私たち自身どれくらい自らの言葉（名前）によって引き起こされる錯覚（先入見）に自覚的なのだろうか？　実は、私には、視覚上の錯覚と、言葉（名前）解釈の混乱の間には、浅からぬ関係があるのではないかと気になって仕方が無い。これから述べることは、ユダヤ聖書解釈の歴史を学ぶゆえに思う名前と文字に関する私のこだわりにすぎないが、たとえプラトンの『クラチュロス』やベーコンの『イドラ』などの思考前提と違うとはいえ、言葉を疑う批判精神においてユダヤ聖書解釈は時に鋭いものがあると思う。

神の言語と人の言語――実体と名前

人がエデンの園で被造物に名前をつけるシーンが、ヘブライ語聖書では、次のように描かれている。

主なる神は『人が独りでいるのはよくない。私は彼に相応しい助け手を作ろう』と言われた。そして主なる神は土から全ての野の生き物及び天の鳥を造り、それらを何と呼ぶのか見ようと、人のところに［神は］それらを連れてきた。人が自ら呼ぼうとしたものはすべて「生きている生命（ネフェシュ・ハヤー）」であり、それがその名前（シェモー）である。そして人は、すべての獣、すべての天の鳥、すべての野の生き物を名前で呼んだ。だがアダムにとって相応しい助け手を［彼は］見出せなかった。（創世記二18―20手島訳）。

神が創造したばかりの世界の中で、人は一人で孤独であった。そのことを哀れんでか、神は「彼に相応しい助け手を作ろう」とつぶやき、さまざまな動物を造り、彼の前に連れてきて、それらに対して人がどのように名付けをするのかについて、なぜか神は興味をもっていた。でも一体、人の助け手を造ることと、動物の命名にはどういう関係があるというのか？　この疑問は、ユダヤの注解者たちにとって、人の言語と神の言語の関係を考える問題意識となった。確かに、創世記第一章で、神は「光あれ」と言葉を以って世界を創造したと記述され、続いて、第二章では、神は動物を彼の前に連れてきて人が何と呼ぶのかを見ようとした記述が出てくるから、聖書の考える言語を一体どの様に統一的に理解したらいいのか、アレクサンドリアのフィロンの時代（前一世紀）から、これは、ユダヤ人読者の、聖書を読むたびの悩みの種であった。

その点で、哲学表現としてヘブライ語文法を考えた人、一四世紀スペインのプロフィアット・デュラン（ラビ・イツハク・ベン・モシェ＝Profiat Duran―一四一四年頃死去）は、人間の言語は、神が人に教えた天地創造の言語が元になっているという前提で二章の物語を読む。実は、クルアーン（またはコーラン）にも、アダムの創造に反対する天使たちを説き伏せるために、神はアダムをひそかに呼んで物事の名前を教え、その後、天使は自分たちが知らない物事の名前を知っているアダムの姿を見て、それ以上の反対を断念したという記述が出てくる。このことは不思議でもなんでもない。預言者ムハマッド（またはマホメット）も、旧約と新約にある啓示の神を受け入れ、したがって、クルアーンの言葉に多くのユダヤ教やキリスト教の聖書の物語的解釈の伝承が形を変えて反映されているという認識は、宗教史的には常識である。当然、このクルアーンにある解釈伝統は、スペインのユダヤ教知性の伝統ユダ・ハレヴィも、共有しており、その伝統にしたがって、デュランも、人がどのような名前を動物に名づけるかに神が興味をもったのは、きちんと神の言葉を理解しているのかを見定めようとした神の側のテストだからであり、そして、人は、その言語テストに失敗したと説明した（『マアセ・エフォド』第三章）。

興味深いのは、一五世紀イタリアのユダヤ思想家、イツハク・アヴァルバネル（Isaac ben Judah Abrabanel: 一四三七―一五〇八）が、このプロフィアット・デュランの解釈に異を唱えることである（『創世記注解』）。この人はスペイン王室に、さらにはポルトガル王室に仕え、最終的にはイタリアのヴェニスに逃れ、そこではヴェニス側の交渉人としてトルコ商人との仲介業で活躍しながら、膨大な量の聖書注解書と哲学書を同時に書き残した有名なユダヤ哲人である。彼は、むしろ人は、その神の言語テストに見事合格したのだという風に創世記二章を解釈する。

この多才な二人のユダヤ思想家の見解の相違の原因は色々に説明できるが、一つの争点として、たとえば二章19節「その名前（シェモー）」の字義がある。つまり名詞「名前」に三人称男性単数の所有を表す人称接尾辞がついているので、それが「神のつけた名前」を意味するのか、それとも「人のつけた名前」と解するべきものなのか判然としない。アヴァルバネルとデュランはこの解釈で理解が分かれる。アヴァルバネルによれば、デュランは神が被造物に与えた「神の名前」のことを指すものと理解しており、だから、このテストの意図は、神のつけた名前にしたがって人が動物を呼び表すことができるのかの確認にあったが、人間はそのテストに不合格であったというのがデュランの主張である。しかし、アヴァルバネルは、デュランの理解は正しくない、間違っている、と批判するのである。

デュランは、きわめて現実的な文法学者であり、人間の言語の本質を考えるのに音声のあり方から考えた人である。だから人間の話している言葉と、世界創造の神の言語には埋めがたいギャップがあると感じており、だからとでも言うべきか、デュランは、創世記テキストに人がこの言語テストに失敗したサインを見出している。それは、創世記二章20節の「そして人はすべての獣、すべての天の鳥、すべての野の生き物を名前で呼んだ」の件で、その呼んだ「名前」（ヘブライ語原文）に定冠詞がついていない事実である。

つまり天地創造の神の言語にしたがって動物の名前を呼ぶのであるなら、それは唯一の現実を言い表す神の名前であるから、当然、定冠詞が当然つくべき名前（the names）であるべきであったが、ヘブライ語聖書の表記（創世記二20）では名前に定冠詞がついていないことから、デュランは、神に教えられた名前ではなく、人は自分の心中の気ままなイメージで生き物の名前を呼んだのだ、と結論した。つまり、神は人が言語テストに失敗するあり様を観て、「アダムに相応しい助け手を彼は見出さなかった」と嘆じたのだと説明する。なるほど、20節の「彼は見出さなかった（ロー・マツァ）」についても、その三人称単数の主語は、人なのか神ご自身なのか判然としていない。だからこそデュランは、人が言葉をきちんと使えなかった原因は、彼に相応しい助け手がいなかったからと「神が認識した」という逆転の読みができた。結果、神は、人間に相応しい助け手を新しく創ることを決心し、男を眠らせて、女を作ったというデュランの理解となる。

このデュランの見方に対してイツハク・アヴァルバネルは、人は神の言語テストに合格したと理解する。すなわち神が人に教えた言語とは、デュランが考えるような、「これは、あれである」という形での、一対一で、事物と名前の関係が細部まで定められている合意の言語ではないという立場をとる。だからといって、神の意図とは別に人間が気ままに細部の名前を定めたわけでもない。神は人に、実体のある存在についての真の知識をともなって言葉を教えたのであり、つまり自然の出来事の秩序と無関係に名前を定めることはできない言語を教えたのであるとアヴァルバネルは主張した。

したがって、アヴァルバネルによれば、二章19節で言われる、すべての生き物に対して人が与える「彼の名前」というのは、単に人が気ままに名前を定めたから「人の」ものという意味での名前ではなく、神の言語の原則にしたがってその目の前の動物の性質に則した「そのものの名前」という意味の名前であると唱える。要するに、人が動物に名前をつけるという作業は、すでに神が付けられた名前を正しく思い出して繰り返して確認する作業ではない。人自らがそれぞれの生き物の性質を把握して、それに基づき、新たな名前を与える作業を意味するのであり、それゆえに、人が名前を与えることは存在するもの仕方を定義する作業と同義であるとアヴァルバネルは考える。だからこそ、彼にとって、20節の締めくくり「そしてアダムに相応しい助け手を彼は見出さなかった」の一句は、人の言語能力の正しさを証明するものでもある。すなわち、アヴァルバネルは、この一句の主語の三人称単数男性は、神ではなく、人であると理解して、この一句から、人は自分で目の前にいる動物たちの性質に則した名前をそれぞれに与える作業をしながら、自分と同じ性質のものがそこにいないことを人は自ら認識したという意味に理解した。

それゆえアヴァルバネルによれば、言語テストを人に課した神の意図というのは、人自らも「相応しい助け手」がいないことを自分で悟りうるかどうかをみているテストであり、神だけが感じる助け手の必要性ではなくて、人にもその必要性を思わせるところにあったという読み方になる。つまり、神が人に相応しい助け手を造ろうとしても、人も自らその助け手の欠如と必要性を悟ることなしには、それは神の思いの一方的な押し付けにすぎないのであり、人自らが自分に相応しい助け手がいない一人ぼっちの自覚をもって初めて「相応しい助け手」となるのである。このように人間の思考の自主性、またその言語の独立性を強調したのがアヴァルバネルの読み方である。

要するに、デュランは「アダムに相応しい助け手を（彼は）見出さなかった」という一句の主語は「神」であると解釈したが、その解釈は人の名付けの不完全さをベースにして物語を読もうとするからこそ筋のとおる理解でもあるのだが、アヴァルバネルは、他方、同句の主語は「人」であり、人自らが「相応しい助け手」がいないことを正しく神から与えられた言語能力を駆使して認識したことを証明する一句として真逆に理解した。神の定められたルールにしたがってなされた名付けを考えるアヴァルバネルと、神が教えた個々の名前を正しく人は思い出せなかったと考えるデュラン。人が与える名前は、神の教える真実の名前と一致するのかどうか。人の言葉は、神の創造した世界の現実を正しく言い表している言葉なのかどうか。

こういうまったく違う方向で物語を理解する二つのユダヤ教の聖書解釈を眺めながら、名前（言葉）の解釈の上でおきる意見の錯綜を、現在の科学的営みにもダブらせて私は思わざるを得ない。なるほど、これらのユダヤの読者は現在の読者とは異なる精神文化にいる人々であるゆえに、彼らは、この聖書物語にある種の歴史性というか事実性を信じて読解している。その点で、これらの人々の言説は今の私たちには無意味に見える知的な努力である。だが、現在の私たちも目の前の現実を表現するに名前（言葉）を用いるしか手段が無いことを思えば、彼らの解釈の錯綜も、読み方によっては、私たちの言葉と現実認識を反省するヒントにならないだろうか。つまり、科学が当たり前としている思考の足元を見直すには、その当たり前から離れてみる必要があるのは当然だが、その点で中世の宗教知性の批判精神は、信仰と理性の間で揺らぐ宗教的な批判精神なのであり、それは、もし現代人が科学的な理性の視点を反省してみたいなら、距離感を知るのに格好の材料ではないかと思う。

見ることは名前を呼ぶこと？

私たちの科学認識は、最後は言葉（名前）に一義的に頼って表現されるけれども、その科学認識の信頼は、その言葉（名前）と現実（実体）の関係が絶対的に揺らがないものかどうかにもかかっている。その点で、人の名付ける名前についてデュランの考え方もアヴァルバネルの考え方も、神が言語能力を人にあたえ、また人に言語の使用のイニシアチブを委ねている二点において一致しているので、両者にとって人間の言語は基本的に神の普遍的な理性を映すものである。ただし彼らの認識が食い違う点は、神の言語（または普遍的な理性）は世界の個別に到るまで厳密に名前を定めている言語かどうか、または人に委ねられた言語能力（名付ける能力）は人の気ままな名づけの行為であるのかどうか、この点で食い違っていると、アヴァルバネルは注解書の中で整理している。

デュランは、人の名付けの行為は結果として神の言葉と一致するものではなく、人の側の気ままな名付けに過ぎないと見なすが、他方アヴァルバネルは、神の言語とは真実の秩序のことであり、神は個物の細部の名前を定めているわけではないと考え、人の用いる名前（言葉）は、大枠では神の教えた秩序と一致しているものであり、存在する物事の真なる知識とともにあると主張する。二人の論争から学ぶことは、現実を認識する上で、神の名前（言葉）には一方で多大な信頼が託されているが、その言葉の信頼性は、他方、人間の名づける名前が神の言語とどれくらい同一であるのかにかかっており、その同一性の点でデュランは否定的だが、アヴァルバネルは人間の名づける行為を神の名前の観点からも肯定的に捉えようとしている。

その点で、デカルトの同時代人スピノザは、デュラン同様、とても人間の「言葉（名前）の欺き」には注意深かった人のように思う。スピノザは言う。「彼ら（哲学者）は名前から事物を判断するけれども、その逆に、事物から名前を判断することをしない（res enim ex nominibus judicant, non autem nomina rebus）」（Cf. 岩波文庫『デカルトの哲学原理附形而上学的思想』畠中訳163）と。このスピノザの言葉は、ユダヤ教思想ならではのギリシア流フィロソフィア批判の表出――スピノザはヘブライ語のユダヤ教文献が自由に読めたので、キリスト教系学者とは異なる理性の思考に精通していたという前提だが――と私は受け取っている。

つまりスピノザの周りの当時の哲学者は、ギリシア哲学とキリスト教神学に通じている者たちだが、彼らは主にラテン語またはギリシア語の翻訳で聖書を読み、ギリシア語・ラテン語テキストだけで哲学を考える人々である。その言語の影響の所以か、文字と発音が一対一対応にあることを彼らは当たり前と考えるし、さらには、その名前の意味（定義）が一つに絞れる、また意味（定義）と現実が一対一で対応している、と想定する傾向が強い。しかし、ヘブライ語テキストは基本的に子音テキストなので文字の発音の選択肢は母音によって常に複数が与えられていて、したがって同一の文字に対して文字通りの意味も複数の候補を考えざるを得ない。したがってユダヤ教の文脈では、世界の現象を文字テキストから理解したつもりになるためには、まず文字テキストを一つの発音に収斂させるハードルからクリアしなければいけない。スピノザは、こういう言語の基本から疑う性格のユダヤ的思考で鍛えられたので、そもそも「存在」という名前が自明でないばかりか、それを「リアルな」と「理性的な」という形容詞を付けるだけで二つに分離しうると考える当時の哲学者の発想――「フィジック」と「メタフィジック」に分類するギリシア哲学の伝統に由来するもの――にはかなりの抵抗感があったと思われる。このことは、『形而上学的思想』第一部の言葉の端々に見てとれる。

要するに、スピノザにとって「名前」は「存在」に先行しないものである。「存在＝何か」が先であって、その何かの存在を、人はさまざまに名前で呼ぶのである。特にギリシア流メタフィジックの諸概念は、哲学者がさまざまに自然を語る「名前」を存在論として整理して発達させた「名前」にすぎないのであるから、いわばスピノザには、形而上学の諸概念（例・理性の有と実在の有など）は、「名前（概念）」を説明した「名前（概念）」にすぎない。だから、そのような哲学者が自明として用いる「名前の名前」を、あたかも存在している「もの」のようにみなしてしまう錯覚に陥らないように注意しろというのが、先のスピノザの言葉の意図と私は理解している。

私にとっても、「事物（res）」という言葉はまず目など五官で存在が確認できる「もの」を連想させる名前であり文字であり、確実な〈存在〉を暗示する。とはいえ、言葉は「名前」であり実際には耳で聞く音にすぎないもの、また言葉は文字であり目で見るにすぎないものであるから、その言葉が指図するものが本当に存在するのかについては、その名前だけでは厳密には判断できない。こういう言葉と現実のアンビバレントな関係性を意識して先の聖書解釈の論争についても考え直してみると、もしかしたらそこには意外な脳科学的なイシューが隠れているのではないかという着想が与えられる。少し無理やりだが、視覚上の錯視現象と文字解釈の混乱には関係があるという可能性を提起してみたい。

つまり、聖書原典や哲学テキストなど文字の連続を、真剣に人間が眼で見つめて意味を読み解釈しようとするときに、しばしば読者の側には解決不可能なテキスト理解の分裂がおきるのだが、その理解の分裂は、視覚上から引き起こされる認識の分裂（無意識的推論過程の事例や両眼視野闘争など）と似ているのではないだろうか。つまり文字解釈の衝突は、二つの相反する情報を盛り込んだエッシャーの騙し絵とも比較できる現象ではないのかという着想であるが——これは、文字の起源の問題にも、また名前の起源にもかかわることで、現時点では単なるスペキュレーションにすぎないが、もし文字の起源が絵画にあるという考古学者たちの仮説が正しいなら（それは私には正しく思えるが）、またもし名前の発生（名づけ）が人間の五官とりわけ視聴覚による認識に依存しているものとするのなら、文字解釈の錯綜と視覚上の錯覚にはある種の本質的な因果関係があるべきだというこの着想は、あながち的外れではないのではないと私には思える。

事実、楔形文字、漢字、ヒエログリフはいわずもがな、より単純に記号化されているフェニキア文字（アレフベート）すらも実は絵画的イメージに起源があることが指摘されている。たしかに、ギリシア語で「アルファ」「ベータ」は文字の名称以上の意味を持たないけれども、セム語圏においては「アレフ」は〈牛〉を、「ベート」は〈家〉を意味するなど、文字の名前が〈事物〉の名前でもある事実に注目すると、アルファベットの起源はギリシアにはなくセム語にあると考えるのは道理であろう。事実、アルファの「A」を逆さまにしたら、それはアレフ＝牛の頭（「∀」）になる。つまりアレフベート（アルファベット）の始まりは、漢字のように、何か特定の〈もの〉の名前の形象を模した絵画的記号であったと考えられる。事実、その原初のアレフベートのサンプルとされるシナイ文字が、ヒエログリフに似た絵画的記号であったことが物的な根拠として挙げられる。これはエジプトの銅山の近くの岩肌に書き込まれているもので、そこで働かされていた奴隷たちがヒエログリフ文字を参考にして生み出したのではないかとも推測されている。

アレフベート原理の革新性は、要するに、一文字で一つの名前を示す漢字のような象形文字のシステムを再解釈して、一文字が一音に対応する記号と決めたことである。つまり皆が良く知っている事物の象形文字を、その名前の最初の音を意味する表音文字として再解釈して、さらにさまざまな名前の発声に必要な音の種類をできるだけ少なく合理的に（つまり音節より音素に還元して）集めたものがアレフベート原理であると考えれば、アレフベートの文字数が、それぞれの文化圏での音へのこだわりに左右されて、まちまちになるのは不思議でないと思える（たとえば、ウガリート文字、フェニキア文字、またギリシア文字では、その文字の総数が異なる）。いずれにせよ、文字の原理は、人間の視覚が捉えた〈物〉の形を模写した絵の記号化であり、人間はその物の形に似た記号を見て物の名前を思い出し発音するのが文字の原理と私は理解するので、漢字やヒエログリフなどの象形文字は、その文字原理の原形にきわめて忠実な始原的な文字であると考える。つまり象形文字は表音と表意の両方の機能を持っている。それが象形文字の古代性の証であるが、それに対して、アレフベートの機能は表音のみに限定されていることから、アレフベートの革新的な合理性は時代的には新しい、後代の産物という推測は妥当な結論と思う。

もちろん、古代の言語の発生や文字の発明について、私たちは空想力と想像力で情報の空白を補わざるをえない。逆に、もし人間は視覚を抜きには名前をつける行為は不可能であると脳科学的に証明できるのなら、人間の言葉（名前）を書き表す文字の起源は絵画にあるという推論が原理的に正しい可能性は増す。つまり、もし名前は根源的には視覚が捉えた対象に対してのものであるのなら、その名前を記す文字の始まりも根源的にその対象を写実的に模写した絵という推測も妥当なものであるということばかりか、要するに、名前が人と人のコミュニケーションとして発声される時、また文字テキストにされて人が人に名前を伝える時、読み手にも聞き手にも、名前は映像イメージとして伝わるのであり、その映像的イメージに刺激されて読み手や聞き手は、さらに、想像力を駆使してその名前の意味を受け取るということなのである。だからユダヤ聖書解釈においては名前を解釈する方法が、ある意味、その名前のイメージ化の度合いで、つまりレンブラントのような具象的絵画とピカソのような抽象絵画では鑑賞の仕方が違うと同じ様に、「字義通り（プシャット）」と「比ゆ（マシャール）」という二種類の解釈に大別されるのはきわめて自然であるといえる。一つの写実的イメージに名前の意味を固定したい人々は「字義通り」にこだわり、他方、名前を抽象画のように多くのイメージを想像させるシンボルと解する人々は表面の裏にある秘義を探すだろう。

この様に、文字・名前の起源にイメージを求めると、人が何かに名前を名づける時というのは、私たちの脳がひとつの〈何か〉を視覚的に認め、また、そのひとつの何かを絵に描く力も欲求も持ち合わせているときであり、名前が発音された時には、そこには絵画的イメージはすでに一緒に付随していると私は仮定したくなる。つまり、名前の発生の瞬間というのは、その名前の対象をイメージとして捉えることを抜きにはありえないと考える。だから、名前は発生と同時に原理的に絵画化できるし発音できるものであるべきである。だから、必然的に文字の始原は、表意文字つまり一文字（絵）で一つの名前を表す形式から始まるのが自然と考える。

しかしながら、音声であれ文字であれ、原理的には、心の中に浮かぶひとつのイメージを名前にして、人が人に、それを告げても、そのイメージを共有し経験していない他の人々には、その人が見た〈何か〉を同じ様に視覚的に再現しうるとは考えにくい。あくまでも名前は、イメージの代用物に過ぎない。だから原理的には、名前と実体の一対一対応が期待されながらもさまざまな異なる事柄を介入させてしまう連想・空想が働くのは、まさに名前の起源が視覚による認識にあるからと私は推測し主張したい。とりわけ文字にされた名前を理解する場合には、読み手には想像力がより必要とされるが、その理由は、文字の起源が絵画的模写にあるからであり、だから名前が音声であるとき以上に、文字で示される名前は、文字が実際の視覚に訴える分、音声の名前以上にイメージの錯覚を呼びやすいと思う。

こういう視点に立つと、ひとつの名前をめぐりコミュニケーションの誤解が生じることや、ひとつの名前が期待以上の相互理解を可能にしてしまうことが起きても、とても自然な事と私には思えるが、その言葉によるコミュニケーションの成否は、実はロジックや理屈の共有以上に、無意識における、イメージの共有にその成否がまず依拠していると思える。音声による名前と、文字による名前のコミュニケーション力は、そのイメージの再現力の観点から、それぞれにメリット・デメリットがあると考えられる。

繰り返しになるが、文字の解釈力においては、もし人がその絵文字（名前）が現実の精密な模写であることを強く要求する人なら、その人の解釈姿勢は、数字のような一対一の、名前の「字義通り」の意味に固執するものになるだろう。他方、もし人が絵文字の模写は正確な名前の現実の模写ではなくて、いわば抽象化されたシンボルととるなら、その文字のイメージは名前（絵）の現実を知るためのヒント・象徴にすぎないということになり、その人は、字義から離れた比ゆ的な文字解釈を容認することになるだろうと思う。ただ同じ文字であっても、漢字などは一文字＝一名前（画像）であるから、より絵画的な文字であるので、白川静氏の研究に見るように、文字の絵イメージと名前の意味の関係は強いといえるが、アレフベート文字は一文字＝一音であるからその解釈の発想は数字の方式により近いといえる。

ちなみに、私には、個体数（自然数）を数える行為は、石ころを並べてもできるし、骨に刻みマークを入れても用を足すのであるから、数のカウントに絵的な文字を用いる必然性はないように思える。だから、記号としての数字の起源は文字と同じではないと私は考えるのだ。とはいえ、数える行為と名づける行為はどちらも個体にかかわることだから本質的に区別されるべきものなのか、もしかしたら名前を呼ぶことと数を数えることは一つの認識行為なのか、などの問題は、今後の研究課題として残しておきたい。

いずれにしても、脳科学の最前線が「見ること」は「認識すること」――つまり、目ではなく脳で物事を見ていること――こういう議論をしている状況を知ると、「名前」を呼ぶ行為また「名前」をつける行為の重要性に、脳科学ももっと注目するべきと私は思う。だからこそ、視覚現象の認識の点で、まず反省されねばならないのは、私たち（研究者）が思考に用いている名前の数々である。その自明であると思われている事柄の名前そのものが、実は、私たちの思考にトリックをしかけているのではないか？　視覚上の錯覚を研究する人々こそ、自らの用語や名前の錯覚について敏感でなければならないと思う。

名前ではなく「もの」から考えなおす現実とは？

騙し絵のように研究者を欺く言葉（名前）の現実について、もう少し述べさせて欲しい。確かに、人間が名前で呼ぶ行為は「無いもの」を「あらしめる」魔法のごとき錯覚の作用を持っている。私の分野から例を挙げれば、「ユダヤ教」「キリスト教」という名前である。不思議なことに、ユダヤ教の聖典とされるヘブライ語聖書（＝旧約聖書）またミシュナー・タルムードという彼らの口伝律法解釈の基礎をなす聖典に「ユダヤ教（ヤハドゥート）」という言葉は一度も出てこない（こういうことが断言できるのは、ラビ文献のResponsaデータ・ベースがすごいからであるが）。ギリシア語文献に「ユダイスモス」という言葉があることから、同様に、それに対応する概念がラビ・ユダヤ教文献にもあるはずという想定で研究されるけれども、「ヤハドゥート」という言葉を実際にラビたちが自分たちを意味して用いるのは中世以降からである。同様に「キリスト教（クリスティアニスムス）」という言葉も新約聖書の中に一度も出てこない。もちろん、「キリスト教徒（クリスティアノイ）」という言葉、「ユダヤ教（ユダイスモス）」という言葉はパウロに関係して見られるが、パウロは一度もユダヤ教とキリスト教を比較するような発言を残していない。二つの言葉を対立的に初めて用いたのはアンテオケのイグナチオと思われる（二世紀初頭）。

にもかかわらず西欧の歴史学者を中心にユダヤ教とキリスト教という概念区別は歴史の当初から存在すると想定して聖書研究がすすめられている。後代の神学的な名前の区別を、全時代に適応しようとする研究姿勢は、ある意味、名前がもたらす錯覚の効果の好例である。だが歴史的な現実を求める学術の場合、現代の名前と当時の名前の違いを無視すると、現在の意識を過去に読み込む間違いを犯すことになる。

同じように3Dという言葉は「縦・横・高さ」を意味する「三次元 Dimensions)」に由来している用語と思うが、現実に見せられているものはスクリーンに映る「縦横」の「二次元（2D)」の映像に過ぎない。ただ人の視覚のズレを利用して「縦横高さ」を持っているかのように、ある意味、従来の遠近法よりももっとリアルに錯覚を起こさせる技術である。最初は、現実と3Dの落差は自明なことでも、だんだん錯覚状況にも慣れていくと、3D上に本当の奥行きがあるという前提で距離感の認識実験にすら研究者は踏み込んでいく。私自身は実際の距離感は視覚だけで作られるものでは無いのでは？　聴覚触覚など他の感覚も関係するのでは？と直感的に思い込んでしまっているせいか、3D眼鏡をかけても映像の3D効果を余り体感しない。だから皆が歓声を上げるときに少し疎外感を感じていたが、3D感覚には年齢も影響するらしいと聞くと、なおのこと本当の人間の「視覚」とは一体何であるのか、それは3Dテクノロジーには還元できないのではと考えこんでしまう。３Ｄテクノロジーが人の視覚に訴えているものは、本当に存在する空間ではない。３Ｄではなくそれは２Ｄなのであって「立体映画」とか「立体２Ｄ」というべきものである。それを「３Ｄ」というときに、それなら、私たちが生きている日常で目の当たりにする本物の３Ｄ（＝三次元）のリアルは何と呼べばいいのだろうか？　実際のテクノロジーは２Ｄ上のキマイラな現象を見せているだけなのに、それを３Ｄと呼ぶ名付けの行為は、曇りない明晰な科学認識にはたしてプラスだろうか、という疑問を抱かないわけにはいかない。

「名前から事物を判断する」ことこそ迷信の本質。むしろ「事物から名前を考えよ」という先のスピノザの警句の矛先は、科学認識の根幹にも向かっている。たとえば、「部分（parts）」と「全体（entirety）」は、科学思考に無くてはならない二つの名前ではあるが、この二つの名前に自動的に「順序（order）」や「序列（hierarchy）」を感じてしまうことは錯角ではないと、はたして本当に断言できるのかとても気になる。つまり部分と全体では、どちらが先に存在するのか、というような中世哲学的な俗問を投げかけるならば、科学者は原子論の方向を継承して「partsが先に存在する」と答えてしまうのではないだろうか。しかし、科学者が思考のために自明として用いる「部分」「全体」「順序」「序列」などは、目の前にあるものを分析して、その因果関係を知ろうとする心の結果として生まれた言葉であり私たちの思考には必要な名前ではあっても、これらの名前がはたして脳そのもので起きている事柄（リアリティ）に対応しているものなのだろうか。

たとえば、人が動物に名前をつける先の創世記二章の物語文脈において、「部分」と「全体」と言う名前を持ち込むとどうであろうか。動いている生き物に名前をつける現場においては生命の統一的な個体の「存在」しかない。だから一つの生きている「存在」に一つの名前を付けるイメージの創世記の文脈において必要な名前とは、その目の前の動いている「存在」を直裁に指示する名前であって、そこには部分も全体も無い。だから、存在するものにあらかじめ部分からなる構造を想定し、それらの部分を組み合わせれば全体になるという分析イメージの名前は、ある特殊な視点からの架空の名前とは考えられないだろうか。

確かに、名前と存在の統一性を強く要求する立場から、現在のような高度に細分化された科学分析の現場に疑義を呈するのは、ある意味、乱暴な言いがかりに近いのかもしれない。ただ、私たちが「部分」とみなして、そう呼んでいるものが本来的にその実体に即したものではなく、すでにそうあることが期待されるイメージの延長上で考えられている名前であるとしたら、「もの」それ自体を見ながら考えているつもりが、実は名づけられた「名前」を見ている「もの」に対してあてはめていることにはならないのだろうか、という疑問は、科学を育む批判精神を研ぎ澄ます上でとても必要な視点に思える。特に、脳科学の現場では、その脳研究の主題が視覚と認識をセットにして現実を見ようとするのだからこそ、私は、科学者の用いる名前そのものが脳内の出来事を理解する上で予断を与えていないかという配慮が必要で、研究そのもの成否にかかわると思う。

たとえば、猫の絵を見せ、またその猫の絵を分解した複数の絵を人にまたサルに見せて、脳内の認識の状況（その場所）を調べる発想などは、まさに科学者がすでに認識した部分と全体を反映する名前が前提になっている研究方法である。つまり「しっぽ」「みみ」「前足」「後足」などに分解した一匹の猫の絵を見せるという発想は、部分と全体という名前の予断の現れそのものである。ある意味、実験で見せる分解した絵が、尻尾の部分であれ、首の部分であれ、すでにそれぞれの絵を名前で呼びうるという事実は何を意味するのだろうか。実験者側がこういう名前と視覚の結びつきに鈍感である心理状況に、私は、むしろ人間の言葉（名前）と視覚の深い結びつきを看取するが、視覚と認識の関係そのものを実験の分析対象にするのであるなら、科学者が用いる名前自体（「尻尾」「頭」とか）が視覚の認識そのものを実験する前に矯正している効果を考慮するべきであり、脳内の視覚と認識を客観的に論じることが目的ならば、見せる画像がすでに何らかの名前を持っている事態は不適当に思える。むしろ名前がどのようにして発生するのか、その名前（概念）以前の世界に科学的に迫ることが可能なのかどうかは、反省的な精神には究極のナゾである。だからこそ、従来の知覚や感覚や認識という概念に頼らず、現象としての名前の発生をどのように問い詰めることができるのか知恵が求められている点では、脳科学も人文科学も同じである。

その点で、色の認識の研究についても言及しておきたい。異なる材質の表面にある色は、同じ色でも見え方が違うという研究事例の発表を聞きながら、改めて名前は厳密な定義を抜きでも使われうることを実感した。一般人は、まず光の色と物の色を区別することなど考えもしないことだが、確かに、色が与えられている物質の質感によって「同じ色（?・）」でも見え方はだいぶ異なって見える。色の認識は物質固有の表面反射の特性に左右されることを、金属やプラスチックや人の肌を例にして、人の色を見る能力は質感にまでおよぶ認識能力であることが示され、ニュートン時代の古典的な光の波長理論（ある意味の「色」という名前の古典科学的な定義）は脳の中で起きる色の認識を説明するには十分でないことを教えられて驚いた。ただ疑問であったのは、発表はプラスチック生地のスクリーンで映し出された画像を目の前で見せられながら、その質感と色の話に納得している自分自身の認識状況であった。つまり、金属であれ、ゴムであれ、人の肌であれ、その色のニュアンスの違いを、同じプラスチック生地のスクリーンに映し出される画像を通しても十分に認識している自分の感覚には、いったい何がおきているのか？「物質の色」と「光の色」の違いを認識するのに、必ずしもその物質そのものを持ってきて色の変化を見せなくても、私たちの視覚は画像を通しても物質の質感が及ぼす色の微妙さを認識できるというときに、研究者は自らの研究している色の現象をどのような名前で呼び表すべきか、再考されるべきであろう。

目に飛び込んでくる不思議な自然現象を科学的に説明する作業とは、自然に因果関係の秩序を与える作業に他ならないが、その因果関係を求める上で、人の思考は、目の前の現象をア・

プリオリに構造と捉え、それを部分に分解することで現象（結果）の原因（原理）を突き止めるという発想に支配されている。だからこそ科学者にとって「原因」と「現象」という名前はとても重要な言葉であるが、この二つの名前は目の前の一つの世界を分解して考える発想がないかぎり、存在しない名前といえる。「世界は分解不可能なひとつの存在である」という立場の誤りを完全に証明することもせずに、自明なアプリオリとして世界を独立したパーツに分けられる構造物として説明しようとする科学の趨勢には、私はある種の危惧を覚えるのだが、これも私が中世ユダヤ哲学から普通名詞・一般名詞に対する懐疑を学んでいる影響なのかもしれない。

とりわけ、デュランの心の師匠にあたるアブラハム・イブン・エズラ（Abraham Ibn Ezra: 一〇八九―一一六四）の名詞論にしたがえば、人間が用いる名前には実体と一致している名前と、視覚で捉えられた外見に基づく形容詞的な名前の二種類があるという。分析的な名前にリアリティを一切認めないという主張は、見る力が認識する力であるのなら科学する上では絶対に考慮されねばならない観点であると私は思うのだが、そのことを次において少し述べ起きたい。

なぜ神を画像にしてはいけない？

デュランの名前に対する懐疑は、一言でいえば、「その名前は、本当に存在しているものを指し示している名前なのか」という疑問に収斂されるだろう。この名前に対する懐疑は、デュランが心の師と仰ぐ一二世紀スペインのヘブライ文法学者アブラハム・イブン・エズラの名詞論に遡る。スピノザもイブン・エズラをよく研究していたが、イブン・エズラの名詞理解は、ある種の突き詰めた、名前と存在の一致・不一致を問う原理になっている。イブン・エズラによれば、私たちが一般名詞とか普通名詞と呼ぶものすべては形容詞（属性を表す言葉）に由来する名詞と考えていて、この形容詞の名前は、原理的に語り手の中で見えるイメージの名前であるから、実体に即した名前ではない。それは人間の側の幻想にすぎない名前である。

イブン・エズラにとって、実体と一致する名前は〈個〉有名詞だけで、〈個〉有名詞をもっているのは神と人間のみである。この〈個〉有名詞は、数える行為に還元できる固有名ではない。つまり、「あれ」や「これ」を指示する単なる固有名詞とは異なる。それは、実体のあるものは唯一無二の数えられないユニークな、すなわち取替えのきかない「オンリーワン」の存在を意味するのであり、その点で私は、イブン・エズラの理解する実体の名前（例、アブラハム、ＹＨＷＨ＝ヤハウェ）を〈個〉有名詞と呼んで、ギリシア哲学者の考える固有名詞とは表記上でも区別したい。なぜなら、ギリシア哲学では、アリストテレス『形而上学』の冒頭の議論を見てもわかるように、太郎も花子も、人間の固有名は、集合概念の要素として扱うことのできる名前であるからである。たとえば、カリアスという人に対して特定の条件で効いた処方箋は、それ以外の人であれ同じ条件下の人ならば効くはずという考え方をアリストテレスは述べるが、人の固有名は、哲学者にとって、最終的には、学的認識の中では個性を捨象した「これ」「あれ」の個々を名指す指示代名詞と変わらない名前であり、その個々（固有名詞）は形而上学的には集合概念（それが何であれ）の構成要素に過ぎない。

イブン・エズラの〈個〉有名詞は、その点で、ヘブライ語の特性と聖書の物語を基礎に考えられている唯一無二な存在の名前であり、物質的な現象比較の観点から求めた共通性の定義では掴まえることのできないものが本当の存在であるというのが彼の主張である。なぜ神と人にしか〈個〉有名詞が認められていないのかの理由は、それはお互いを呼び合う存在にしか唯一で無二の存在という〈個〉有名詞のコンセプトは可能でないからである。すなわち、夫婦や親子、恋人同士、お互いの名前を呼び合う文脈においてのみ、お互いの存在は他のものと取替えのできない存在となりうるのであり、お互いにとってかけがえのない唯一無二の存在であるという主張が論理的に可能となる。唯一の存在を呼ぶための名前とは、要するに、私と貴方、夫婦同士、親子同士などの関係で用いられる、一人称と二人称の親密な名前である。この設定でのみ名前と実体の確実な一対一の対応が実現するという考え方は、根本的に、アリストテレス的な形而上学（集合論的名前のヒエラルキー）の認識の仕方の真逆にある発想である。

「名前から事物を判断するのではなく、事物から名前を判断しろ」というスピノザの哲学者に対する批判は、名前には実体の名前と形容詞的な名前の二種類があるという中世ユダヤの文法学者アブラハム・イブン・エズラ（一二世紀）の問題意識とも深いつながりがあるように私には見える。つまり形容詞的な名前が内包する固定的イメージにあわせて目の前の事物の性質を考えてしまうと真実が見えなくなる。最初に見なければいけないのは事物そのものであり、その事物のありのままから名前の固定観念を批判し解体し再構築することが、「事物から名前を判断しろ」というスピノザの注文の意味であると私は理解する。そもそも、このスピノザの要求は、名前と事物または実体が一致していたら起きない問題であろう。この名前と事物の一致・不一致は、「名前は視覚ぬきには生まれない」「文字の起源は絵画であり、文字の解釈と錯視は構造的に似ている」という私の直感的主張にとっても重要なポイントなので、もう少し踏み込んでイブン・エズラの議論を紹介しておきたい。

イブン・エズラは、普通名詞・一般名詞と私たちが呼ぶものは形容詞から派生した名前と理解しているが、これはヘブライ語文法用語である「シェム・ハトアル」に由来する発想である。「シェム」は「名前」を意味し、「ハトアル」は「容姿」を意味するから「容姿の名前」(形容詞)と訳することができる。つまり一般化された名詞とは、外側の容姿に認められる共通性と差異によって作られた名前と言える。だから、それが必ずしも実体そのものを名指しているわけではない。その名前の定義とされるべきものは、その容姿を見ている人の中にあるイメージに求められるべきであろう。それに対して、〈個〉有名詞と私が呼ぶものは、イブン・エズラのヘブライ語では「シェム・ハエツェム」つまり「実体の名前」と呼ばれるものである。これは唯一無二の実体の名前であるから、差異や共通性に着目して他のものと比較することがまったくできないものを指している名前である。

でも、人間の言葉の奥深いところは神と人間に関して、〈個〉有名詞と形容詞的な名前の両方があることである。つまり、実際には、唯一の実体を指し示すのに普通名詞も用いているという現実である。たとえば、聖書では「エロヒム」と「ＹＨＷＨ」という二つの神の名前が使われるが、どちらも唯一の神を意味するのに用いられる。ただ問題は、書き手が〈個〉有名詞を意識して普通名詞（絵イメージ）を文章の中で用いたとしても、読者にとっては、必ずしも著者（または話し手）の意図は自明ではないということである。形容詞的な名前（普通名詞）と〈個〉有名詞の間にある唯一の実体との一致・不一致の程度の問題は、注意深いベテラン聖書読者に指摘されてみて（私のような）普通の読者は忽然として目覚めるのだが、私には、それはまるで騙し絵を見せられていたことに忽然と気がつく有様に似ていて、一つだけの意味で読めていた自明の文章が忽然と二つの異なる意味の錯綜した文章に変わってしまう認識の変化に、文字解釈にもヘルムホルツの無意識的推論過程に似たものが働いているのではないかと私は疑いたくなる。

たとえば、レビ記二四章のイブン・エズラの解釈を考えてみたい。「誰でも、その神（エロヒム）を呪うものは、その罪を負わねばならない。主（ＹＨＷＨ）の名を汚すものは必ず殺されるであろう」という有名なトーラーの戒律をめぐり、聖書の解釈者は、なぜ同じ神の名を冒涜する行為は同じであるのに、なぜ主（ＹＨＷＨ）の名を冒涜した場合はすぐに死刑に処されるのに対して、エロヒムの場合にはその言明がないのか、なぜ二つの名前の間に法的判断の差が生じているのか、という疑問に悩む。だが、イブン・エズラは、この問題を次のように解釈している（レビ二四15―16）。

たしかにエロヒムという名前は、「シェム・ハトアル（容姿の名前）」であり、だから天使も裁判官もエロヒムと呼ばれている。だからエロヒム（神）を呪う人の心に何があるのか、誰が知ることができよう。しかし、あの重き栄光の名を明らかに発音した場合、それは「シェム・ハトアル」ではない。他のものは何もそこに混入せず、それのみが指示される。
（イブン・エズラ、レビ記註解、手島訳）

エロヒムという名前は普通名詞であり、「神（エル）」の三人称複数男性形であり、それは形容詞から派生した名詞といわれるものである。その点で、「神」と普通に訳されるエロヒムという名前は、文字通りには「（男性の）神々」と訳されるべき言葉である。しかし聖書は、その名前を以ってイスラエルの唯一の神も意味する。つまりエロヒムが主語となる場合、それを受ける動詞また形容詞は単数男性である場合は、イスラエルの神のことが意図されているとされ、通常の男性複数形の意味「神々」でエロヒムが用いられている場合には、動詞も男性複数形になる。しかし、そのような文法的マーカーが欠如しているときは、文脈から判断せざるを得ない。
その点で、レビ記二四章15〜16節には文法マーカーはないので、主という言葉と併置されている文脈から、エロヒム＝主と読者は無意識的に推論仮定してしまう。しかし、法律文書としてこの一句を解釈しようという読者は、その当たり前の読みを前に考え込んでしまう。つまり、主の名を汚した場合すぐに死刑に処せられるのに、その同じ神を呪った場合は、それより悪質であるべきなのに違反者への死刑への言及がない。法律としての判断基準が混乱していると映り、解決不可能な矛盾に見えるのである。

しかし、イブン・エズラはエロヒムという名前を呪ったからといってすぐに死刑できないのは、筋の通った道理であると理解する。すなわち彼の理解は、哲学的な文法の視点から、〈個〉有名詞と普通名詞はまったく質の違う名前であるから対応が異なるのは当然であるというものである。というのは、〈個〉有名詞ＹＨＷＨで指図する対象は、まったく混じりけのない純粋な一つの存在しかないから、その名を冒涜する人の意図は明白で、すぐに死刑の判断が下せるが、他方、容姿を形容する名前（普通名詞）エロヒムを呪う人の心の中に何が指図されるのかは明らかではないから、より慎重な吟味が必要となる、という理屈である。

これは、普通名詞の認識原理が外側の容姿を形容する仕方であるゆえに、普通名詞エロヒムは、「神的」という形容詞を共有する集合概念とみなされるのである。それゆえに、聖書の用例には、イスラエルの唯一の神だけでなく、異国の神々、天使や人間も含まれる。普通名詞の定義は、それぞれのイメージにしたがって形容詞が使われる以上、原理的には一つの厳密な集合にはなりえない。これが普通名詞の名前と特徴であり、人がいかにその名前の定義を工夫しようとも、ピンポイントで目の前で指図したい「もの」や「現象」の観点からいえば、その形容詞を適用するかどうかはきわめてその語り手の個人的なイメージの判断であるから、〈個〉有名詞にみるような実体と名前の一致は達成されない。

イブン・エズラのレビ記二四章15～16節の解釈から学ぶことは、まさに人が世界の物事を容姿（目に見える様）にしたがい名づける普通名詞には、名前と実態が一致する絶対的な認識の観点からは、限界があるということである。このエロヒムという名前による認識の限界は、名前と実体が一致する〈個〉有名詞の認識と対照をなしているのは明白だろう。有名な聖書の戒律つまり「私は主、あなたの神…あなたには、私以外に神があってはならない。あなたはいかなる像を造ってはならない」（出エジプト二〇2―4）は、ＹＨＷＨの偶像禁止を命じているが、この禁止の意図は、視覚と名前のリンクを拒否するところにしか〈個〉有名詞の認識が成立しないという信仰の所以と思われる。

つまり〈個〉有名詞が指示する唯一無二の存在についての認識は、視覚を拒否してこそ得られる存在の認識である――この主張は、創世記一二章のアブラハムが突然に唯一の神から声をかけられて故郷を捨てて旅に出る話にだけ確認されることではない。神を見たとされるイスラエルの長老たちの話にも（出エジプト二四章）、神の栄光を見ることを求めたモーセの記事にも（出エジプト三三18―23）、神の顔を見たとは書かれていないばかりか、むしろ神の顔を見たら死ぬという警告がイスラエル全体に浸透していることは、聖書的に一貫しており、たとえば、それは、エリヤがシナイ山で神の前に出るときに、自分の外套で自分の顔を覆ったしぐさからも窺われる（列王上一九13）。

これらの物語の主人公は、結局、すべて声によって〈個〉有名詞である主との面会を果たしていることから、唯一無二の存在の認識は視覚によるイメージを通してではないという主張は、名前を呼びかける・言葉を話しかける声によってのみ〈個〉有名詞の認識が得られるというポイントの裏返しでもある。イブン・エズラの〈個〉有名詞は「他のものは何もそこに混入せず、それのみが指示される」という言葉が示すように、混じりけのない全一的な存在の認識――この認識は、時計を歯車とねじに分解して、またその部品を組みて時計の存在に戻すという発想の対極の認識である。その意味では、形而上学の目標が、個々の視覚イメージを昇華して真なる存在の認識に迫ることだとしても、それは比較分析を経ていたる認識である。唯一で比較できない分解できない存在の認識を求めるイブン・エズラの〈個〉有名詞の認識とは違う。むしろ〈個〉有名詞の認識を脳科学的に考えるなら、先天的全盲の方がどのように個人の識別・認識を可能にしているのかは興味深い問題である。

結語――科学に名前は必要か？

私たちは現象～現実～リアリティに対して名前を与えること無しに思考することはできない。迷信というのは、名前はあってもそれに対応する「現実」が存在しないという事態だと理解するなら、科学が求めるところはその正反対であると思う。しかし、問題は、私たちが「現実」に対して名前を用いているつもりでも、いつの間にか名前が主となり、その名前のイメージに対して「現実」を矯正し無理に当てはめる事態も少なくはない。これは、いうならば、ある意味、迷信とさほど変わらない状況である。自然科学者にとっては、とりわけ数字データによる検証実験という形で、真なる一義的な「現実」認識はすでに原理的に目指されている。だからこそ、問題は、往々にして、数字化された実験のもたらす一義的な結果の意味を科学者が文字と名前をもって翻訳しようとすると、イメージとしての名前と文字の錯覚が介入してきて、その一義的な数字の「現実」認識を容易に多義的に想像（創造）的に破壊してしまうことである。たとえば、放射線の数値を「安全」という名前に翻訳しようとする場合、自然科学者も文字の無限定性に直面せざるを得ない。まさに数字は一義的に「現実」を示しても、その数字の意味は多義的であり、一義的な名前を「現実」に与えたつもりでも、最終的にはイメージの多義性の中に吸収されていく。科学思考自体は、十分に文字と数字の乖離を認識しているのだが、その認識だけで一義的に乗り越える統一的ロジックの存在を保証するわけではない。その点で、イブン・エズラの二つの名前のパラドクスは、現代の科学者が人間と自然を一つの「現実」として言葉（名前）で語らねばならないときに、避けては通れない難問として、常に人の目の前にありつづけると私は思う

column 5 ものの名前とは何かを問う詩人と詩

5章で手島勲矢氏が語るように、旧約聖書の古来の問題を具体例として、そもそも、ものの名前とは何かを問いつめた。手島氏が語るように、このことは言語はどのようにして成立するのかという現代的な問題でもある。谷川俊太郎《たにかわしゅんたろう》は、詩を語る言葉とは何かを問い続けている詩人である。ものの名前という避けがたい課題を、幾度もその詩作の中でとりあげている。

散文詩「コップへの不可能な接近」では、コップと私たちが呼ぶもののさまざまな属性―たとえば『指ではじく時それは振動し一つの音源をなす…その響きは用を越えた一種かたくなな自己充足感を有していて、耳を脅かす』―を列挙しながらも、『それ（コップ）が本当は何なのか誰も正確な知識を持っているとは限らないのである』とむすんでいる。

二一節からなる長詩「うぇーべるん」では、うぇーべるんという名前は色んなものに付けることができるし、あるものがその名前で呼ばれる必然性はなんだろうと問いかけている。第18節『またべつのうぇーべるんがが、ろうやの中でおどおどしながら、じゃがいもを食べている。「三〇六五二ごう！」…ここではみんな名前ではなく、ばんごうで呼ばれるのだ』。

私たちの日常的な体験でも、属性は浮かぶのにその名前がでて来ないことはしばしばである。脳の中で属性の記述と対応する名前の記述とが、関連してはいるが別の場所で行われていることを語っている。

三重苦を克服したヘレン・ケラーを描いた「奇跡の人」では、手に流れ落ちる水に「water」という名前があることを悟った瞬間から彼女と社会との接点が生まれたという筋書きになっている。つまり、属性と名前が結びつけられたときに、言語がはじまると言えるのではないだろうか。

谷川俊太郎の詩は、しばしば先の例のように散文的な表現をとりながらも、「うえーべるん」をはじめとして、千を越える詩に旋律が与えられ、楽曲になっている。「うぇーべるん」は、池辺晋一郎の作曲によって女声合唱曲となった。谷川自身は、曲になることを意識して作詞するわけではないといいつつも、（韻律とは違った）心の内なるリズムを大切にして詩作しているとも述べている。その詩の内なるリズムを作曲家が共有することによって、合唱曲や楽曲が命を得るのであろう。

その心の内なるリズムとは何だろうか？　その答えは単純ではないかも知れないが、脳の営みが一個一個の神経細胞の短時間の興奮（パルス）の集積であって、その相互作用によって波がつくられることが根底にはあるかもしれない。脳波は多くの神経細胞の活動のそのような集積の一つの反映である。つまり脳の神経の集団が働く時には、その働きは波になる。これがすべてではないにせよ、心（脳の働き）は脈打っている。

脳が属性をイメージしながら言葉を（心で）発するときにあるリズム（波）が生まれ、その言葉の列を受け取る側の脳では、言葉から属性へとイメージが広がるときに、やはり同じリズム（波）が生み出されるのではないだろうか。俳句のような短詩では特に、個々の言葉によって呼び起こされる属性の世界の連なりと重なりが、どのような心のリズムを生み、どのような世界を描くかが問題になるのだろう。この話題はコラム10につづく。

（ＨＫ）

column 6

ものの名前とおばあさん細胞

哲学的な議論、心理学的議論は、また別に可能として、神経科学的に考えると、ものの名前はものの属性の一つである。その意味では他の属性と変わるところはない思われるが、もう少し深く考えてみる。

神経科学に「おばあさん細胞」論というのがある。自分の祖母に会ったり、祖母の写真を見たときに「あ、おばあちゃんだ」とわかるのは、どういう仕組みによるのか、という話である。おばあさんの顔や写真を見たとき、その目、その鼻、その口、などなどのさまざまな視覚要素の情報が、網膜→大脳一次視覚野ニューロン→二次視覚野ニューロン→…と送られていったその先に、一個または数個の細胞に収斂していく。そして、その細胞が活動したときに、「あ、おばあちゃんだ」という認識が起こる、という説である。その顔が横顔であっても、今日はメガネをかけていていつもと多少違っていても、その他のいくつかの手掛かり情報が入力されて、その細胞が活動しさえすれば、「おばあちゃんだ」という認識が成立すると考えられる。

この仮説に合うデータはたくさんあるが、実証はほとんど不可能で、この説が正しいと証明されているわけではない。なぜなら、その細胞がおばあさん以外には応答しないという証拠は、「おじいさんの顔やおかあさんの顔には応答しない」くらいでは足りない。実験者が想定すらしていない、たとえば玉葱の皮に、意外に応答するかもしれない。おばあさんの顔に応答するのはその細胞だけ、という保証も、たかだか一〇個や二〇個の細胞をテストして見つからなかった、くらいでは不足である。また、痛い反論として、一人につき一～数細胞ずつ用意していたら、とても細胞数が足りない（顔くらいならよいが、人が記憶する情報量は、脳の細胞数をはるかに超えるという試算がある）という議論もある。

しかし、認識の成立に関して、これに代わる有力な対抗仮説が提唱されているわけでもない。そこで、ひとまずこの説に乗って話を進めよう。おばあさん細胞が興奮したとして、その出力はどこにいくのだろうか。たぶん「優しい」という感覚につながる経路とか、「ケチだ」という感覚につながる経路、などとならんで、「千代さん」という名前につながる経路を活性化するのだろう。その結果、単なる「老婦人」ではなく、「千代ばあちゃん」が思い出されることになる。しかし、たまたま、名前の経路につながらなかったときには、他の属性はいろいろ思い出すのに名前が思い出せない、ということが起こるだろう。

では、名前は、多くの属性のうちの一つに過ぎないか、というと、おばあさんにかなり近いところにある、重要な属性だろうという議論ができる。なぜなら、顔を見なくても、名前を聞くだけでいろいろなイメージが喚起されるのだから。したがって「名前細胞」は、おばあさん細胞の出力先のそのまた先の先、ではなく、おばあさん細胞とごく近い「ハブ」的な位置を占めているのだろう。あるいは「おばあさん細胞」こそ「名前細胞」、「千代さん細胞」かもしれない。

これを実証するのは、現時点では不可能である。将来、MRIが高速化、高分解能化して（かつ、今のように血流やヘモグロビンの酸化還元状態をモニターするのではなく、活動電位を直接モニターできるようになって、かつ、測定だけでなく刺激もできるようになって）、単一細胞レベルの解析ができるような日が来たら、可能かもしれない。

（AO）

6章　絵巻の時間と空間の表現

若杉準治

絵巻の誕生

巻物の形に文章と絵とで物語を描き表す「絵巻」は、十世紀末には成立していた。そのことは『源氏物語』に絵巻が小道具として使われていることから明らかである。『源氏物語』の絵合帖には、ことのほか絵を好む冷泉帝のもとへ斎宮女御（梅壷）が入内したあと、弘徽殿女御との絵の収集を競い合う状況、後宮での絵の関心の高まりが描き出され、その後、藤壷中宮の主唱によって催された絵合の模様が述べられる。その最初に出された絵について

物語の出で来はじめの親なるたけ取の翁に、宇津保の俊蔭をあはせてあらそふ。（略）（竹

取物語の）ゑは巨勢の相覧、手は紀貫之書けり。かむ屋紙に唐の綺を陪して、赤紫の表紙、紫檀の軸、世の常のよそひなり。（略）（俊蔭は）白き色紙、青き表紙、黄なる玉の軸なり。絵は常則、手は道風なれば、今めかしう、をかしげに、目も輝くまで見ゆ。

とある。ここに登場している『竹取物語』と『宇津保物語』俊蔭巻の絵は、絵と書が紙に書かれ、表紙と軸があることから絵巻と断定される。『源氏物語』は虚構小説ではあるが、全く存在しないもの、見たこともないものを登場させたとは考えにくく、紫式部の時代には、それが竹取物語とか宇津保物語とかの絵巻であったかどうかは別として、少なくとも絵巻が存在していたことは疑いない。

しかしながら、そこから物語の絵画化の方法など、絵巻としての絵画様式を窺うことはできない。けれども、揺籃期の絵巻を、それ以前の物語絵画と、現存最古の作品でありながら成熟した絵巻作品である源氏物語絵巻（愛知・徳川美術館、東京・五島美術館蔵）の間に位置するものとして、その様式を想定することは必ずしも不可能ではない。

初期の物語絵

奈良時代に制作された仏教説話画は別にして、のちの絵巻につながる世俗物語絵に関する最

初の記録は、平安時代初期に活躍した歌人伊勢の歌を集めた『伊勢集』の和歌に添えられた

長恨歌の御屏風、亭子院にかゝせ給ふてところ〳〵よませ給ける

という題詞で、宇多上皇が唐の詩人白楽天の『長恨歌』を屏風絵に描かせ、その場面場面を見ながら歌を詠ませたというものである。この時に詠まれた歌から、この屏風には玄宗皇帝と楊貴妃の盛時の華やかな場面はなく、楊貴妃の死後、ようやく都に戻った玄宗が、昔を偲んで泣くところや、道教の仙術を使う方士を仙境に遣わし、楊貴妃の魂を求めさせるところなどが描かれていたことが推定され、連続した一画面ではなく、霞ないし雲形で区切られて諸場面が描かれていたことが想定される。この屏風は紫式部の時代にも宮中に現存していたらしく、『源氏物語』桐壷帖のなかに

このごろ、あけくれ御覧ずる長恨歌の御絵、亭子の院の書かせ給ひて、伊勢・貫之に詠ませ給へる、大和言の葉をも、唐土の歌をも、たゞ、その筋をぞ、枕ごとに、せさせ給ふ。

とあって、この屏風をモデルとしたものが、桐壷更衣を喪ったあと、帝が悲嘆にくれている様子を、楊貴妃を失った玄宗の姿に重ね合わせるように、効果的に使われている。この記述から

考えると、詠まれた歌も、また『長恨歌』の抄出文も屏風の中に記されていたらしい。おそらく色紙形に記されて貼り込まれていたものだろう。

物語絵を見ながら歌を詠みあうということは、『大和物語』第一四七段にも見られる。摂津の国に住む女が、二人の男性に求婚されて思い悩み、生田川に身を投げ、また二人の男も後を追い、ともに川のほとりに葬られて塚が設けられたという「生田処女塚の物語」として知られる話を述べたあと、

> かゝることどもの昔ありけるを、絵にみなかきて、故后の宮に奉りたりければ、これが上を、みな人々この人に代はりてよみける

とあって、物語を絵画化し、これを見ながら登場人物に代わって歌を詠んだという。ここで「故后の宮」と呼ばれているのは、宇多天皇の皇后温子であり、この二つの事例―長恨歌の絵と生田乙女塚の物語の絵―は、物語の絵を見ながら歌を詠むという宇多上皇の後宮での物語鑑賞の状況を示している。

九世紀に和歌が復権したとき、その題として身のまわりの調度に描かれた風景画が採られることがあった。それは偶発的なことであったが、絵画による詠歌が盛んになるにつれ、詠歌のために絵画が制作されるようになった。その主題は単なる風景画から、四季の風物（四季絵）、

年中行事（月次絵）、各地の名所（名所絵）などに広がり、そこにさらに物語がとりいれられるようになったと考えられる。

源氏物語絵巻の方法

一方、絵巻が誕生して成熟を重ね、完成を迎えた時期の作品である源氏物語絵巻の物語表現の特色をみてみよう。源氏物語絵巻の特色の一つは、物語全体を絵画化するのではなく、五十四の各帖から取り出された二〜三場面だけが絵画化されているということである。源氏物語絵巻は当初の姿をとどめず、わずかに十九図が現存するのみであるが、おそらく制作当初の連続性を維持していると推定される柏木帖から御法帖にいたる五帖分八図からの推定によって、全体では、百図程度があったと考えられている。しかしながら、源氏物語絵巻が完存したとしても、その詞書を読み、絵を見ることによって物語（ストーリー）を辿ることはできないという事実には注意しておく必要がある。これは初期の絵巻を考える上で重要な意味を持つと考えられるからである。

また、源氏物語絵巻の絵画表現の特色として、一画面中に時間経過、物語展開を持たないことも重要である。物語絵画において、一画面の中に時間経過を表現する手法は早くに成立していた。それはわが国で考案されたのではなく、中国から伝えられた仏教説話画に由来する。法隆寺に伝存する玉虫厨子の須弥座の左右側壁に描かれた釈迦の前世の物語（本生譚）はその典型例である。釈迦の前世である王子が山中を逍遥しているとき、飢えた虎の母子を哀れみ、自らの身を投げてその食となったという「捨身飼虎図」では、山岳と谷という一連の風景の中に、山上で上衣を脱ぎ樹に掛ける王子、崖から身を投げ落下していく王子、そして谷底で虎の母子に喰われる王子と、三度王子を描くことによって物語の推移を表現している。こうした画法は、時代とともに複雑化と洗練の度を加えていき、絵巻が多く制作され始めていた十一世紀には、堂の三方の壁面全体にわたって聖徳太子の生涯を描いた法隆寺絵殿の聖徳太子絵伝（東京国立博物館蔵）のような大作が制作されている。全体で五十以上の場面が描かれているが、その舞台となる風景は合理的な連続性を有する一連のものではなく、複数の風景がたなびく霞などを巧みに配して描き込まれている。そして、物語は一つの方向性を持って描かれるのではなく、きわめて時間の流れとは関係なくランダムに配置されている。この画法は、初見で物語を鑑賞、理解できることを意図したものではなく、場面の説明者を前提にしたものであろう。いずれにしても、源氏物語絵巻が制作された時代には一図の中に時間を表現する「異時同図」の技法はごく普通のものであったはずである。

したがって、源氏物語絵巻が時間表現をとらなかったことには積極的な意味を見出す必要がある。源氏物語絵巻の鑑賞者は、おそらく物語内容については熟知している人々であり、そこに物語展開を求めてはいなかったということである。関心は、それぞれの場面における人の心の動きであった。たとえば柏木一の図では、不義の子を産んで罪の意識から出家を言い出した女三の宮のもとを、父である朱雀院が訪れたところが描かれるが、それぞれの人物には動きがなく、またこの画面から何をしているかを想像することも困難である。しかしながら物語は鑑賞者には知られているのであり、その画面の作り方、すなわち、安定した水平線を持たず、畳や几帳の作り出す斜線が複雑に錯綜して、見るものの心に苛立ちを引き起こし、この場の主要人物である朱雀院と女三の宮、そして光源氏を逆三角形に配置し、かつ画面の上方（空間的には奥）にいる朱雀院を大きく描くことによって不安定感を生み出し、そのことによって、ここに描かれる人々の心理状態へと引き込んでいくという方法に作者の表現意欲は注がれている。

また、全体に濃密に施された彩色は、物語のそれぞれの場面を美的に荘厳することで絵の観賞性を高めている。ストーリーを表現するのでなく、物語のある一瞬の場面の人間の心を濃密に描き出すのにこれは有効な様式であった。源氏物語絵巻はほんの一部分しか残っていないが、現存するどの場面をとりだしても濃密な心理表現、叙情性は際立っている。

こうした源氏物語絵巻の表現と前述の詠歌のための屏風絵との間に絵巻の誕生を置いてみると、その姿がおぼろげながら浮かんでくる。すなわち、屏風という大がかりな形式の中に物語の数場面を描いて歌を詠みあうということから、個々の場面を小型の紙絵に描いて、より簡便な形で詠歌を行い、それに物語本文を書写して巻物の形にととのえたところに絵巻が誕生したのではないかと想像される。源氏物語絵巻が物語全体でなく抒情的な場面のみの抄出であることはその名残と考えられるのである。

この絵巻の誕生から一世紀以上の時を経て、詠歌という形式は次第に失われ、絵画性が高められたところに源氏物語絵巻を位置づけることができる。長大画面に時間経過を描く一方で、巻物に仕立てるという形式は、別の展開を生みだした。最初はそれぞれの場面を一紙に描いた後に巻物に仕立てたのであるが、仕立てられた形を見れば、最初からつないだ料紙によって横に長く連続する画面を作ることができ、表現の可能性が広がるのである。この新たな表現は大きく二つの方向性をもっていた。その一つは長い画面をもちいて時間の幅を描き出そうとするものであり、もう一つは空間の幅を拡げて描こうとするものである。

前者の方法をとった代表的な作品が信貴山縁起（奈良・朝護孫子寺蔵）である。信貴山縁起という名は、あたかも信貴山＝朝護孫子寺の縁起を主題とするかのように思われるが、内容から見ると、寺の縁起というよりは、平安時代中期に寺を復興した命蓮という僧にまつわる奇跡の物語を主題としている。伝来の過程で首部を大きく欠いているが、同話である『古本説話集』第六五話や『宇治拾遺物語』第一〇一話の「信濃国聖事」によって物語の全貌を知ることができる。現状三巻は物語内容からそれぞれ「飛倉」もしくは「山崎長者」巻、「延喜加持」巻、「尼公」巻と通称されているが、このうち「飛倉」は物語の首部と詞書を失い、後半の部分のみが残存する。この物語の主人公命蓮は、信濃から受戒のために都へ上ったが、奈良・東大寺で受戒したのち、故郷へは戻らず、信貴の山で修行するうち、法力を身につけた。その力の一つは、托鉢の鉢を自在にとばすことができるというもので、この鉢の飛来を受けた長者が、これにものを入れずに倉の中に放置して鍵を差したことから大騒動が起こるのだが、ここまでの絵は失われ、絵はいきなり倉に閉じこめられていた鉢が転がり出て、倉を揺るがすところから始まっている。そしてここからは八メートルにわたって連続した画面に描かれている。それを辿っていくと、揺れる倉の左には、鉢に支えられて地面から浮き上がってしまった倉が描かれ、その下には前の場面で揺れる倉に驚いていた家人たちが走り出してきているところが描かれ、この倉の飛び行く先を確かめるために馬にまたがろうとしている長者が描かれる。さらに、その左は霞を隔てて山の風景へとつづき、長者の一行が飛ぶ倉を見上げながら追う姿が描かれる。そして風景は信貴山中の命蓮の住房へ連なり、その縁側では、長者が命蓮に対して倉の返還を要求している場面が描かれる。

画面はさらに、倉の返還には応じず、米俵のみを返すことにした命蓮が鉢に一俵を乗せるところ、この鉢が飛び上がったあと、他の俵がこれに続いて空を飛んでいくところ、そして鉢にのった俵が長者の屋敷のもと倉が建っていたところに着地し、他の俵が降り手くるところへ続く。

このように信貴山縁起飛倉巻は、倉が飛び始めてから俵が戻ってくるまでの一連の出来事を細分化して、これを横に長く続く画面に描き並べるという方法を採っている。絵巻は巻物を少しずつ広げ、巻き取りながら鑑賞するものであるから、観者は絵巻を展舒することによって時間の経過、物語の推移を自然に理解することができる。

二次元平面である絵画の主題として物語を採り上げ、そこに時間（物語展開）を表現するための方法として、一画面に時間差のある諸場面を配置する異時同図については前述したが、信貴山縁起のように、横に長く続く画面に、少しずつ時間差のある場面を描き並べる方法も、中国から伝来した原本に基づく、仏伝を主題とする絵因果経にすでに見られ、遡れば西域の壁画などに辿り着く。同様の発想はグローバルなもので、古代ローマ時代に、円柱を螺旋状にくぎって、トラヤヌス帝のガリア征服の物語を描き表したトラヤヌスの円柱にも見られ、また、同様の、長く続く画面を用いた物語表現として、ドイツ・ミュンヘンのバイエルン国立博物館に移建再現展示されている、同地の中世修道院の一室の天井に、桟で細く区画された帯状の画面に、聖人伝を描いたものを見たことがある。したがって、こうした手法が信貴山縁起の独創というわけではないが、絵因果経でさえも絵巻の成立や展開に影響を与えとは考えられないので、これらはそれぞれ別個に自然発生的に成立した表現なのだろう。信貴山縁起の場合は、源氏物語絵巻のような初期の絵巻から、長大画面の可能性を探ったことがその契機であったと考えられる。そして先に挙げた諸例がいずれも、場面を並列的に描き並べていくのに対し、物語展開に応じた起伏、抑揚のある表現の豊かさにおいて信貴山縁起は群を抜いている。

長大画面に広い空間を描く

絵巻の成立後、長大画面を発想し、新たに見出された表現の可能性の第二は空間の拡大である。この方法を採る代表的な作品は伴大納言絵巻（東京・出光美術館蔵）である。平安時代前期に起こった応天門炎上事件を主題とする説話に取材したこの絵巻は、現在三巻に分巻されているが、室町時代の記録から、もとは一巻であったことが知られており、また巻首にあたる部分の損傷が甚だしかったことも記録されている。現状はまさにその記録通りで、冒頭の詞書を失い、絵の一部にも欠失がある。しかしながら信貴山縁起と同様、ほぼ同文を持つ同話である『宇治拾遺物語』の第一一四話「伴大納言焼応天門事」によって、詞書の欠を補うことができる。伴大納言絵巻は全体で五段からなるが、その第一段は三つの部分に分けられる。その第一の部分は、『宇治拾遺物語』で物語内容を検証すると、「水の尾の御門の御時、応天門焼けぬ」という一句に対応する。この「応天門焼けぬ」という事を描き表すために、絵師は実に十二紙以上（首欠）にわたる長大な画面を費やしている。巻物を開くと、まず武装した一団が現れる。これが火災出動している検非違使の一隊であることは、当時の人々には自明であったろう。その前方には都大路を走っていく官人や僧侶、民衆の姿がある。その先に大きな門があらわれ、その内には群集が描かれ、見上げる先には黒煙がただよって来、やがて炎上する応天門へと至る。これを越えると風上に当たり、宮中から出てきた官人が炎上する応天門を見上げている。その背後に門があり、その先は霞に覆われており、ここまでで第一の部分が終わっている。この長い画面の表現を見ると、そこに描かれているのは、物語の主部である炎上する応天門を中心にして、左には応天門の北の会昌門、右には大内裏の正門にあたる朱雀門から南に続く朱雀大路という一つの風景であり、そこには多くの人々の動きが描かれてはいるが、特に時間の経過は意識されていない。すなわち、応天門が炎上している一瞬、都の中心線を西南から見下ろした風景なのである。ここでの画面の作り方として、「応天門焼けぬ」という物語の内容は、炎上する応天門を一紙に描いても事足りるのであるが、その周辺へと描く空間を拡大し、そこに火災発生で起こりうるさまざまな人の動きを描き込んで事件の現実感をより高めることであった。

伴大納言絵巻の第一段はこの場面に続いて、空間的には連続しない二つの場面が描かれている。まず霞の間からわずかにのぞく建物にむかって衣冠束帯の公家が立つ姿が描かれ、つづいて吹抜屋台で描かれた室内で対坐する二人の人物と縁側に控える公家が描かれる。これを『宇治拾遺物語』で検証すると、前者は炎上を、「伴善男といふ大納言、これは信の大臣のしわざなりと、おほやけに申」したという場面にあたり、後者は忠仁公（藤原良房）が慌てて参内し、伴善男の言うことが讒言かもしれないので慎重に調査するように進言している場面にあたる。第一段に描かれるこの三つの場面は、信貴山縁起が事件経過を細分化して、一連の流れとして継起的に描いていたのとはいくぶん異なり、事件のポイントを並置的に描き並べたものと解される。

これに続く第二段には、左大臣源信が天道に無実を訴えたことが描かれるが、その画面も左大臣邸の表門、中門から主屋である寝殿と全景を描き、表の方には赦免の勅使が駆け込んでくるところ、そして奥には家人の嘆くところが描かれ、これも一瞬、同時のできごとを広く描かれた空間に描いたものである。

このように伴大納言絵巻では、長く続く画面の特性を生かして、空間を拡げて物語の現実感を高める手法が効果的に使われており、一段の画面の中で時間経過、物語展開を表現する場合には、事件のポイントを描いた図を並置するという手法が使われているのである。

その後の展開

信貴山縁起で完成の域に達した長大画面を最大限に生かした時間表現は、最も絵巻らしい表現ということができるが、こうした表現をとる作品を絵巻の歴史の中でそれほど多く見ることはできない。連続した一画面に五場面以上を描き並べるという表現を持つ作品を挙げるならば、平安時代後期の粉河寺縁起（和歌山・粉河寺蔵）、鎌倉時代前期の華厳宗祖師絵伝（京都・高山寺蔵）、鎌倉時代後期の矢田地蔵縁起（京都・矢田寺蔵）など、ごくわずかである。そして連続画面という意味では、室町時代に、御伽草紙の絵巻のなかに、たとえば福富草紙（京都・春浦院蔵）のように独立した詞書を持たずに絵の中に場面の説明の語句や登場人物のせりふを書き込んで物語をあらわしたものがある。

一方、伴大納言絵巻に見られた長い画面に物語の舞台となる風景を広く描く表現も、しだいに広がりを欠くようになる。

こうした表現がさほど続かなかった最大の原因として、信貴山縁起や伴大納言絵巻のような説話絵巻の発展形として社寺縁起や高僧伝絵が主題に採り上げられ、中世絵巻の主流となったとき、それらが多くの話題を一つの作品に収める必要から、一つ一つの話題に供することのできる紙幅は相対的に小さくせざるを得なかったことが挙げられる。たとえば成立のはやい北野天神縁起では、祭神である菅原道真の生涯、左遷された太宰府での憤死ののち都で起こった変事が道真の祟りと恐れられ、北野天満宮が創建されたこと、そして北野天神の霊験利生の数々と盛りだくさんで、おのづから一つの話題は短い画面となる。また、鎌倉前期に成立し、後期におびただしい数の作品を生みだした高僧伝絵においても、一人の僧の誕生から逝去にいたる生涯の事跡を宗教性を意識しながら叙述するのであるから同様の事が起こっている。高僧伝絵の中で、四十八巻という最大規模を持つ京都・知恩院蔵の法然上人絵伝は二百三十余図を持つが、そのほとんどが三紙以下の短い画面であり、空間的な広がりを持つ画面としては、法然が修学した比叡山西塔黒谷の景観や、法然に帰依した九条兼実の邸宅月輪殿、そして法然の墓所である二尊院の雪景など数えるほどしかない。

この「絵巻の段落化」というべき現象の背景には、絵巻の効用の変化がある。信貴山縁起や伴大納言絵巻が絵画による物語の鑑賞に重点を置いていたのに対し、社寺縁起絵や高僧伝絵は、宗教的宣伝のために事実を伝えるということに主眼が置かれ、鑑賞性への配慮が減退したのである。

7章

造形芸術と時間―古代南アジアの説話浮彫を中心に―

肥塚隆

はじめに

南アジア（インド亜大陸）は説話の宝庫とされ、二大叙事詩『マハーバーラタ』『ラーマーヤナ』をはじめとするヒンドゥー教の説話や、仏伝（ブッダの生涯の物語）、ジャータカ（ブッダの前生《ぜんしょう》の物語）ほかの仏教説話は、東南アジア、中国、日本に流布する一方、イラン、シリア、アラビアの言語に翻訳されて、ヨーロッパにも伝えられた(1)。これらの説話は浮彫や絵画の主題として好まれ、信者に難解な教義をわかりやすく示すのに役立った。仏教美術はブッダの遺骨を納めるストゥーパ（仏塔）の装飾として始まり、その最古の代表作はバールフトのストゥーパを囲んでいた欄楯《らんじゅん》（柵）の浮彫である。古代南アジアの美術遺品の大半は石彫で、絵画は気候のせいもあってほぼアジャンター石窟の壁画に限られる。説話は人物の行動や出来事の叙述に重点をおいているので、それを限られた二次元平面に造形化するには出来事の舞台となった空間とストーリーの展開にともなう時間とをいかに表現するかに工夫がこらされた。[2][3]

小稿は、古代南アジアの説話美術の代表作を取り上げ、時間表現の形式を分類し、それぞれの特色を明らかにすることを目的とする。説話を一つの画面内に完結させる場合（単独画面）と連続する複数の画面にわたって表現する場合（連続画面）とに大別し、さらにそれぞれを細分して考察する。

一　単独画面

（一）一図多景

単一の画面に複数の場面を区画をもうけず配置することによって、時間の経過を表現する形式を「一図多景」と呼ぶことにする。まず中インドのバールフトのストゥーパの欄楯に刻まれた「鹿王ジャータカ」（図1）を取り上げる。ブッダが前生に美しい鹿であった時の話で、『今昔物語集』にも収録されている有名な話である。パーリ文『ジャータカ』第四八二話の概要を記すことにする。[4] 全財産を浪費した男が自殺しようとして林の中の川に身を投げたのをルルという黄金色の鹿が見て、男を救助し、林に立派な鹿がいたことを口外しないと男に約束させて

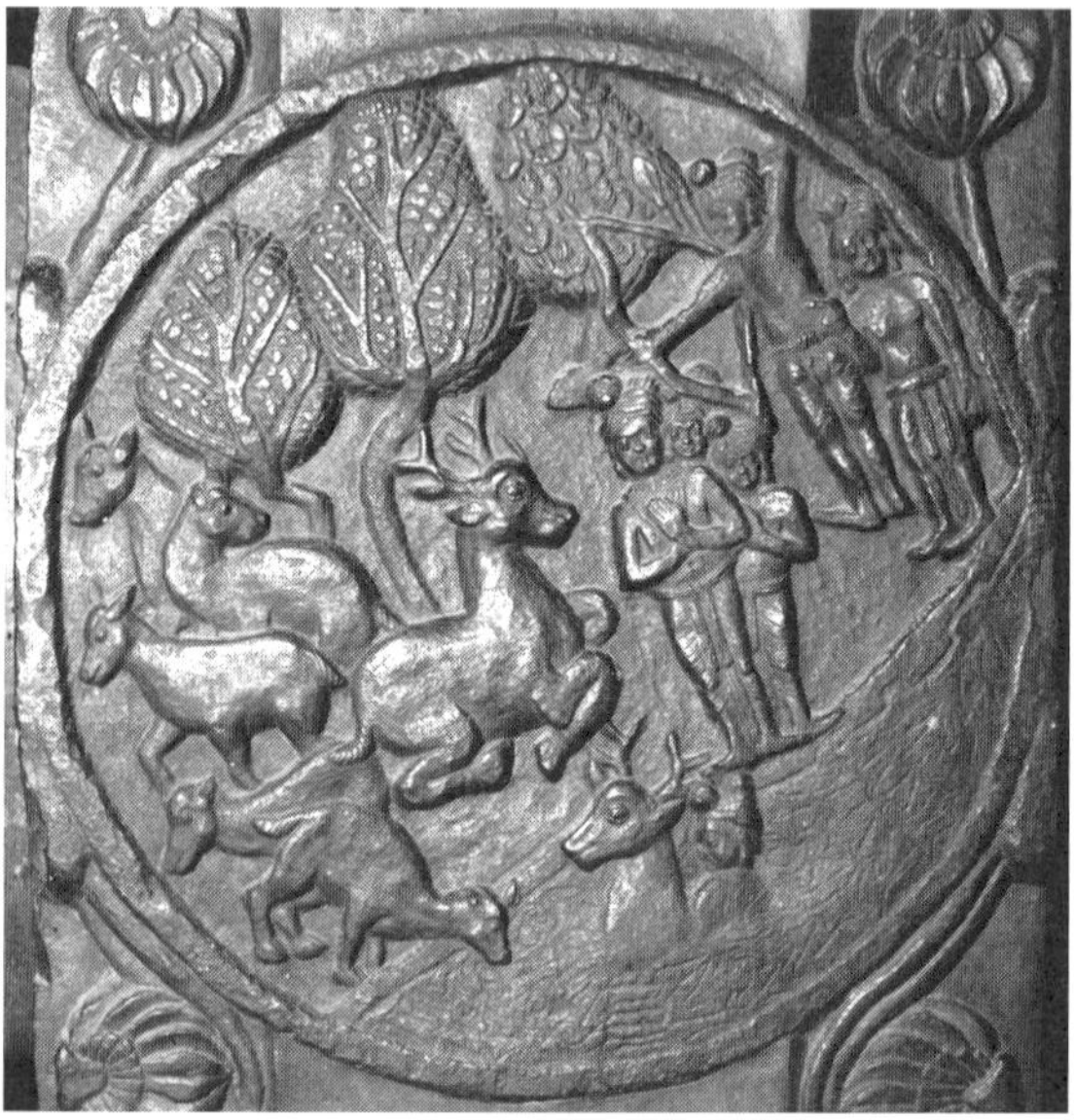

図1　鹿王ジャータカ

（マッディヤ・プラデーシュ州バールフト出土　前1世紀初　径54cm　コルカタのインド博物館）

町に帰した。男は王が黄金色の鹿を探していることを知り、王と臣下の一行を林に案内した。王の臣下が鹿を矢で射ようとすると、鹿は王に近づき一部始終を語り、王は国中の鳥獣を保護するよう布告を出した。さて浮彫の下辺には鹿が男を背中に乗せて岸に向かう場面、右端には男が鹿を指さし、臣下が鹿の群れに矢を放とうとする場面、中央に鹿と王との対話の場面が刻まれている。ここでは町の場面を省略し、林の中の三場面のみを区画をもうけないで表現している。異なる時の出来事を同一の画面に表現しているので、

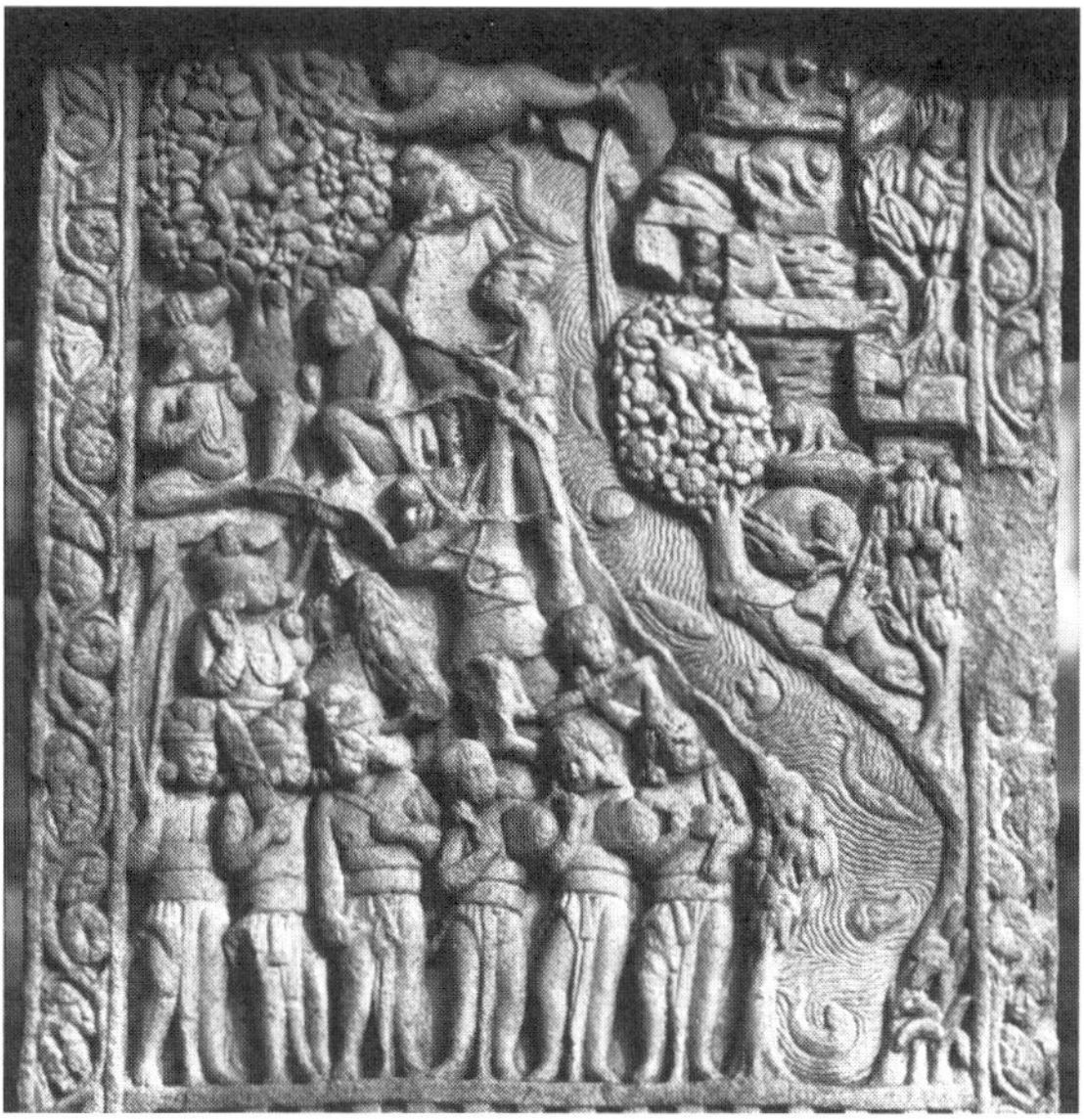

図2　大猿ジャータカ

（マッディヤ・プラデーシュ州サーンチー第１塔西門柱　１世紀初　幅72cm）

「異時同図」と呼ぶこともある。

サーンチー第一塔西門柱の「大猿ジャータカ」（図２）も、一図多景の例である。王の一行が美味なマンゴーの実を求めて川の上流へ行くと、猿が群がって実を食べていた。王は猿を追い払うように命じ、危険を察知した猿のリーダーは対岸の樹に飛び移り、足と樹を蔓で結び、ふたたび元の樹に戻り、仲間の猿に自らの背中を踏ませて対岸に逃げさせた。橋になったリーダーが力尽きて墜落しそうになったので、王は網を張ってリーダーを助け、その立派な行為を讃えた。左下に馬に乗る王

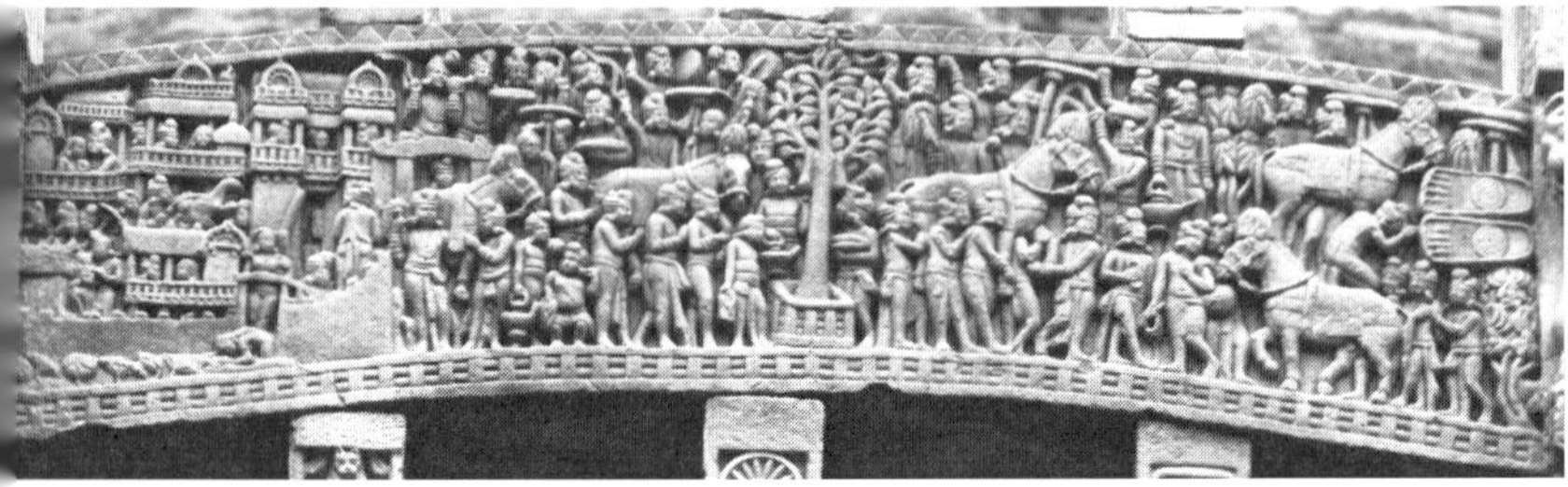

図3　出家
（サーンチー第１塔東門第２横梁正面）

とその一行、その上に矢を放って猿を追い払う射手、上端に橋になったリーダー、その下に網を張る二人、その左に王と猿のリーダーとの対話の場面を配している。さて図1、2では、林の中とか川辺といった舞台を設定し、そこに話の順序とは無関係に場面を配置していて、話の展開順を読み取るのは鑑賞者にまかされている。

以上の二例では単一の舞台に複数の場面をランダムに配置していたが、横長の画面に説話の順序通りに表現した例もある。サーンチーの「出家」（図3）はその代表例である。シッダールタ（さとりを開く前のブッダの呼称）は、人生の苦悩を解決する道を求めて二九歳の頃に出家し、隠遁者の集まる林で修行したとされている。画面の左端にはシッダールタが王子として暮らしていた城があり、そこから馬が右へ四度繰り返して刻まれ、馬上に傘を差しかけてシッダールタが乗っていることを暗示している。一世紀頃まで

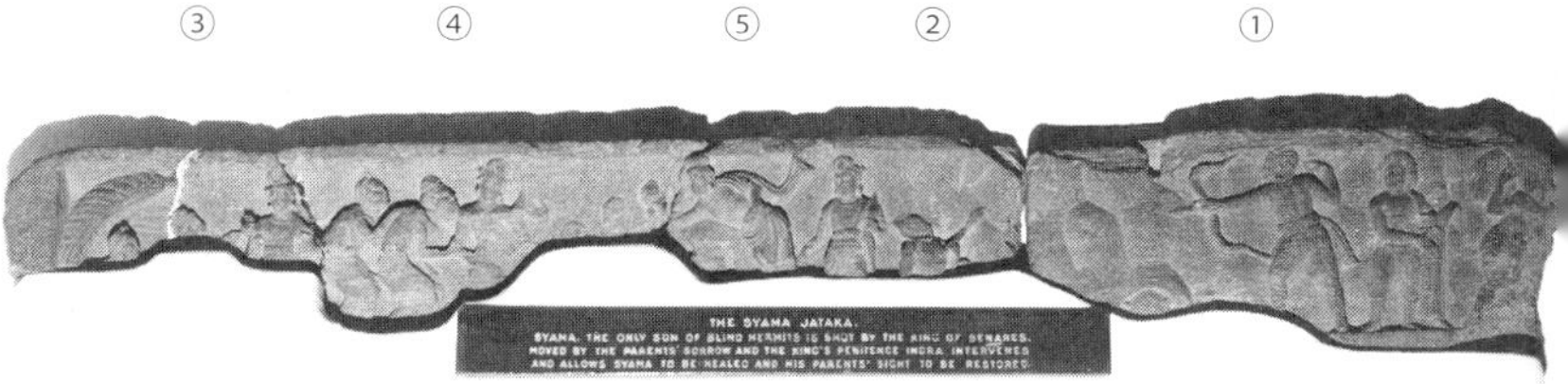
③
④
⑤
②
①
THE SYAMA JATAKA.
SYAMA, THE ONLY SON OF BLIND HERMITS IS SHOT BY THE KING OF BENARES.
MOVED BY THE PARENTS' SORROW AND THE KING'S PENITENCE INDRA INTERVENES
AND ALLOWS SYAMA TO BE HEALED AND HIS PARENTS' SIGHT TO BE RESTORED.

図4　シャーマ・ジャータカ
（パキスタンのタキシラ出土　2-3 世紀　14x104cm　タキシラ考古博物館）

の古代初期には「誕生」から「涅槃《ねはん》」までの全生涯にわたってブッダの姿を表現することを避け、菩提樹、法輪、足跡、傘などによってその存在を暗示するのが常であった。右端には大きな足跡の上に傘があり、男がひざまずいて礼拝していて、林に着いて馬を下りたシッダールタに御者が別れを告げている場面である。その左下には御者が名残惜しそうに振り返りながら馬を連れて城へ戻ろうとしているが、シッダールタは乗っていないので馬上に傘はない。このサーンチーの例では出来事を左から右へ連ねて時間経過を表現し、鑑賞者は馬の右への動きに誘導されてストーリーの展開を追うことができる。しかも右端で御者と馬を反転させて余韻を残し、単調な構図になるのを避けている。[5][6]

　同じ横長の画面でも、出来事を順序通りに配列しない例もある。ガンダーラの東のタキシラ出土の「シャーマ・ジャータカ」（図4）は、欠損部が多い

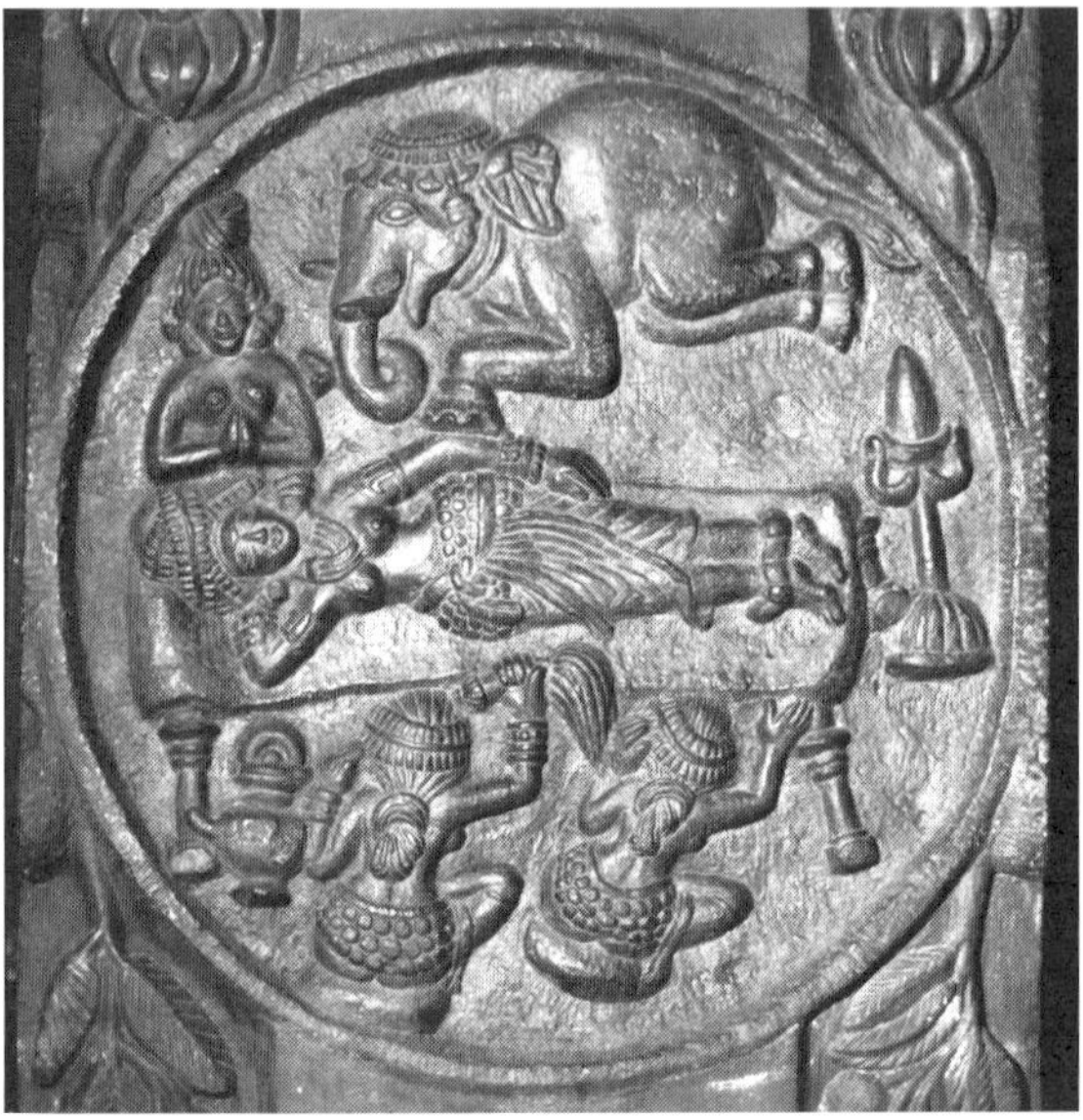

図5　托胎

（バールフト出土　径53cm）

もののの図柄はほぼ判明する。森に隠棲する盲目の両親に孝養をつくすとともに、動物を慈愛していた青年シャーマの話で、漢訳の諸経典に基づいて、この浮彫を次のように解釈できる[7]。①森で狩猟していた王が鹿と見誤って毒矢を放つと、②川に水を汲みに来たシャーマに命中する。③王は両親を庵に訪ね謝罪し、④両親は王に案内されて現場に駆けつける。⑤シャーマの孝養と仁慈に感激したインドラ（帝釈天）はシャーマに神薬を与えて蘇生させた。ここではシャーマが矢で射られ蘇生する川辺と左端の両親の庵との舞台の別によって出来事が配置されてい

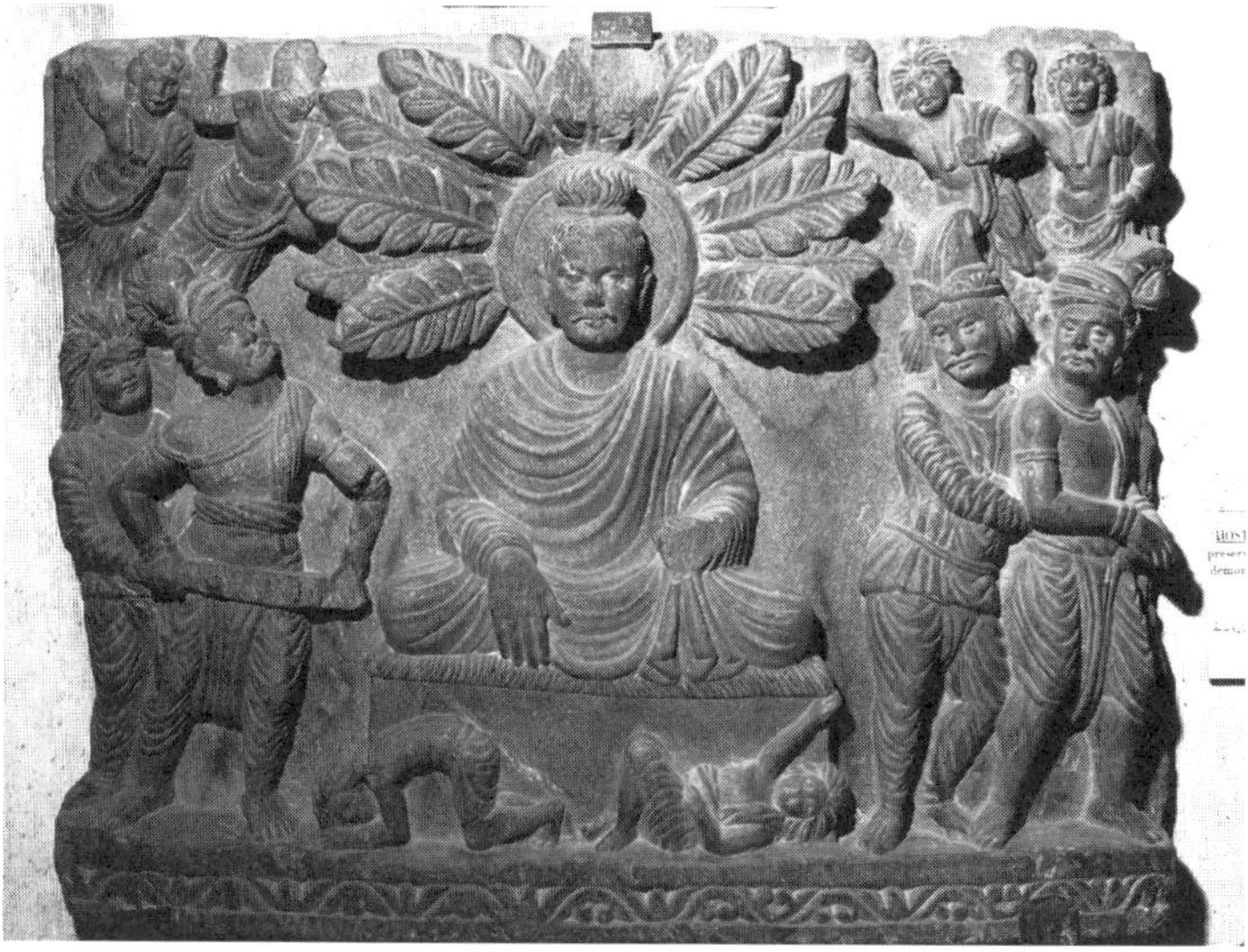

図6　降魔成道

（パキスタンのガンダーラ出土　2世紀　39×51cm　ペシャーワル博物館）

て、先のサーンチーの例を継時的配置とすれば、これは舞台別配置と呼ぶことができる。ガンダーラでは複数の場面を区画をもうけないで表現する一図多景は珍しく、説話の順序を無視して舞台別に配置するのも稀であり、バールフトやサーンチーなどの古代初期の形式に倣ったと思われる。

（二）一図一景

以上では単一の画面に複数の場面を表現する作品を検討したが、次に一画面に一場面のみを表現する例を取り上げる。バールフトの欄楯柱に刻まれた「托胎」（図5）は、シッダールタが白い象に姿を

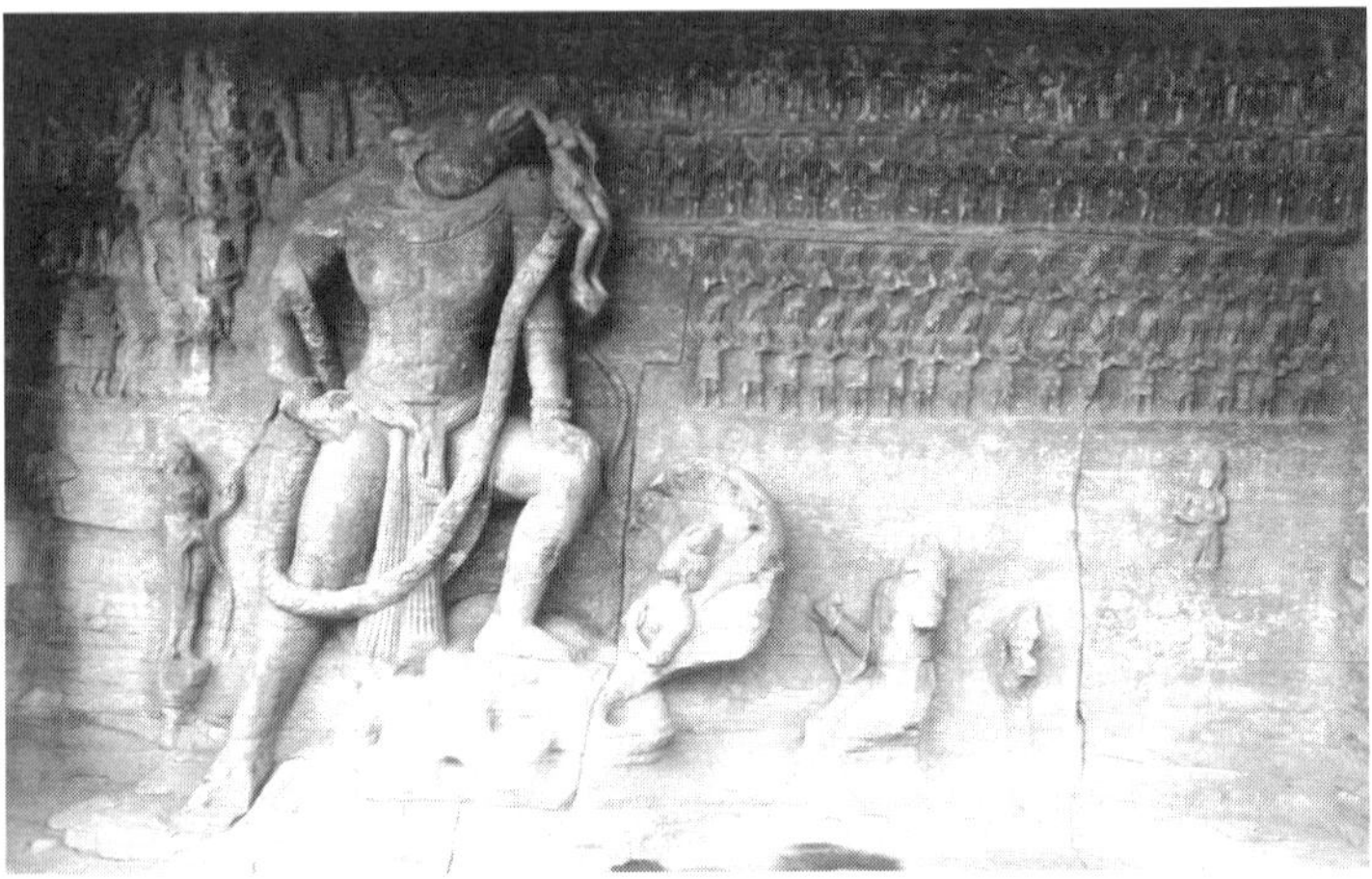

図7　ヴィシュヌの野猪の化身

（マッディヤ・プラデーシュ州ウダイギリ第５窟 ５世紀初　390×670cm）

かえてこの世に降下し母マーヤーの胎内に入った場面を表現している。中央の寝台に母が横たわり、人物にくらべるとかなり小さな象が軽々と降下する劇的な情景を的確に表現している。この浮彫は母が見た白象の胎内に入る夢を表現しているとして「托胎霊夢」と呼ばれることが多いが、古くから夢ではなくて現実の光景とみなす説があり、最近改めてそのことが提唱された[8]。母は目を見開いていて眠っている姿でないこともそのことを証明している。説話自体がまさに白象が母胎に入る一瞬を語っていて、時間の経過を述べていない。

　ガンダーラの「降魔《ごうま》成道《じょうどう》」（図６）は、魔軍の襲撃を退けてさとりを開いてブッダ（覚者）となったという仏伝中のもっとも重要な事蹟を主題としている。中央に静坐し右手で大地に触れるポーズのブッダ、左に剣を抜こうとする魔王、右に魔衆の攻撃を制止する魔王の息子、台座の手前に降伏した二人の魔衆、上方左右にブッダの成道を讃嘆する神々を表現している。このように厳密には数場面を表現しているとみなすべきであるが、すでに述べた一図多景とは異なり、同一人物を繰り返して表現せず、本作品では「成道」に焦点をあてていて、時間経過を表現する意識は希薄であったと思われる。

ヒンドゥー教の神々の活動を主題とする作品も、同様の一図一景の形式をとるものが多い。中インドのウダイギリ石窟の「ヴィシュヌの野猪《やちょ》の化身《けしん》」(図7)を見てみよう。ナーガ(龍)が大地を水中深く沈めたので、ヴィシュヌ神は野猪となって出現し、大地を救い上げたという。頭が猪、体が人間のヴィシュヌがとぐろを巻くナーガの下半身を踏みつけ、左肩に大地の象徴である女性(頭部欠損)を乗せて大地を救出したことを示している。背後の壁面の下半分は波紋を刻んでいるので水中であることが判り、上半分を三段に区画しヴィシュヌを讃嘆する神々や聖者を並べている。大地の水没から神々の讃嘆までを数場面にわたって表現するよりも、大地の救済という功業を主モティーフとする方が信者にヴィシュヌの偉大さを示すのに効果的と考えたのであろう。ヒンドゥー教の神話浮彫は、神の偉業が達成された場面のみに限定した一図一景構図が多い。以上のように、一図一景の作品には、説話自体が時間経過をともなわない一場面で完結する場合と、造形化にあたって代表的な一場面のみに焦点をあてる場合とに細分

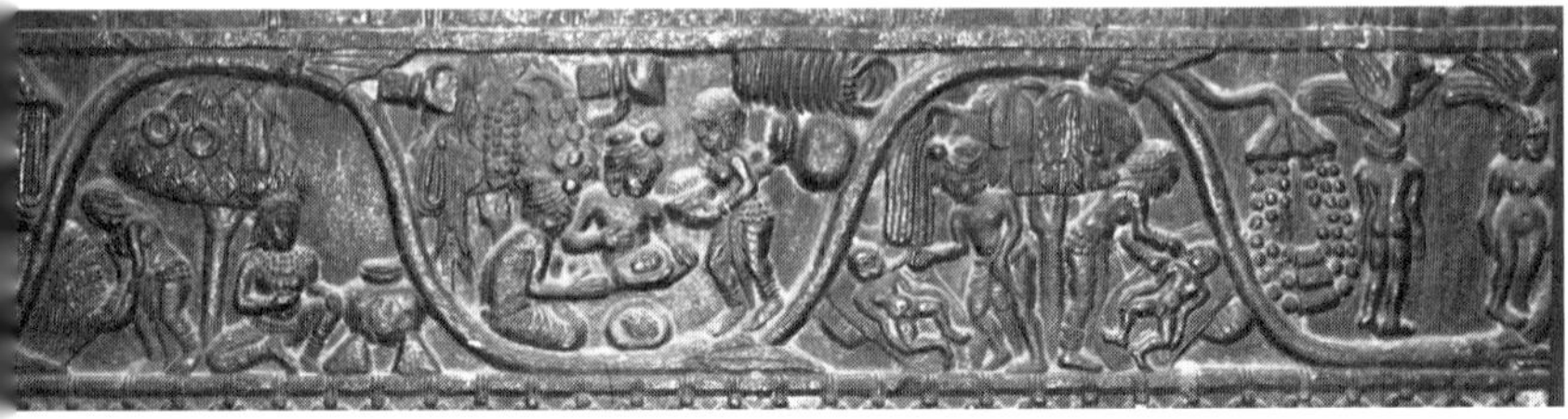

図8　北方の楽園
（バールフト出土　画面の縦 24cm）

することができる。

二　連続画面

これまで単一の画面における時間表現を見てきたが、次に画面を機械的に分割して複数場面を連続させる例を考えることにする。須弥山《しゅみせん》の北にはウッタラクルという楽園があると信じられていた。そこでは自然に稲が実り、米を釜に入れると地中から炎が出て、おいしいご飯が炊ける。果樹に実がなるように、衣服や装身具が樹から採れる。誰でも好きなだけ食事を摂ることができ、しかも尽きることはない。女性は妊娠して七日で出産し、赤ん坊を大通りに放置し、通行人が指をくわえさせると指先から乳が出て、七日で成人となる。寿命は千歳で、遺骸を大通りに横たえると鳥が運び去ってくれるという。この理想郷の様子を、蔓草で区画された四画面に表現したのが図8である。

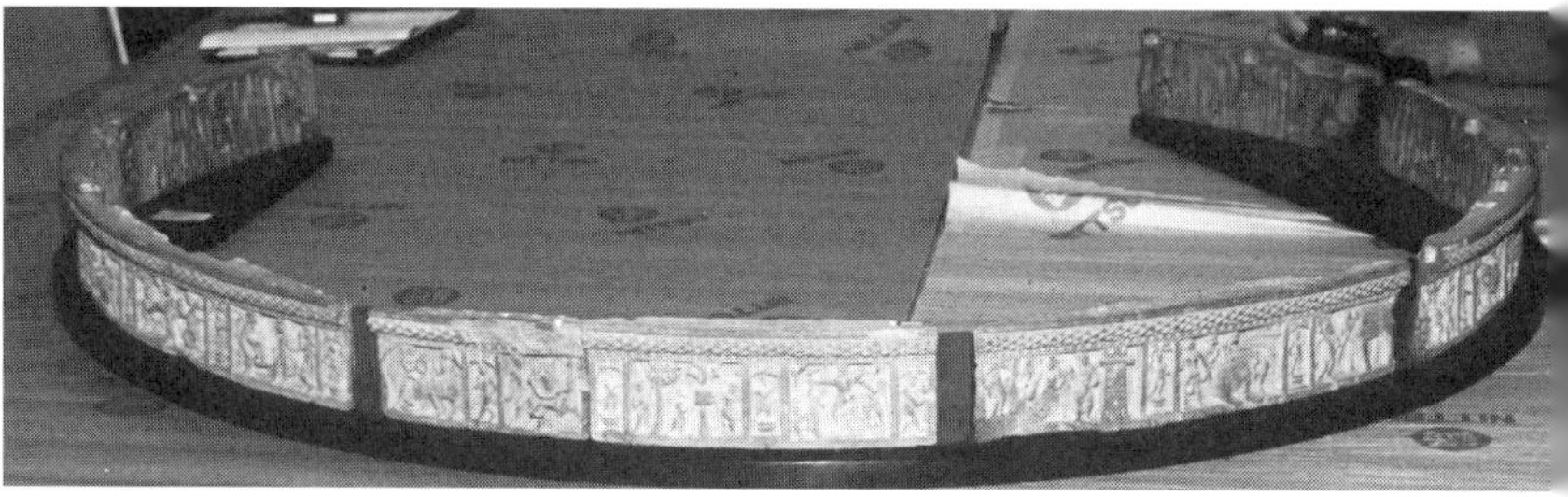

図9　円形基壇の仏伝諸場面
（ガンダーラ出土　3世紀　縦約9cm　奈良国立博物館）

　ガンダーラではブッダの生涯を詳細に表現するようになり、主題も南アジアのどの地域よりもはるかに多岐にわたり、二、三世紀頃にこの地域で仏伝図像の基本形が成立した。主題の数が飛躍的に増大したのは、経典の内容を忠実に表現しようとしたガンダーラの彫刻家の現実的具体的な傾向に主たる要因があったと考えられる。[6]仏伝浮彫は主としてストゥーパを飾っていたと思われるが、浮彫をともなう大規模なストゥーパはほとんど現存しないので、数例の小型のストゥーパの浮彫群から推測するほかない。奈良国立博物館の一連の仏伝浮彫（図9）は、その好例である。一三点の湾曲した板のセットで、キューピッド風の小児を刻んだ区画をはさんで一点の板に二ないし三場面をあてていて、全部で三四場面を数える。現存するガンダーラの仏伝浮彫でもっとも多数の場面からなるセットで、ブッダが前生に燃燈仏から来世にブッダになると予言された「燃燈仏授記」に始まり、「托胎」

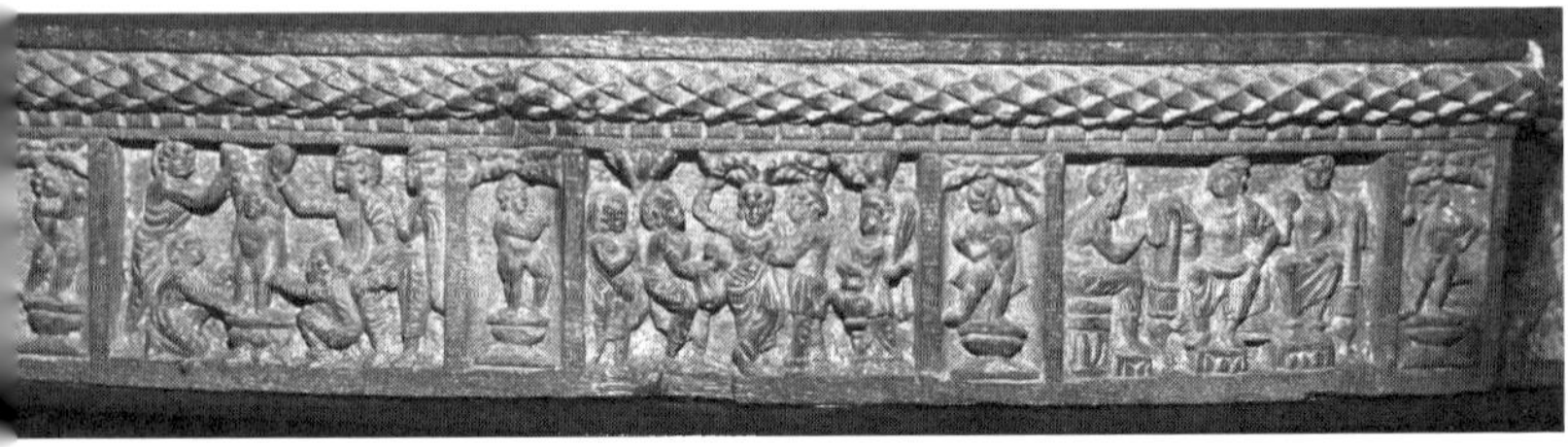

同前部分

より「占夢」「誕生」「灌水」）

から「涅槃」までの事蹟が続き、遺骨を納めるストゥーパが造営される場面で終わっていて、少なくとも二点の板の数場面は失われたと推定できる。図10はそのうちの一点で、右はマーヤーの夢を占う場面、中央は誕生、左は誕生したシッダールタを洗い清めている場面である。信者はストゥーパの周囲を右遶《うにょう》して（右回りに巡って）礼拝するのが常で、信者の右遶の動きに対応してブッダの生涯の事蹟を右から左へ配置し、しかも移動をともなう場面では人物の動きも信者の視線を誘導するかのように左向きとなっている。なお「燃燈仏授記」を除き、各区画に一場面のみの一図一景であるのが特徴である。このようにブッダの生涯を二〇以上もの区画に順序通りに表現するのは、南アジアではガンダーラに知られるのみである。

一角（または独角）仙人の説話は、日本では『今昔物語集』ほかに収録され、謡曲『一角仙人』や歌舞伎『鳴神』に展開した。[1] 隠棲生活を送っていたバラモンが尿とともに精液を漏らし、それを飲んだ牝鹿が頭に角のある男子を出産し、一角仙人と呼ばれるようになった。一角仙人は厳しい苦行の結果、神々をも脅かすほどの神通力をそなえるようになったので、神々の王インドラは美しい天女を派遣して一角仙人を誘惑させ、彼の力を失わせたというのがその骨子である。図11は北インドのマトゥラー出土の柱で、欄楯によって区画し建物内の三場面を上下に配置している。上の区画は牝鹿が精液を飲む場面、中の区画は誕生する男子をバラモンが取り上げる場面である。下の区画では、中央の天女が右側の一角仙人に近づき、左側に立つのはインドラに違いない⑦。この例では、上から下へ話の順序通りに配置し

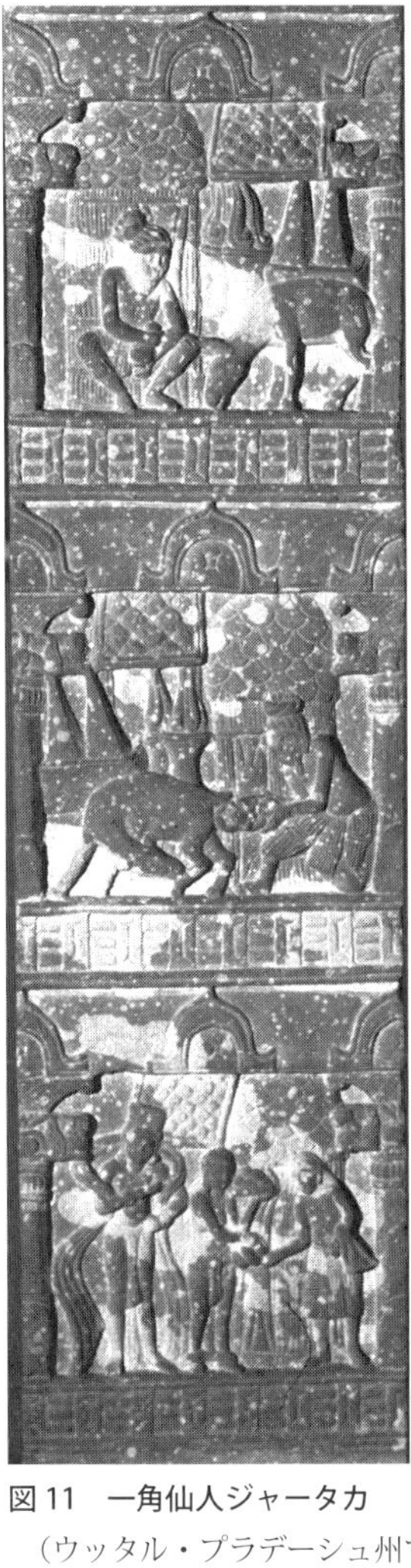

図11　一角仙人ジャータカ
（ウッタル・プラデーシュ州マトゥラー出土
1-2世紀　幅22cm　マトゥラー博物館）

ている。

バールフトの「ヴィドゥラ賢者ジャータカ」（図12）では上から下へ説話の順序通りとせず、複雑な場面配置となっている。すなわち、龍王の妃が知恵のほまれ高いヴィドゥラ賢者の心臓を欲しいと懇願し、龍王は娘にヴィドゥラの心臓を取ってくるほどの勇敢な男を捜し出せば結婚させてやると告げる。①山中で歌い舞うあでやかな娘を見た将軍プンナカは恋におちる。②プンナカは龍王の宮殿を訪ね、娘との結婚の許しを乞い、ヴィドゥラの心臓を取ってくることを条件に許される。③プンナカは天馬に乗ってヴィドゥラが仕えていたクル国の王を訪ね、

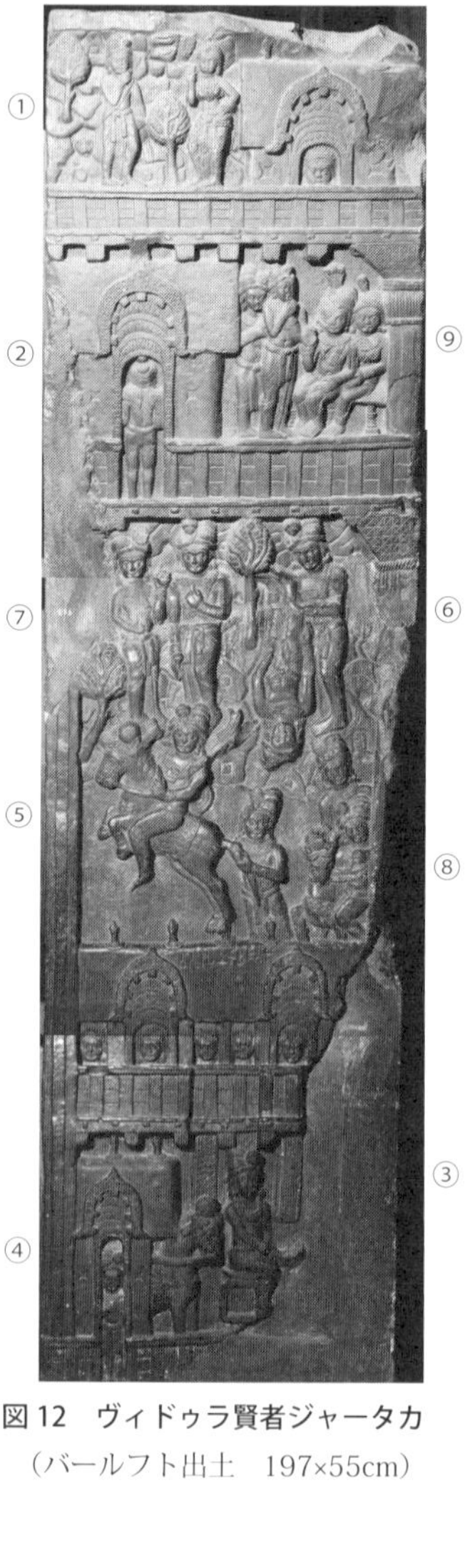

図12　ヴィドゥラ賢者ジャータカ
（バールフト出土　197×55cm）

賭博好きの王とさいころ勝負をしてヴィドゥラを手に入れる（クル国の王の姿は右側の欠損部分にあったと思われる）。④ヴィドゥラはクル王の宮殿を去り、⑤プンナカはヴィドゥラを天馬の尻尾につかまらせて連れ去り、⑥彼を断崖に逆さに吊るすなどして命を奪おうとするが果たせず、⑦逆にヴィドゥラの説法を聴いて改心する。ヴィドゥラは龍王夫妻が望むのは私の心臓ではなく私の説法に違いないと言って、⑧二人は龍王のもとへ行く。⑨ヴィドゥラは龍王夫妻に説法し、娘と結婚したプンナカはヴィドゥラをクル国に送って行った。以上の九場面に分ける[7]解釈は細部に疑問な点もあるが、大筋では首肯できる。いずれにしろこの四区画は説話の舞台による区分で、上二区画が龍王の世界、最下段がクル国の人間界、その間に山中の舞台を設定している。龍王はヴァルナ（水天）とも呼ばれるように天界に住み、龍王の天界を上に人間界を下に配しているのである。

　画面を機械的に区画するのではなく、欄楯や城壁で建物の内外を示している作品もある。図13は、南インドのアマラーヴァティーのストゥーパの基壇を飾っていた石板に誕生前後の四場面を刻んでいる。右上は象が表現されていないが「托胎」、左上はマーヤーの夢をバラモンが占う「占夢《せんむ》」である。右下では四天王の捧げる布の上にいくつかの足跡が印されていて、シッダールタが誕生するや四方に七歩あゆんだことを示している。左下では女性の両腕の上の布にやはり足跡があり、シッダールタを聖樹の祠に連れて行くと、樹神が姿を現してシッダールタを礼拝した「宮参り」の場面である。

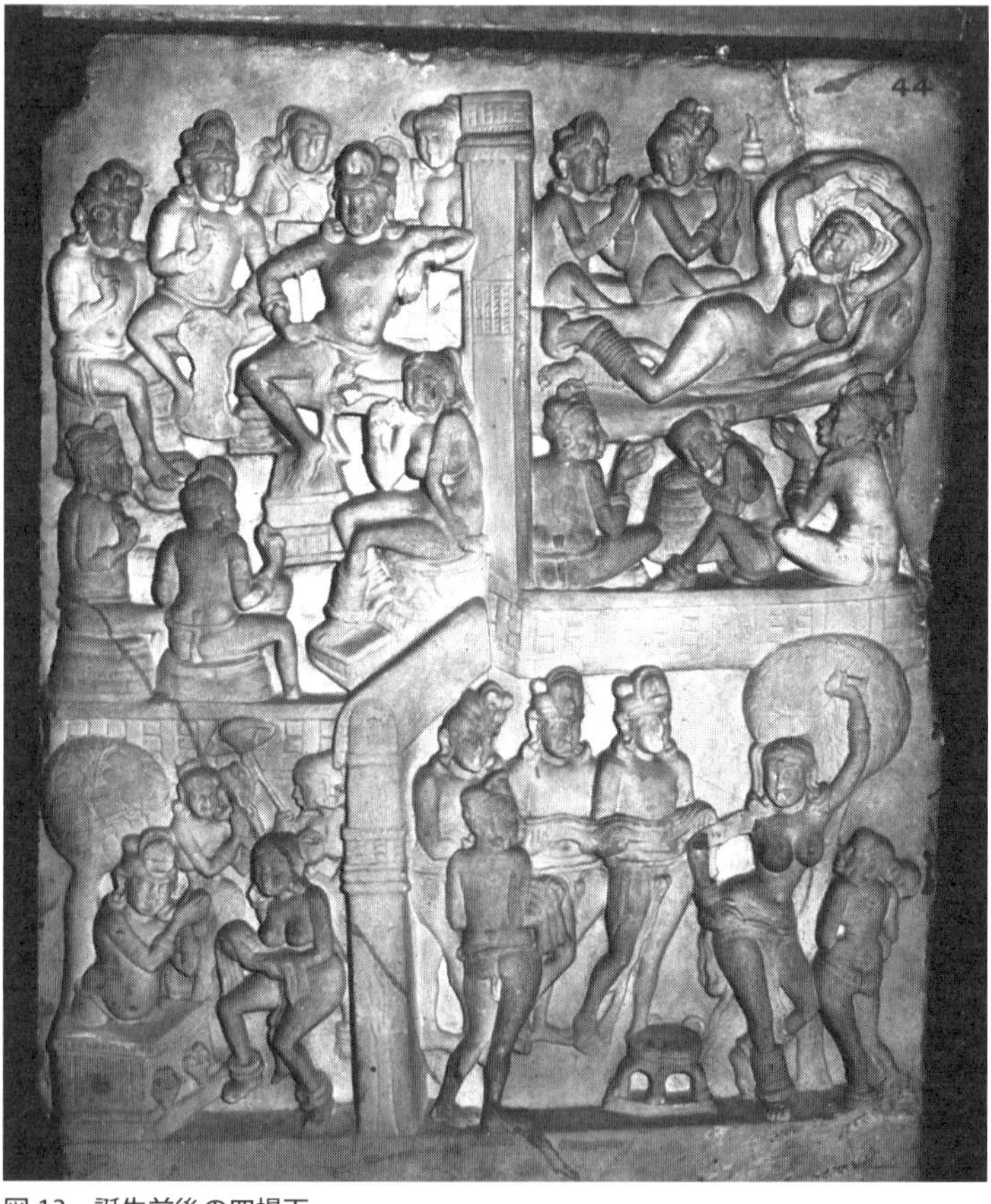

図 13　誕生前後の四場面

（アーンドラ・プラデーシュ州アマラーヴァティー出土　2 世紀　幅 96cm　大英博物館）

仏教徒が四大聖地（誕生処のルンビニー、降魔成道処のボードガヤー、初転法輪処《しょてんぼうりんしょ》のサールナート、涅槃処のクシナガラ）を巡礼することは功徳あると古くから勧められ、やがて二、三世紀のマトゥラーで主要な四事蹟をセットで表現する四相図が生れ、五世紀後半のサールナー

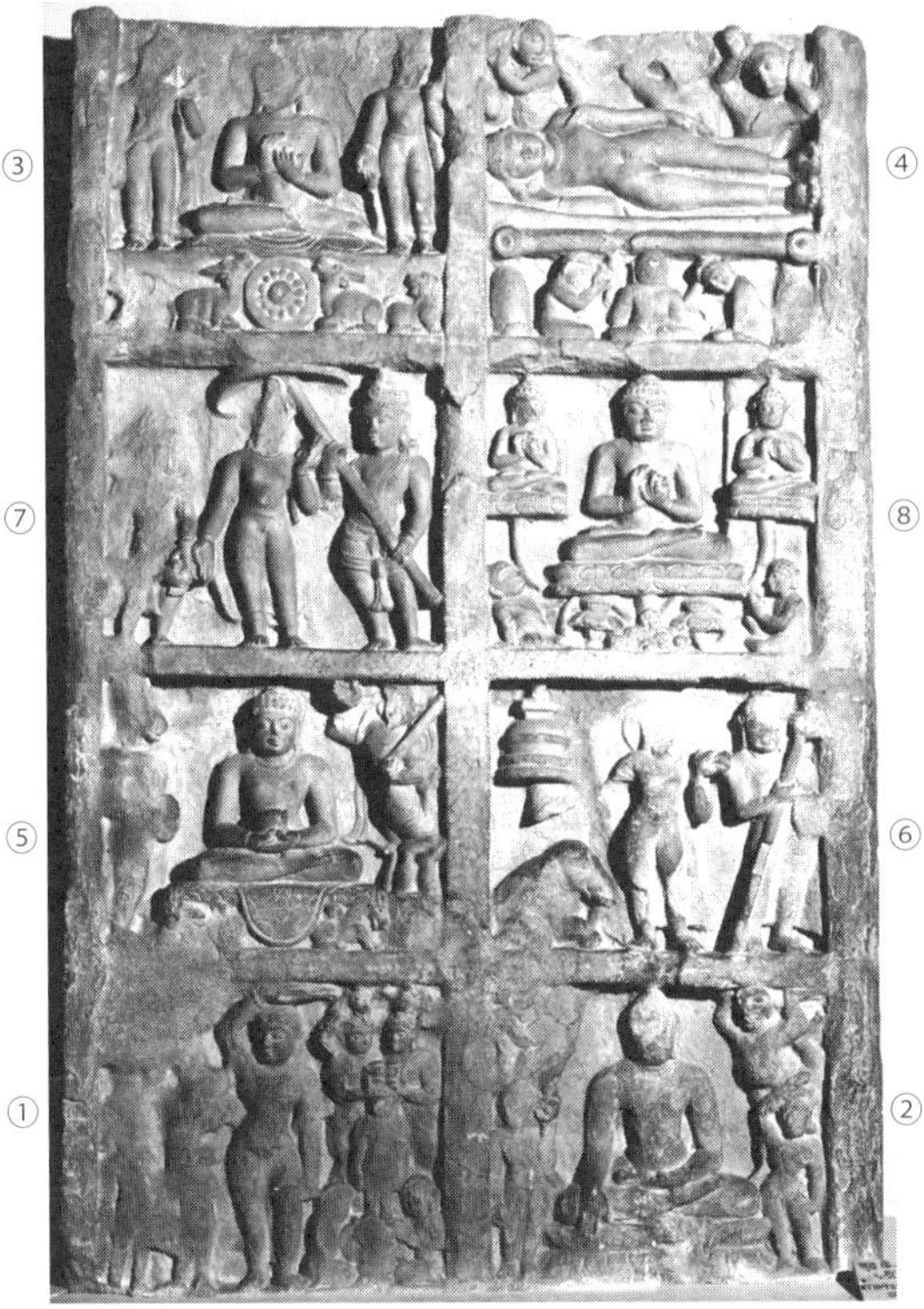

図14　仏伝八相

（ウッタル・プラデーシュ州サールナート出土　5世紀末　高95cm　サールナート考古博物館）

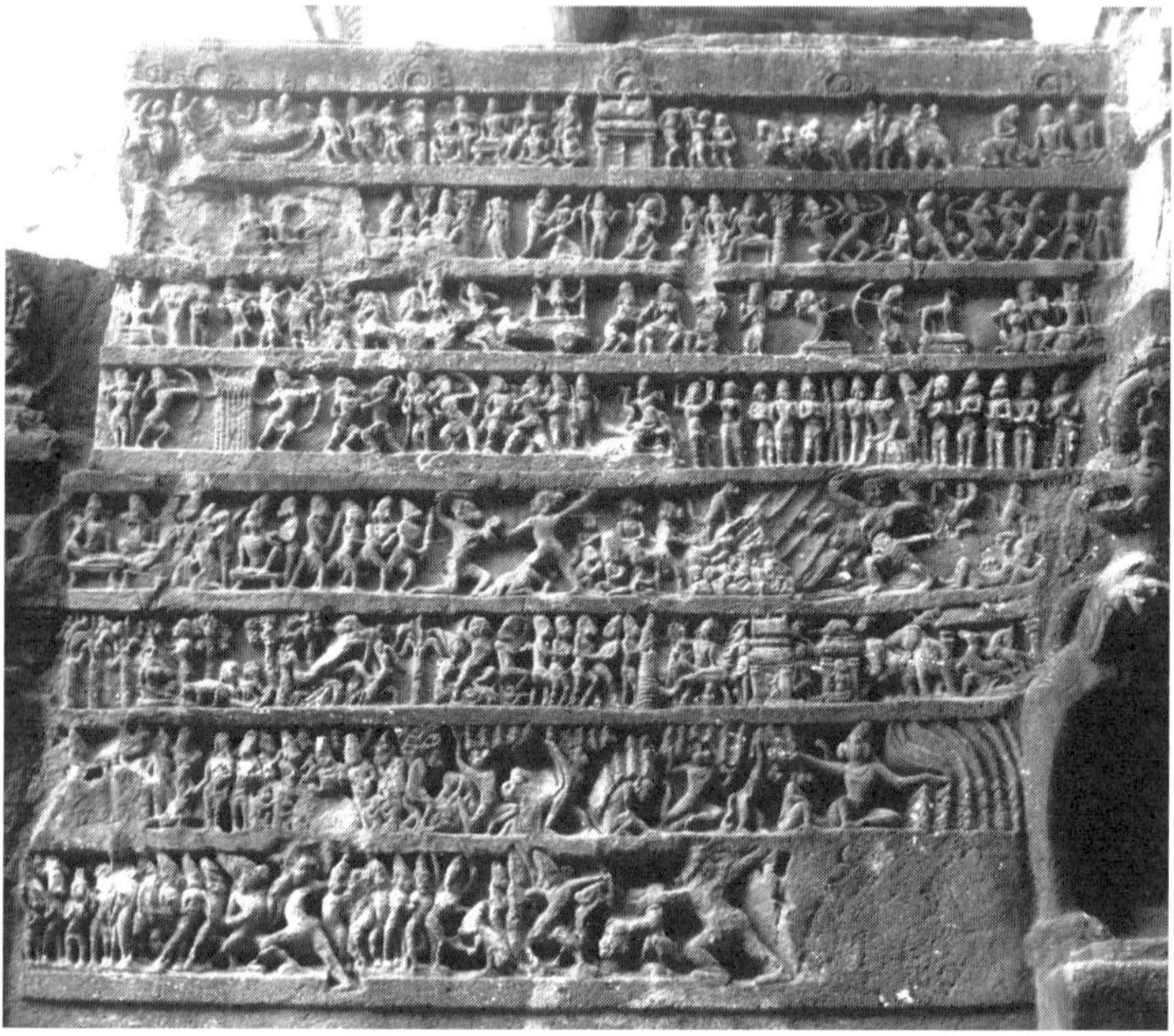

図 15　『ラーマーヤナ』浮彫
（エーローラー第 16 窟前殿基壇南面　8-9 世紀　幅約 4m）

トでは副次的な四事蹟を加えた八相図（図14）が成立した。縦長の石板を八等分し、①「誕生」②「降魔成道」③「初転法輪」④「涅槃」⑤猿がブッダに蜂蜜を供養した「獼猴奉蜜《みこうほうみつ》」⑥暴れる象を鎮めた「酔象《すいぞう》調《ちょう》伏《ぶく》」⑦三十三天に再生していた亡母に説法して地上に降下した「従天降下《じゅうてんこうげ》」⑧異教徒に千仏を化作する奇蹟を示した「千仏化現《せんぶつけげん》」でブッダの生涯を代表させている。「誕生」の区画には龍がシッダールタに水をそそいで清める場面も加えられている

が説話的な要素は希薄となり、聖地を視覚的に巡礼する仏蹟巡礼図というべきものに変化している。(8)

エーローラー第一六窟アルダマンダパ（前殿）のポーチの基壇南面にある大叙事詩『ラーマーヤナ』の浮彫（図15）は、段落式フリーズの代表例である。幅約四メートルの壁面を上下八段に区画し、ラーマ王子がランカー島の魔王ラーヴァナに誘拐された妃シーターを神猿ハヌマーンの援助によって救出する話で、不明な場面も少なくないが、最上段では向かって右から左へ、二段目では左から右へ、以下交互に左向きと右向きに主要場面をストーリー順に配列し、最下段の右端で終わるらしい。同じ基壇の北面には上五段にもう一つの大叙事詩『マハーバーラタ』、第七、八段にクリシュナの伝記を刻み、間の第六段には何も刻まれていない。なお、ヒンドゥー教にも時間の経過を示す説話浮彫は少なくないが、それらは概して基壇、柱、梁などに刻まれた装飾的性格が濃厚な作品で、すでに述べた図7のように主要な神の活動場面のみを一図一景式に表現している。

三　大画面

アジャンター石窟の壁画では、大画面に主として建物や屋外といった舞台を設定し、説話の順序とは関係なく多数の場面を区画をもうけず描くことが多い。第一七窟の幅一〇メートル余

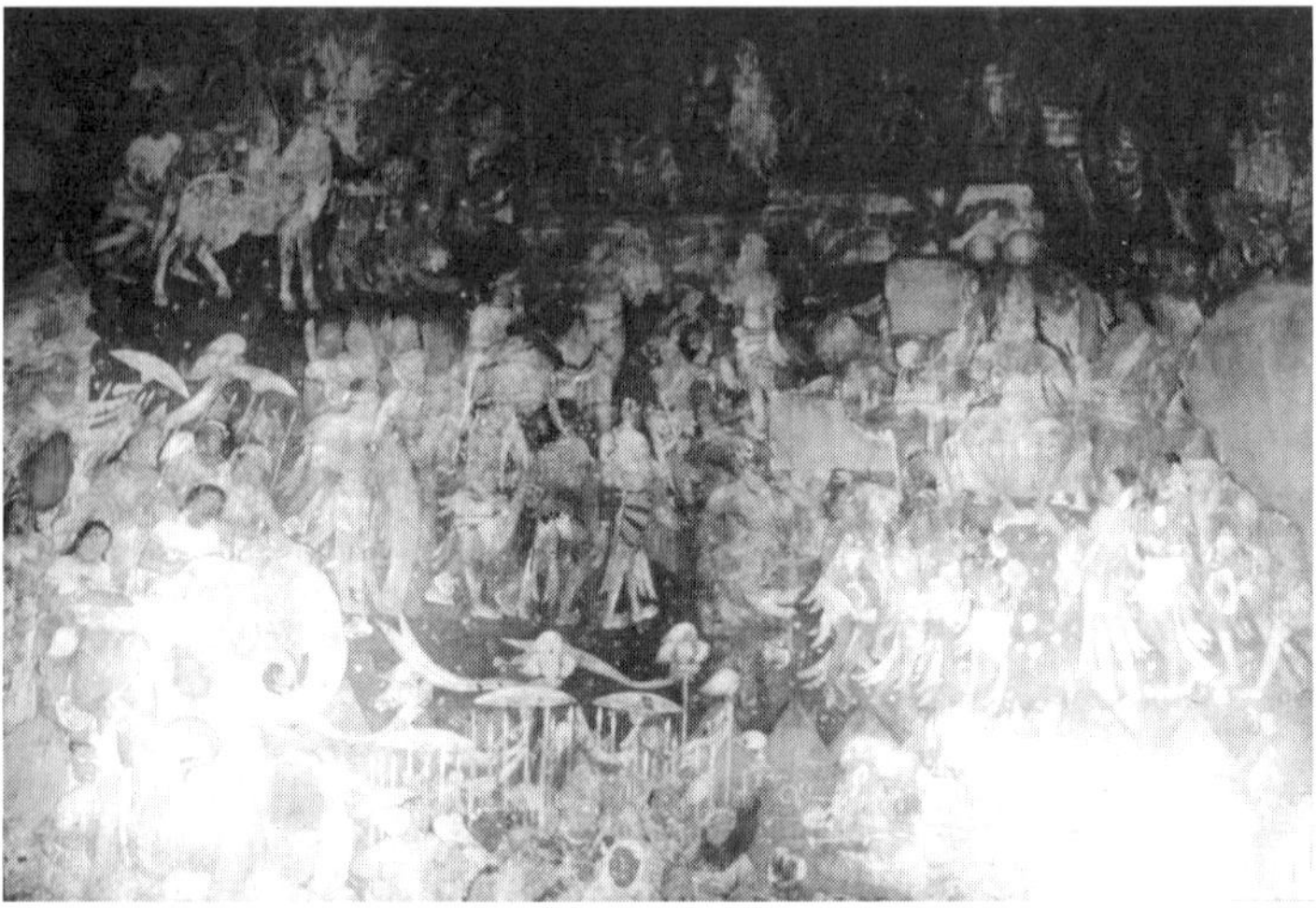

図16　シンハラ物語（部分）

（マハーラーシュトラ州アジャンター第17窟右廊　5世紀後半　テンペラ画）

りの右廊全面に描かれた「シンハラ物語」はアジャンターでももっとも長大な壁画の一つで、下端に海、上方に建物を配置し、二九場面をほぼ右から左へ描いているとの解釈がある。(9) 図16は中央のやや上寄りの幅約三メートルの部分で、七場面に相当する。不鮮明な写真であるが、錯綜した画面であることは理解していただけるだろう。「シンハラ物語」に代表される大画面説話画は、壁面全体を一画面とみなすと一図多景に分類すべきであるが、きわめて大きな画面に多数の場面を複雑に配置している点に特色があり、あえて大画面形式として独立させた。

むすび

以上、古代南アジアの説話美術に見られる時間表現を主として浮彫を資料として分析し、単独画面、連続画面、大画面に大別し、前二者についてはさらにいくつかに細分してそれぞれの特色を考察した。一五点の作例を取り上げた試論に過ぎないが、要点は指摘できたであろう。ここで得られた結論は、中世の説話浮彫、一一世紀以降の仏教やジャイナ教の彩飾写本、一六世紀以降の細密画、現在も描き続けられている民画などにもほぼ適合するものと思われる。

（付記）挿図はすべて筆者の撮影である。撮影を許可していただいた各機関に深謝申し上げる。キャプションでは、既出の挿図と年代や所蔵博物館が同じ場合は省略した。

第3部
絵画に描かれた、視覚の脳内機能

8章 絵画の根源をめぐって

岡田温司

絵画と視覚中心主義

西洋には古くから視覚をもっとも高度な感覚とみなす考え方が根強くある。見ることはすなわち知ることだというわけである。プラトンにおいて明確化し、ダ・ヴィンチにおいてひとつの頂点に達するこの視覚中心主義は、西洋の思想と文化と社会を根底から支えてきたといっても過言ではない。それゆえ絵画が、視覚的コミュニケーションの手段として重要な位置を占めてきたのも偶然ではない。異教世界であれキリスト教世界であれ、西洋において絵画は、その内に神話や信仰、思考や知識、趣味や美意識、想像力や幻想などが表現され伝達される高度の媒体（メディア）となってきたのである。中世のキリスト教美術が「貧者の聖書」になぞらえれたこと、ルネサンスの絵画にしばしば難解な新プラトン主義の思想が盛り込まれたことなどは、その良い例である。

しかし、もちろん話はそれほど単純ではない。というのも、絵画（イメージ）にはつねに、言語（ロゴス）とくらべて正確さや論理性において劣るという意識が付きまとってきたからである。コミュニケーションの手段として、絵画はもちろん言葉に及ぶものではない。だが、表情や身振り、色彩や肌理、空間や視線など、言葉では言い尽くせない多様な情報を一瞬のうちに見せることで、場合によっては言葉をはるかに凌ぐこともできる。欠如にして過剰、寡黙にして雄弁、言葉以下でかつ言葉以上、この両義性にこそ絵画の最大の特徴と魅力があるといえる。これは、今日もわれわれが、情報写真などで頻繁に経験していることである（ちなみに写真は絵画から派生した）。換言するなら、絵画的イメージは、根本的にある種の曖昧さ、あるいは多義性を有するものなのである。

さらに指摘しておかなければならないのは、本来は眼に見えないもの（たとえば神など）を眼に見えるかたちに置き換えようとする飽くなき欲求には、古くから、大なり小なり制限が加えられてきたという点である。視覚を優先したプラトンは、それにもかかわらず、イデアの模倣である現実界をさらに模倣したに過ぎないもの（それゆえイデアからますます遠ざかる）として、絵画に辛い点をつけた。また、周知のようにユダヤ教やイスラーム教において、神の姿を表象し崇拝することは固く禁じられている。他方、キリスト教においてそのタブーが解かれたとすれば、それは、「受肉」という考え方のおかげである。つまり、神がイエス・キリストとして眼に見えるものとなった――「受肉」した――以上、この理屈をさらに敷衍《ふえん》すれば、神やキリストが眼に見える絵や彫刻に置き換えられることも不可能ではなくなるのである。とはいえ、その一方でビザンティンやプロテスタントなどにおいて、偶像崇拝に反対の烽火がくりかえし挙がってきたことは、歴史が証言しているところでもある。

絵画の起源としての影

このように見てくると、西洋において絵画は、ある意味で逆説や矛盾をその内にはらみつつ、文化的で宗教的で社会的な葛藤や闘争のなかに絶えず置かれてきたという言い方もできるだろう。このことをもっと具体的に理解するには、絵画の起源をめぐる西洋の神話や伝承をひもといてみるにしくはない。絵画はいかにして生まれたのか、あるいは絵画の起源となったものは何か、この点に関して西洋は、私の見るところ三種類の説を練り上げてきた。すなわち、影、痕跡、鏡像の三つである。あえてここで図式化して述べるなら、影は古代の、痕跡はキリスト教の、鏡像はルネサンス以後の絵画に主に関連すると考えら れるものである。以下では、絵画の起源をめぐるこれらの神話を、順に検討してみることにしよう。それによって、西洋において絵画がいかなる意味を担い、いかなる機能を果たしてきたかが、コミュニケーションという側面からもいっそう明らかになるだろう。

まずは影から。古代ローマの博物学者プリニウスによれば、絵画は、壁に落ちる人間の影を線でなぞることから生まれたという（『博物誌』第三五巻）。つまり、絵画とはまず何よりも、線で対象の輪郭を追ったものであり、そうであるかぎり、奥行きや凹凸や陰影はまだそのなかに含まれてはいない。このことは、対象をプロフィールでとらえているエジプトや初期ギリシアの絵画（たとえば黒絵式の壺絵）からも想像されるところである。それが徐々に、立体感や空間の奥行きの表現を獲得していくとみなされたのである。ギリシア語で影は「スキア」というが、「スキアグラフィア」は、文字とおり影を輪郭線でなぞった絵画という意味で使われることもあれば、その一方では、舞台の遠近画ないしは書割、あるいはだまし絵（トロンプ・ルイユ）のように、錯覚やイリュージョンを惹き起こす絵画という意味で使われることもある。

だが、話はこれでおしまいではない。同じくプリニウスによれば、影をなぞるというこの行為は、戦いに赴く恋人の姿を末永くとどめることを意図したものであった。つまり、最初の絵画は、不在を埋め合わせし代替するものとして生まれたのであり、そこには、失ったものへの哀惜や願望の念（ポトス）が強く結びついている。影がいかに西洋絵画にとって根源的なインスピレーション源となってきたかは、たとえば拙訳になるヴィクトル・ストイキツァの著書『影の歴史』(1)に詳しい。

しかも、影にはもともと霊魂や分身という意味もあることを考慮するなら、魔術的で呪術的な力が絵画に宿るとみなされていたこともわかる。絵画は、あの世とこの世を媒介するものだったのだ。影や肖像がしばしば不気味な雰囲気をともなうことがあるのも、それゆえ偶然ではない。ギリシアやローマの異教文化において、死者たちの肖像はまた、分身や亡霊とも別のものではなかった（日本語にも「遺影」という言い方がある）。このことは、ローマ帝国のエジプト属州であったファイユーム出土の数々の肖像（一〜三世紀）も証言するところである。蝋画法（エンカウスト）によって描かれたそれら死者の肖像は、もともとミイラの上に縫い付けられていたものである。

絵画の起源としての痕跡

絵画の起源をめぐって、異教において影の神話が優勢だったとすれば、キリスト教においては、痕跡の役割がきわめて重要な位置を占めている。ここでいう痕跡とは、たとえば死せるキリストの遺体を包んだとされる白い布に残されたその皮膚の跡や、同じく受難のキリストの顔を拭ったハンカチに浮かび上がった血や汗の染みなどといったものを指す。前者は「トリノの聖骸布」、後者は「ヴェロニカ」として知られているものである。とりわけ「ヴェロニカ」は、キリストの真正なる肖像（ヴェラ・イコーナ）とみなされてきたもので、その呼び名もここに由来する。中世には、茨の冠をかぶり十字架を担ぐ受難のキリストの顔を汗拭き（スダリウム）で拭ったのは、ヴェロニカという名の聖女であったという伝承まで広まり、《十字架の道行き》の主題が描かれるとき、しばしばその場面が挿入された。

キリスト教にはさらにもうひとつ、絵画の起源としての痕跡にまつわる言い伝えがある。「マンディリオン」と呼ばれるものがそれで、キリストみずからが顔に当てたとされる布のことを指す。そこに写し取られたのは、光と影の痕跡である。それこそが真のキリストの肖像とみなされ、数々のイコンの原型となってきたのである。「ヴェロニカ」がローマ・カトリックで流布したとすれば、「マンディリオン」はそれよりも早くビザンティンの東方教会を中心に広まった。手拭いや食卓の布の意味をもつラテン語の「マンテレ」がその語源のひとつともされている。キリストはいわば元祖ハンカチ王子なのである。

ところで、キリスト教はなぜこのような痕跡や染みの神話を練り上げてきたのであろうか。その理由は明白である。聖なるイメージは、人間の手によって作られたのではなくて、奇跡によっていわば偶然に生まれてきたということを、これらの言い伝えは物語っているのである。そこから、真正なる肖像は、「人の手によるものではない」という意味で「アケイロポイエトス」と呼ばれるようになった。キリストの顔や身体が絵姿というかたちで「受肉」するためには、人為はできるだけ介入してはならないと考えられたのである。この点について詳しくは、拙著『キリストの身体』(2)などを参照願いたい。

痕跡や染みを絵画の根源とみなすこうした考え方は、人類学や心理学の観点からも説明されうるだろう。たとえば、ラスコーなどの洞窟壁画のなかには刻印された人の手形（ネガティヴ・ハンド）も見つかっている。パースによる記号の三分法にならうなら、それは「インデックス」と呼ばれる記号である。また、偶然にできた壁の染みが何かに見えてくるといった経験は、おそらく誰にもあるだろう。痕跡にまつわる話は、実は異教にも伝えられていて、プリニウスの『博物誌』によると、古代の画家プロトゲネスは、犬の涎を描きあぐねたあげく、絵の具を含んだスポンジをぶつけて滴らせたというのである。痕跡のもつ心理的メカニズムに興味を抱いていたダ・ヴィンチは、壁の染みからインスピレーションを得るようにと、画家たちに積極的に勧めているほどである。「チャンス・イメージ」とも呼ばれるこの手法は、後に風景画を構想する方法として理論化され実践されたほどである（アレギザンダー・カズンズ『風景画の構想において着想を助ける新しい方法』一七八五年）。

さらに人類学的に見るなら、血を塗る、あるいは血で描くという行為は、供犠には付きものでもある。旧約聖書の『レビ記』（八）によると、雄羊をほふったモーセは、その血をアロンの右の耳朶や親指に塗り、さらに「血の残りを祭壇のまわりに注ぎかけた」。これはもちろん、神と人間との契約を示す儀式であるが、同時に、自然から文化への移行がそこで演じられる行為でもある。痕跡（インデックス）はまさしく、自然と文化、偶然と人為、染みと絵画とのあいだを媒介しているのである。

絵画の起源としての鏡像

三番目に、絵画の起源と鏡像とのかかわりについて検討しておこう。両者をはじめてはっきりと結びつけたのは、イタリア・ルネサンスを代表する人文主義者にして建築家、レオン・バッティスタ・アルベルティであった。絵画に関する西洋で最初の理論的著作であるその著『絵画論』（一四三五年）において、このルネサンス的万能人は、絵画の発明者がかのギリシア神話の美少年ナルキッソスであったと明言する。ここでナルキッソスの名高い神話は、自己愛の物語というよりも、イメージへの愛着、美しいものへの献身、模範としての鏡像への忠誠といった意味において解釈されている。つまり、自然や現実を忠実に映し出す鏡像は、それらの延長線上にあるものだが、同時にそれらを修正したかたちで見せてくれるため、画家にとって有益な手引きとなるというのである。これを受けてダ・ヴィンチもまた、画家の案内役としての鏡の重要性を説くことになる。時代は下って、スペインの画家ベラスケスの有名な作品《ラス・メニーナス》（一六五六年）（図1）その全体が、モデルそのものではなくてその鏡像を写し取ったものであるという説（拙訳のミシェル・テヴォー著『不実なる鑑』[3]を参照）は、あながち的外れでもない。

もちろん、絵画と鏡像（水鏡）との関係に言及したのは、アルベルティが最初というわけではない。古くはプラトンも、『国家』（第一〇巻）において両者を比較していた。とはい

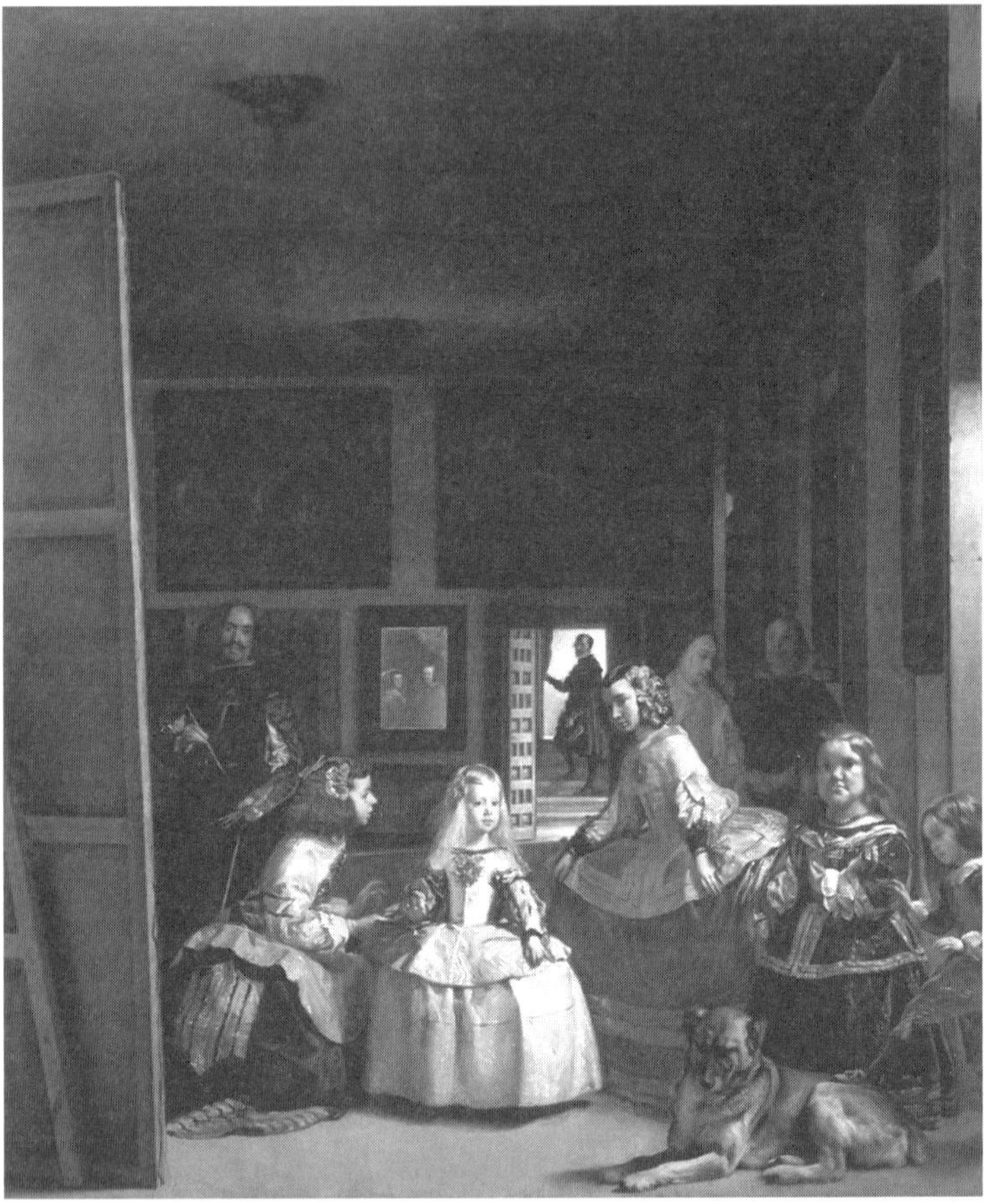

図1　ベラスケス《ラス・メニーナス》1656年、マドリッド、プラド美術館

え、イデア論の哲学者にとって、両者はたんなる見せかけに過ぎないものとして退けられる。プラトンは、鏡像を影よりも高い位置においてはいたが、いずれも真理からは遠いものと見なしていたのである。これにたいしてアルベルティは、絵画の真理は鏡像に宿ると考えていた。このことは、ルネサンスにおいて、絵画の目的が現実の模倣にあるとみなされたことと密接に関係している。それゆえ、現実を模倣するための手段として、アルベルティが、透視図法、明暗法、採光、構図、彩色法などの理論を積極的に練り上げようと試みているのも偶然ではない。要するに、このとき絵画は、いわば現実の代替物となったのである。絵画の起源をめぐって、影があの世とこの世を、痕跡が聖と俗を媒介していたとすれば、鏡像は現実と虚構のあいだを媒介するのである。

一点消失による幾何学的な遠近法によって、三次元の空間を二次元の平面へと置き換える手法が編み出されたのも、イタリア・ルネサンスの絵画においてであった。その先鞭を付けたのは、鏡を用いて透視図法の視覚実験をした建築家のブルネッレスキで、続いてアルベルティがそれを理論化したといわれる。さらに、画家たちは、明暗法によって立体感を与えられた人体や事物を、できるだけ整然とこの空間のなかに配置することで、聖書や神話の物語を的確かつ劇的に伝達しようと工夫する。これらの人体や事物はまた、採光方向や光の強弱に応じて、空間内にそれらの影を投影させることになるだろう。

逆説的に聞こえるかもしれないが、影や痕跡が絵画の起源とみなされているかぎりにおいて、文字どおりの影が画面に描かれることはなかった。だが、一四世紀頃から西洋絵画には、投影された影がふたたび描かれるようになり、一五世紀になると、透視図法の成立とも合体して、影の投影の物理的な法則が探求されるようになる。かくして、中世の絵画で影を潜めていた影が、ルネサンスの絵画空間において重要なモチーフとなるのである。

空間、光、テクスチュア

一方、反射像や光への関心は同じ頃、絵画に別の新しい成果をもたらした。個々の事物に固有の光沢感や材質感、あるいはテクスチュアが表現されるようになったのである。ハイライトを表す白色や黄色の点や線を巧みに置くことによってテクスチュアを再現しようとするこの手法は、主に一五世紀の前半、ヤン・ファン・エイクらフランドルの画家たちによって開拓されたもので、それらの絵を一目見るなら、宝石類や金属類、ガラスや水面など輝く物質はもちろんのこと、多彩な織物や木材などにいたるまで、その肌理が見事に描き分けられていることがわかる。このような材質感の描写は、イタリアの透視図法と並んで、その後の西洋絵画にはかりしれない影響を与えたものである。対象から一定の距離を置いてそれを客観的にとらえようとする透視図法が、デカルト的な主客構造を先取りしているとすれば、対象の表面の光学現象を細かく観察しようとするフランドル絵画の視覚は、ベーコン流の科学的帰納法を予告しているとみなす見解もある。

ところで、一点消失の透視図法は、現実の視覚体験に近いものであるとはいえ、決してそれをそっくり引き写したものではない。絶えず動いている複眼の視覚を、不動の単眼の視覚へと還元させ単純化したものが透視図法なのであり、その点では、東洋の空気遠近法やビザンティンの逆遠近法などと同じく、客観的で普遍的な真実というよりも、文化・社会的な文脈において形成されてきたという性格が強いものである。パノフスキーが名高い研究において、ルネサンスの透視図法を「象徴形式としての遠近法」と呼んで相対化してみせたのも、基本的にはその意味においてであった。にもかかわらず、ルネサンス以降の西洋絵画において透視図法がもっとも特権化されてきたのは、まぎれもない事実で、その固定された視覚が問い直されるようになるのは、一九世紀末のセザンヌの試みまで待たねばならない。

とはいえ、それまでにも多様な空間表現がなされてこなかったというわけではない。たとえば、想定される投影面を平面ではなくて湾曲面へと自在に変化させたり、視点を巧みにずらしたりするなら、同じものでもまったく異なる姿でとらえることができる。この手法は「アナモルフォーズ(歪像)」と呼ばれるが、ある一点からある角度でそれを眺めるなら、まともな像に見えてくるのである。バロックの人々を虜にしたこの遊び心にあふれる表現法を考案した先駆者は、ダ・ヴィンチであったといわれている。ホルバイン子の傑作《大使たち》(図2)の画面下にこの手法で描かれた頭蓋骨は、その早い作例として有名である。

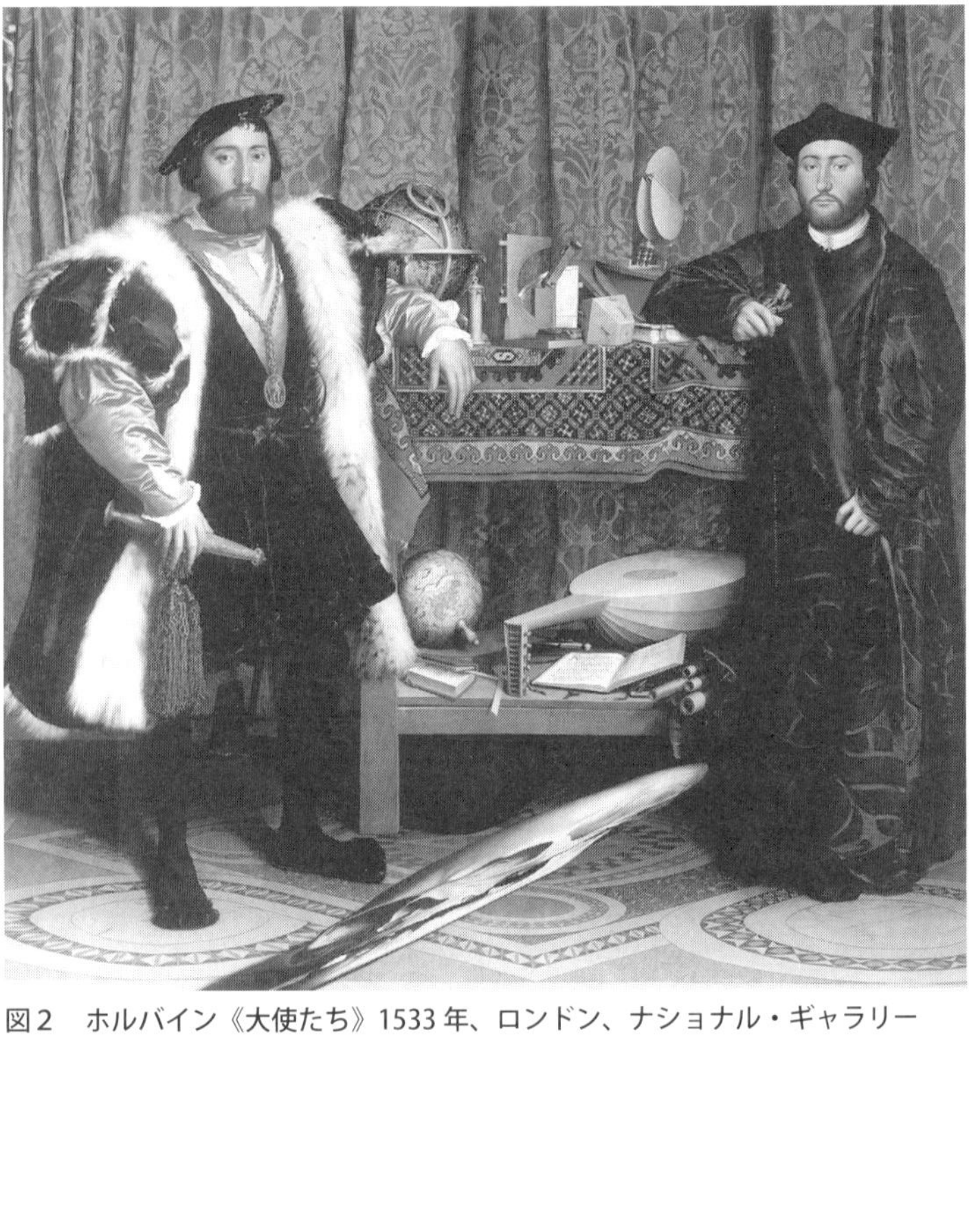

図2　ホルバイン《大使たち》1533年、ロンドン、ナショナル・ギャラリー

さらに、ルネサンスの透視図法では、眼と対象とのあいだの距離が大前提とされ、それゆえその絵を鑑賞するにも一定の距離（いわゆる引き）が必要とされるが、この距離を揺さぶろうとする試みが、バロック絵画において表面化する。たとえばカラヴァッジョの作品の多くにおいて、絵の内部にいるはずの人物や事物が、まるでその枠組みを飛び出すかのように、われわれ鑑賞者のいる外部の空間へと侵入してくる。その絵画空間は、それ自体で自己完結した窓枠の向こう側の世界であるというよりも、外部のこちら側へと突然に迫り出してきて、われわれ鑑賞者をその内部へと否応なく巻き込もうとしているかのようである（図3）。内と外、一人称と三人称の境界が揺さぶられているのである。カラヴァッジョの絵画における、こうした反透視図法的な、あるいは反ルネサンス的な仕掛けについては、拙編著の『カラヴァッジョ鑑[5]』を参照いただきたい。

影と痕跡と鏡像の交差

さて、ここまでわれわれは、西洋の絵画における三種の起源―影、痕跡、鏡像―を、それらの神話と実践という二つの側面から、その文化的、宗教的な背景とともに別々に検討してきた。以下では、その議論を踏まえたうえで、これら三者の関係性ないし接点が問われなければならないだろう。

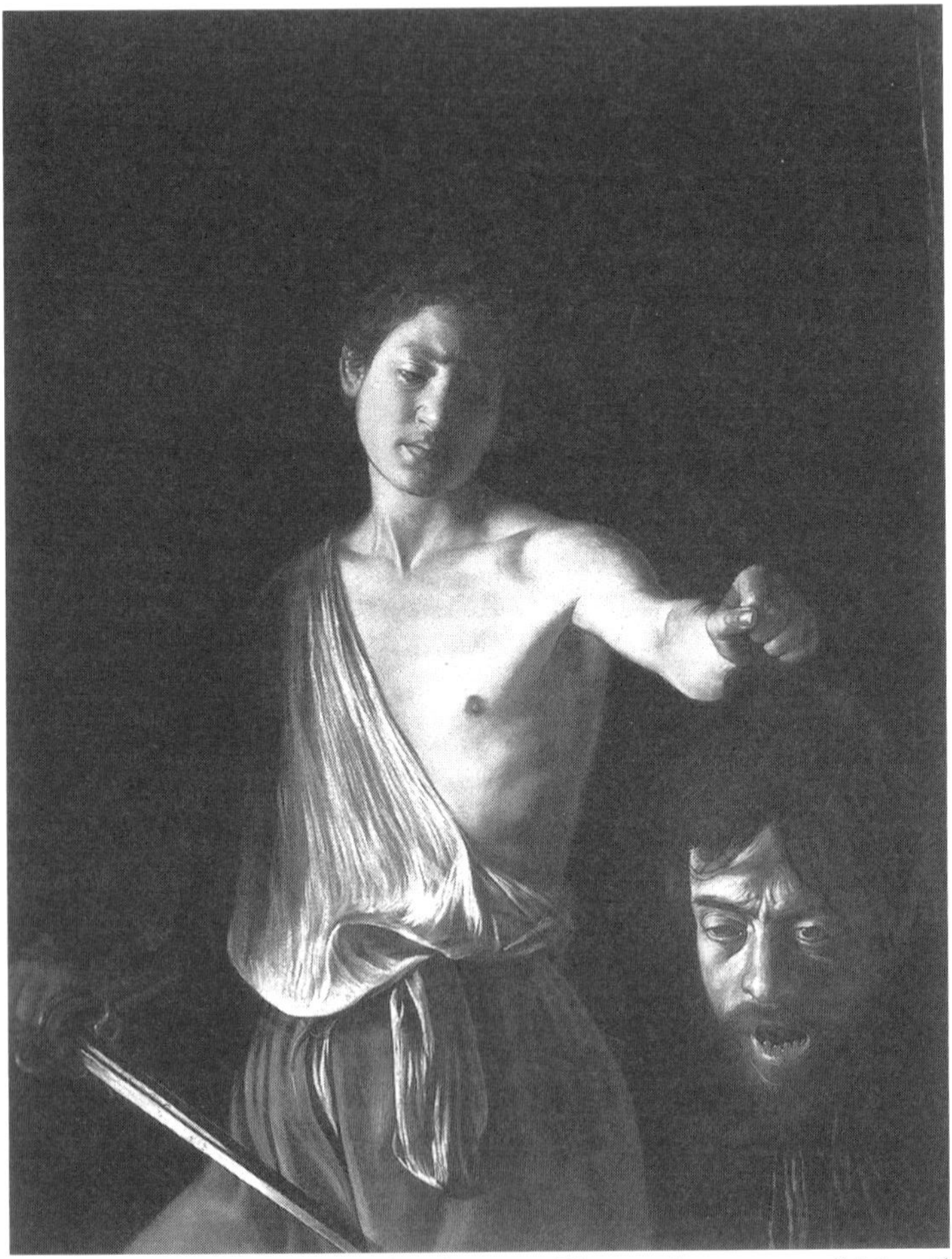

図3　カラヴァッジョ《ダヴィデとゴリアテの首》1610年、ローマ、ボルゲーゼ美術館

まず指摘しておかなければならないのは、一見まったく別物のように見えるこの三つは、実際には必ずしもはっきり区別されてきたわけではないということである。こう言うと、これまで述べてきたことと矛盾するように思われるかもしれないが、重要なのは、三者の多様な絡み合いの中に西洋の絵画の真骨頂があるということである。

たとえば、われわれは一般に、明瞭な鏡像と、漠然とした影とを対照的にとらえがちだが、ことが水面にかかわる場合、話はそれほど単純ではない。言語のレベルにおいて影と鏡像は同じ意味で用いられることがあるように、絵画でも、両者が判然としないイメージをあえて描き出そうとしているものがある。薄暗い水面に映る反射像と影とが判然一体となって、幻想的で神秘的な効果をいっそう盛り上げているベックリンの作品《死の島》（一八八〇年）などは、その良い例であろう。モネの晩年の連作《睡蓮》の水面は、いってみれば、画家自身が影として、かつ反射像として投影されたものとして解釈できるだろう。『変身物語』において、その著者オウィディウスはナルキッソスの悲恋を、ほかでもなく「おまえが見ているのは、水にうつった影でしかない」（中村善也訳）と表現していたのである。

さらに、人類学や心理学が明らかにしたところでは、影は、人間であれモノであれ、その持ち主の内部から分泌してくる何か得体の知れない液体のようなものとみなされてきた。

それゆえ、影と痕跡も実のところは明確に区別することはできないものである。「トリノの聖骸布」に残っているのは、キリストの身体の痕跡なのだろうか、それとも影なのだろうか。この議論を敷衍するなら、当然ながら話は、写真の起源と本質にまで行き着くことになる。一六・一七世紀でしばしば描かれた主題に、十字架から降ろされて真っ白い布の上に横たえられる死せるキリストというモチーフがあるが、それらの作品ではほとんどいつも、主イエスの黒い影とともに、遺体から滴り落ちる血が白布を染めるさまが描かれている。つまり、影と染みとは不可分のものとしてとらえられているのだ。

最後に、鏡像と痕跡との関係についても言及しなければならない。前述したように、鏡像が視覚と距離感に基づいているとすれば、痕跡は、どちらかというと触覚と接触性にかかわっている。それゆえ、透明な鏡像が模倣や写実のパラダイムとなるのに反して、不透明な痕跡は、ずれや歪み、抹消や消去の代名詞ともなる。つまり、鏡像と痕跡とは一見したところ、正反対の性格をもつように思われるのである。

しかしながら、よく考えるとこれら両者も密接に結びついていることがわかる。というのも、いくら鏡像のように滑らかで淀みのない画面であっても、近づいて眺めるなら、絵筆によって置かれた絵の具の跡へと変わるのは必定だからである。これを言い換えるなら、ある絵画が鏡像であるか痕跡であるかは、あくまでも相対的な問題だということになる。パースの記号論の概念を借用すれば、似像としてのイコン記号と痕跡としてのインデックス記号とのあいだの揺れが絵画を成り立たせているともいえるだろう。それゆえ、こうした絵筆の跡が、触れることを文字どおり意味する「タッチ」と呼ばれるのも偶然ではない。伝統的な写実絵画においては、

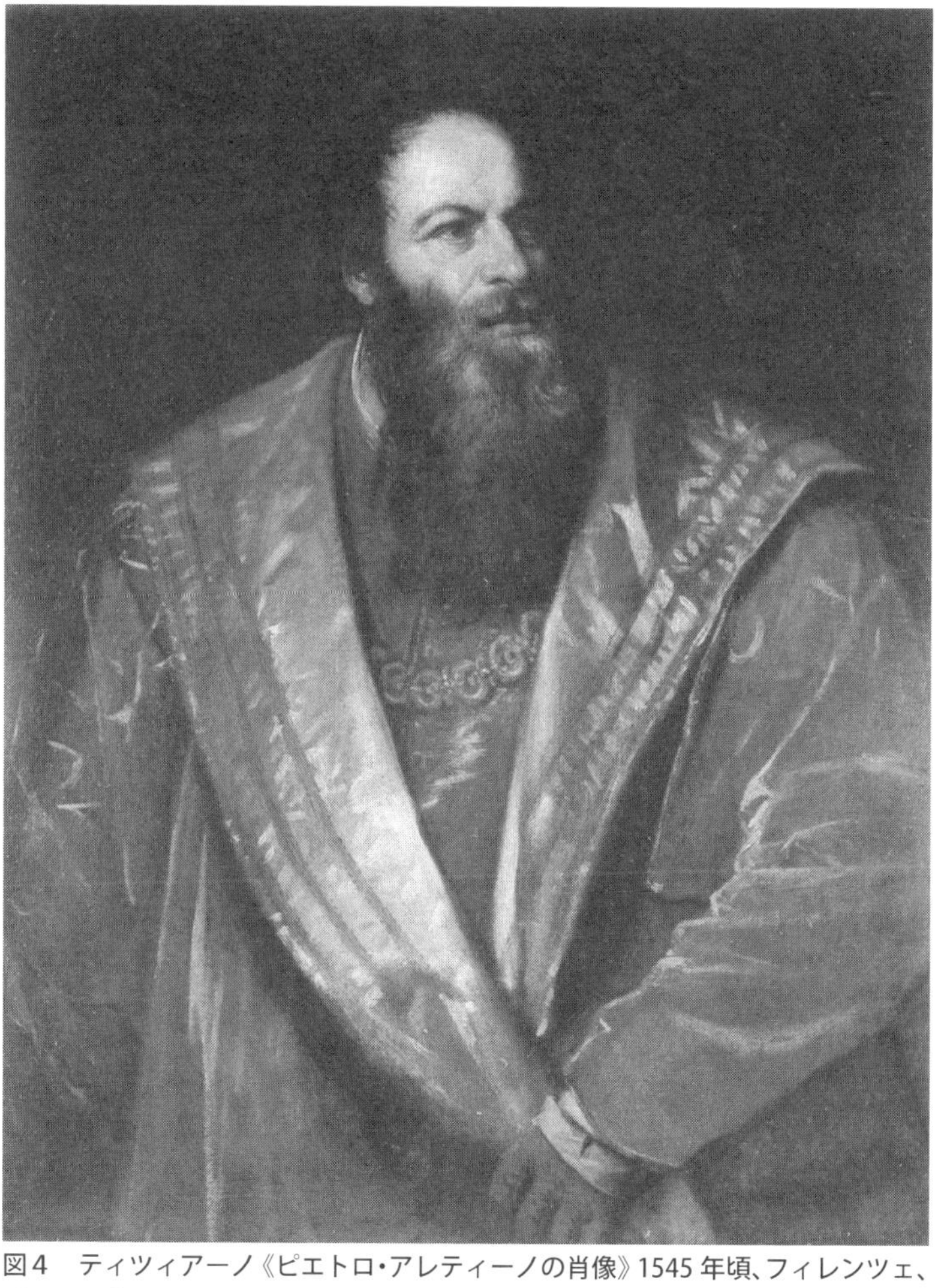

図4　ティツィアーノ《ピエトロ・アレティーノの肖像》1545年頃、フィレンツェ、ピッティ美術館

「タッチ」はできるだけ見えないことがすぐれた出来ばえの条件とされた。

ところが、「タッチ」を好んで画面の中に取り込み、その妙味を鑑賞させようとする大胆な試みが、一六世紀の中頃から、ヴェネツィアの画家ティツィアーノの作品とともに表面化してくるようになる(拙著『ミメーシスを超えて』[6])。たとえばそのタッチは、豪華な絹織物の光沢を再現しているのだが、見方によっては、生の絵の具の染みのようにも見えてくるのだ(図4)。痕跡と鏡像とのあいだを揺らぐその絵画は、一七世紀のフェルメールを経由して、近代絵画にも大きな影響を与えることになる。絵画を通じてわれわれは、再現された世界のイメージを見たいのか、それとも、イメージそれ自体が生まれ出るまさにその瞬間に立会いたいのか、両者を隔てているのは、受容者の側の関心や反応の違いであるとも言えるだろう。

column 7

非現実の空間を描く透視図法

前章で岡田温司氏も指摘しているように、透視図法にもとづいて描かれた絵は私たちの視覚で見た世界を反映してはいない。私たちは両眼視に大きく依存して奥行きや立体を認識しているし、ものを見ているときの眼は、実際はきょろきょろしていて、その空間走査の結果として三次元の世界を脳の中で描き出している。前章でやはりとりあげられている、エルヴィン・パノフスキーは、美術史に斬新な視点をいくつも導入した不世出の美術史家であるが、その若い頃の著作『象徴形式としての遠近法』で、透視図法の非現実を看破して空間表現論を展開している。「曲面である網膜に投射される像が、透視図法にしたがう平面投射像とは同一ではあり得ない」というところから論をおこして、古代からルネサンス初期に至るまでの遠近法的な（たとえば天井の輪郭線の幅が遠方に向かって狭まる）絵画表現が消失点をもつことは決してなく、それ自体が透視図の世界とは異なった世界の表現なのだと論じている。脳の機能にもとづいた空間認識から見れば、消失点をもたない古代の空間の方が、実際の視覚にもとづいた表現に近いともいえる。パノフスキーの表現を借りれば、平面遠近法（透視図法）は「（数学的な）矛盾を含まない一義的な空間構造」を描くための一つの方法に過ぎない。前章で岡田氏が「一点消失の透視図法は…東洋の空気遠近法やビザンティンの逆遠近法などと同じく…文化・社会的な文脈において形成されてきた」と述べているのは、このことと対応している。

ルネサンス時代の透視図法は、いわばつくられた舞台としての空間を画面上に設定するために用いられていて、その空間の中で大天使ガブリエルからマリアへの受胎告知などのドラマが描かれていた。しかし、近世の風俗画の時代になると、透視図法はその意味を変えてくる。

ヨハネス・フェルメールの場合はどうだろうか。一七世紀のオランダの風俗画は、画面の中の多くのもの—それが人物であれ置物であれ—に寓意を込めて描かれたために、その作為が目立つのに対して、寓意が希薄なフェルメールの絵は自然で、そして画面に静謐をもたらしている。さらに独特の光（唇や首飾りなどの明るい面や点）の表現や、ほとんど完璧な透視図法の採用がフェルメール絵画の魅力的な世界をつくりあげている。透視図法で表現されているのは、ルネサンス期の絵画が持つ人工的な三次元空間ではなく、現実の世界に対応した空間である。フェルメールの多くの絵に登場する画面左側の窓は、画面上で遠方に向かって輪郭や桟が急角度で狭まり、その消失点が画面全体の消失点でもある。それに加えて、描かれた女性や、机、楽器などが、その空間の中の位置にしたがって最も自然な大きさに描かれている。

フェルメールの絵は、一種のピンホールカメラであるカメラ・オブスクラ（camera obscura, 暗い部屋）の像の影響を受けているといわれている。ピンホールカメラはまったく収差をもたず、透視図を完璧に平面上に実現する。このピンホールカメラが結ぶ像は、私たちが両眼視では経験したことのない、隅々まで空間が調和した美しい静止画像で、フェルメールはその静止画の「世界」をカンバスの上に再現するのを目指したのだろう。と同時に、カメラ・オブスクラで見る像は文字どおりとても暗く、像の中の明るい部分がはっきりと強調される。これが、フェルメールを際立たせる光の表現の基礎になっていると考えられている。

フェルメールは透視図法を徹底するために、カンバス上の消失点にピンを刺し、そのピンから張った糸に沿って直線を描くなどの方法さえもとっている。しかし、彼が目指したのは、数学的に矛盾のない透視図の実現ではなく、あくまでも透視図が示す澄み切った空間の世界であったに違いない。名作「デルフト眺望」は、カメラ・オブスクラで風景をカンバス上に直接結像させて描かれたのではないかといわれているが、フェルメールはこの絵でも、一度透視図法で全体を描いた後に、建物の影などをその図法に反して長めに描き直すなど、視覚への効果を優先して絵を仕上げている。

フェルメールの絵の多くが私たちに示すのは、親しみのある喧噪を離れた世界であるが、その世界をうみだす空間は、平面上の透視図という、現実と対応しながらも実際には非現実の空間である。その非現実ゆえの澄み切った美しさが、私たちを魅了してやまないのであろう。

（ＨＫ）

9章 色と質感を認識する脳と心の働き

小松英彦

はじめに

ものには固有の色と質感がある。風にそよぐ新緑のあざやかな緑、夕陽を反射してきらきらと輝く海面、新しい命の輝きを感じさせる幼児のつやつやした頬、うぶ毛で包まれた桃の実の柔らかいピンク、などなど、私たちを取り巻く事物は固有の色や質感を持っており、それらが私たちに世界の豊かさを感じさせてくれる。芸術家はそのような色や質感を作品に写し取ろうとする。時には実物を眼にするのと寸分変わらないように、あるいはよりリアルに。時には作家の固有のフィルターを通して、現実とは一見かけ離れたところに写像して、新しいリアリティを生み出そうとする。しかしその入り口のところ、世界に向き合って事物の色や質感を受け取るプロセスには、芸術家でも一般の人でも普遍なプロセスが存在するだろう。そうでなければ、そもそも社会にとって芸術の意味は失われるだろう。それでは我々は色や質感をどのようにして感じているのだろうか。そもそも色とは何なのだろうか？　この短い論稿で私が考えてみたいのはそのような問題である。

色とは何か？

色とはそもそも何なのだろう？　手元にある広辞苑（第3版）によると、「視覚のうち、光波のスペクトル組成の差異によって区別される感覚」とある。また日本国語大辞典では「物に当たって反射した光線が、その波長の違いで視覚によって区別されて感じられるもの」とある。この二つの説明には興味深い違いがあるのだが、それは後で触れることにして、いずれにも共通していることは光の波長が色と関係があるらしいということだ。六〇度のプリズムに太陽の光を通すと、壁に虹を映すことができるが、これは波長によって光の屈折率が違うことを利用して、違う波長の光を違う角度で曲げて分解しているのだ。私のような視知覚の研究者がやっている研究は、①世界で起きている物理的な現象と、②それによって生じる心の中の現象（つまり知覚）と、③それをつなぐ脳の働き、という三つのものの関係がどうなっているのかを明らかにする学問ということができるのだが、色についての上の説明をこれに当てはめると、色は世界に存在する光の波長が、脳の中の何らかの仕組みによって、特定の色の知覚を生じる現象である、ということができそうである。つまり、ある波長Aが色Aの知覚を引き起こし、別の波長Bが色Bの知覚を引き起こす、というように。この説明では、光の波長という物理的な実体が、色の知覚と一対一で対応しているように理解できそうだが、これは真実の一つの断面に過ぎない。

プリズムの分光の実験を系統的に行ったアイザック・ニュートンはプリズムで分解した赤と緑を組み合わせると黄色ができることを見出した。この黄色は、プリズムで太陽光を分解してできる黄色とまったく区別がつかない。しかし、これら二つの間には物理現象としては大きな違いがある。前者は二つの異なる波長（それぞれ赤と緑に対応する）が混ざった光だが、後者は一つの波長（黄色に対応する）単独の光だ。このことは、光が決して知覚と一対一で対応しているものではないことを示している。ニュートンはこのことを「光に色はない」という有名な言葉であらわした。つまり、光の波長は色知覚と密接に関係しているが、色を作り出すのはヒトの側の仕組みであるということだ。さまざまな実験が行われた結果、三つの独立した光を混ぜ合わせるとどんな色でも作り出せることが分った。独立した光という意味は、三つのうちの二つの光を混ぜ合わせても残りの一つの光の色を作れないという意味だ。これはヒトの色覚の基本的な性質で三色性の色覚という。別の言い方をすると我々の色覚は三つの変数を使って三次元空間で表すことができるということだ。三つの変数には何を使っても良いが、色相（色味、赤、黄、緑など)、彩度(色の鮮やかさ)、明度(色の明るさ)は色の見えを表す時に良く用いる変数である。図1はヒトが知覚する色を表す色度図とよばれるものだ。違う座標は色の見えが違うことを表している。座標によってどのように色相と彩度が変化するかも示してあ

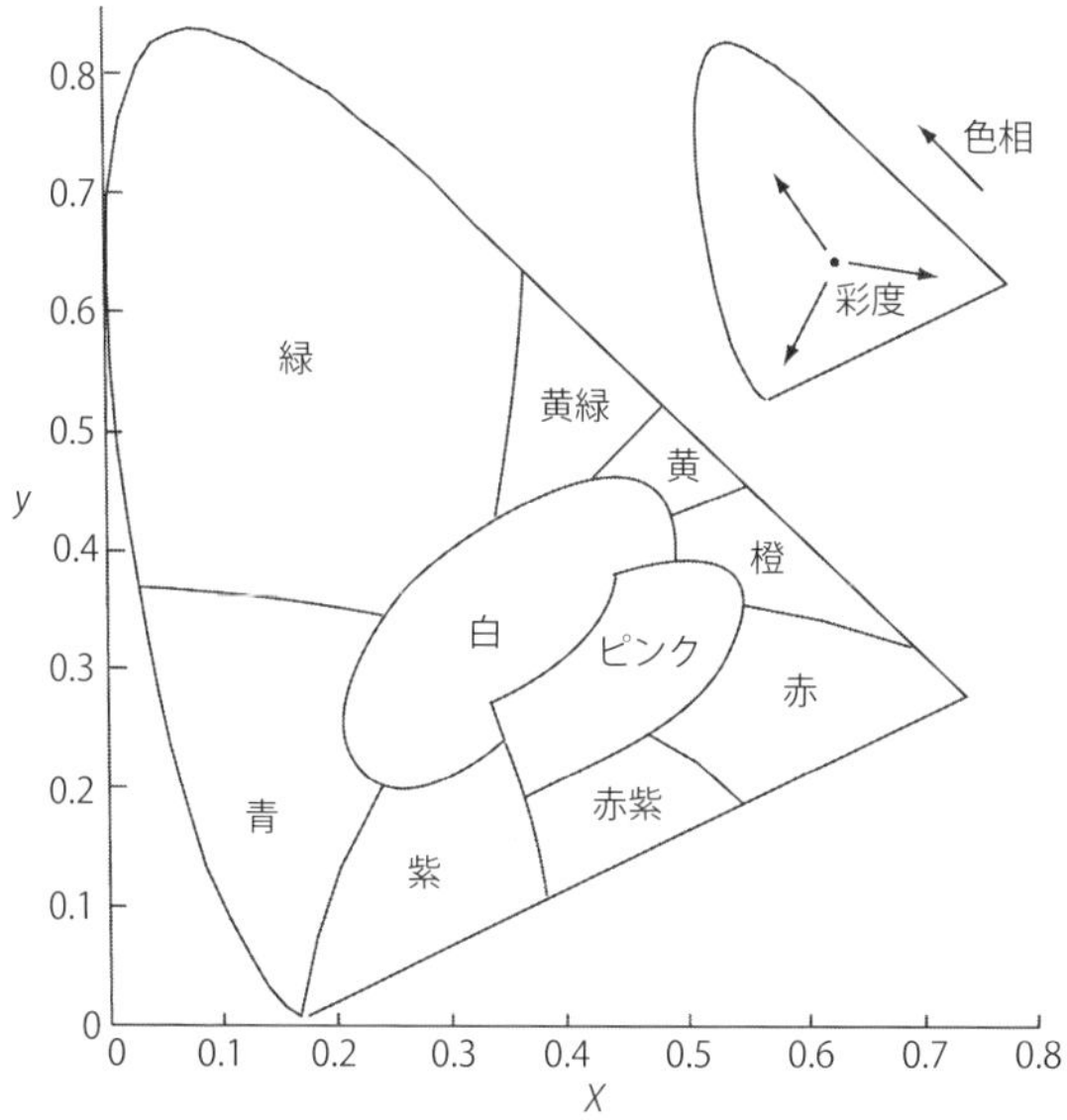

図1　色度図

ヒトが目で見て区別する色を、二次元座標(x、y)で表したもの。CIE-xy色度図とよばれる。さまざまな色名が色度図のどのあたりになるかを示している。右上は色相と彩度の変化する方向を矢印で示したもの。黒丸は白色点。

る。色覚の性質は動物の種によって違っているが、多くの哺乳動物は二色性だ。しかし、霊長類の進化の過程で三色性の色覚を持つようになり、ニホンザルなどのマカクザルはヒトととても近い三色性の色覚を持っている。だからヒトの色覚を理解する上で、マカクザルはとても重要なモデル動物になっているのだ。

なぜヒトは三色性の色覚を持つのか、という問題にはニュートン以降多くのすぐれた研究者が取り組んだ。その中でトーマス・ヤングとヘルマン・フォン・ヘルムホルツが立てた説はヤング・ヘルムホルツの三色説として知られる。彼らは分光感度特性の異なる三種類の光受容器が目に存在するためにヒトは三色性の色覚を持つと考えた。二〇世紀後半になって、近代的な生理学の実験方法が発達して彼らの仮説は証明されることになった。網膜には錐体と桿体の二種類の光受容細胞があり、このうち明るいところで働いて色覚に寄与する錐体の中に分光感度特性の異なる三種類があることが分かったのだ。これらはL錐体、M錐体、S錐体とよばれる。Lは long-wavelength-sensitive（長波長に感度が高い）のL、Mは middle-、Sはshort- の頭文字をとったものだ。これら三種類の錐体の応答の相対的な強さが変わると、知覚される色が変わることになる。元になる光受容細胞が三種類なので、色覚は三次元になり三色性の色覚になるのだ。

色は脳のどこで見るか？

網膜の錐体光受容細胞が色知覚に関係していることを上で述べた。それでは錐体で色を見ていると言えるのだろうか？　そうではない。錐体は色の信号を伝える上でなくてはならないパーツだが、色覚が成立するのは大脳の働きだ。色盲という言葉がある。通常色盲という場合には三種類の錐体のうちの一つが遺伝的に欠損した状態を指す。しかしこのような状態で色覚が失われる訳ではない。三色性のヒトが区別できる色の中で区別ができなくなる色が存在するという状態だ。たとえば三色性の色覚を持つヒトはL錐体とM錐体の相対的な応答の強さで赤と緑を見分けているので、これらのいずれかを欠損したヒトは赤と緑の見分けがつかなくなる、といった具合だ。一方、大脳皮質の腹側高次視覚野である紡錘状回のあたりが損傷されると、まったく色覚が失われて世界が灰色に見えるという症状が起こることがある。この症状を大脳性色覚異常（アクロマトプシア）とよぶ。このことは、腹側高次視覚野の働きが色覚を生み出す上で極めて重要な役割を果たしていることを物語っている。つまり腹側高次視覚野のニューロンの活動が、色知覚にとても密接にかかわっていると考えられるということだ（図2）。

そこで私たちは色覚のモデル動物のニホンザルのニューロン活動と色知覚の関係を調べてみることにした。サルとヒトの脳の領野の対応関係を求めることは必ずしも容易ではないが、色覚に関してはサルの下側頭皮質の損傷で色識別が重篤に障害されることが知られているので、この領野がヒトの腹側高次視覚野に対応すると考えて良いと思われる。下側頭皮質からニューロン活動を微小電極で記録して、明るさ（輝度）が同じで色度が違うさまざまな色刺激に対する応答の強さを調べたところ、特定の色にだけ反応する色選択性細胞が下側頭皮質の一部の場所に固まって存在していることが分った。ニューロンによって反応する色は違っているが、個々のニューロンが反応する色の範囲は、ヒトがある色の名前でよぶ範囲（たとえば赤、黄、緑など）と良く対応していた。これらのニューロンの活動が、色の知覚とどのように関係するのかをもっと詳しく調べるためにサルに色を見分ける課題（色識別課題）を訓練して、サルが色の微小な差を見分けている時にニューロン活動を記録して、ニューロンの色識別の感度とサルの色識別の感度を比較してみる実験を行った。これにより、ニューロンの応答からどれくらい

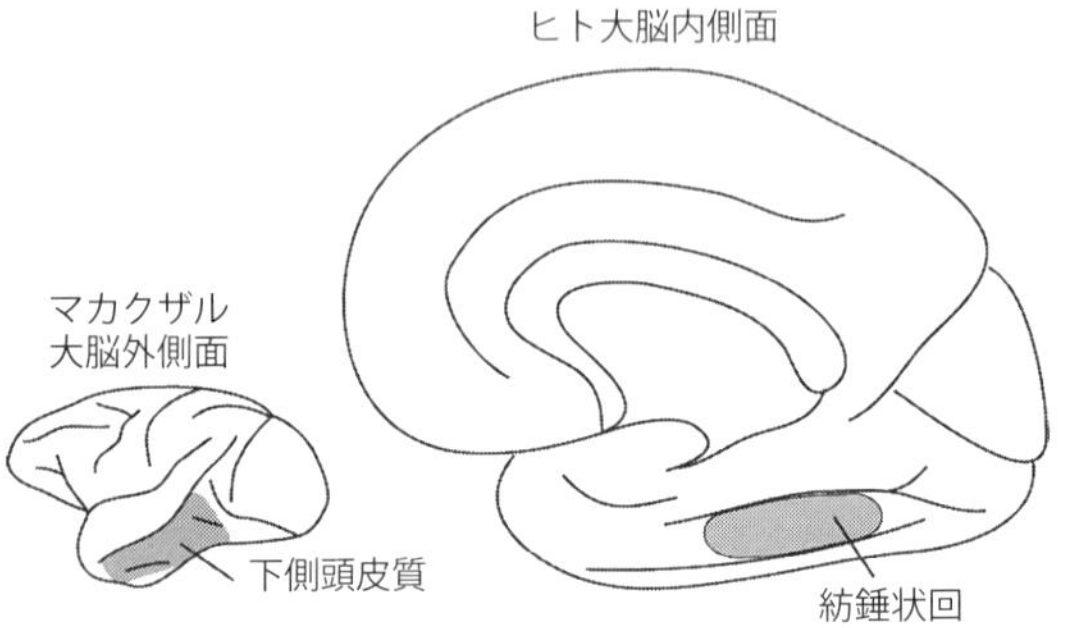

図２　大脳皮質で色知覚に重要な役割を果たす部位（色覚中枢）の模式図

右はヒトの大脳内側面で左はマカクザルの大脳外側面。ヒトでは紡錘状回、サルでは下側頭皮質が色覚中枢と考えられる。

色を識別できるかを定量的に計算することができるが、その結果をサルの行動と比較してみたところ、個々のニューロンの感度はサルが色を見分ける感度よりは悪いものの、ニューロンが色を見分ける感度とサルが色を見分ける感度の間には強い対応関係があることが分かった。つまり、確かに下側頭皮質のニューロンは色知覚と密接に関係しているらしいということだ。このように下側頭皮質の色選択性ニューロンの活動が色知覚を生み出す脳の働きと密接に関係していることが分ってきたので、最初に書いた「世界と知覚とそれらをつなぐ脳の働き」という問いへの答を書き換えることができる。ある色の知覚は、世界から目に飛び込んだ光の波長が、網膜で三種類の錐体の信号を生み出して、それが脳の腹側高次視覚野に伝わって、特定の色に選択的に活動するニューロンの活動を引き起こすことによって生じているらしい、という説明が可能であるということだ。我々が世界を見て、色を知覚している時に、起きていることはどうやらこんなことらしい。しかし色を見るという働きは本当にそれですべて説明できているのだろうか？

光の色と物の色の違い

「リンゴは赤い」という言葉の意味を考えてみよう。上の説明が正しいとすると、次のように記述することができるだろう。「リンゴの表面から目に入ってくる光は長波長の成分が多い。

すると網膜でL錐体の活動がM錐体やS錐体に比べて相対的に強くなる。このような信号の比率が、視覚系で処理された結果、腹側高次視覚野で赤に選択的に活動するニューロンの強い応答を生じる。その結果、リンゴが赤いと知覚する」神経科学的には完璧な答案のようだ。しかし本当にそんな答で良いのだろうか？　私たちが「リンゴは赤い」という言葉を発する時に、私たちはリンゴから目に入ってくる光のことなど問題にしていないのではないか。そうではなくて、私たちが問題にしているのは、このリンゴは固有の性質として「赤い」のですよ、というリンゴそのもののことを問題にしているのではないのだろうか。何を言っているか分りにくいかも知れないので、図3を使って説明しよう。図ではリンゴに照明光が当って、リンゴから反射した光が目に入っている。照明の強さをL、目に入る光の強さをIとする。リンゴの反射率はRだ。いずれも波長の関数だが、議論を簡単にするために波長は省略する。リンゴに照明Lが当たって反射した光がIなので、IはLとRを掛けたものになる。

I＝L×R

目に入る光IはLとRの両方の影響を受けることになる。だから、たとえば照明光が赤くて、リンゴの表面が白い場合（そんなリンゴがあるかどうか知らないが）と、照明光が白くてリンゴが赤い場合とがIだけでは区別できないということだ。しかし我々の色知覚は、照明光が変化しても物体の色の見えが比較的安定に保たれる色の恒常性とよばれる性質を備えている。色の恒常性のメカニズムはここでの本題から外れるので述べないが、一言で言うと周囲の色と

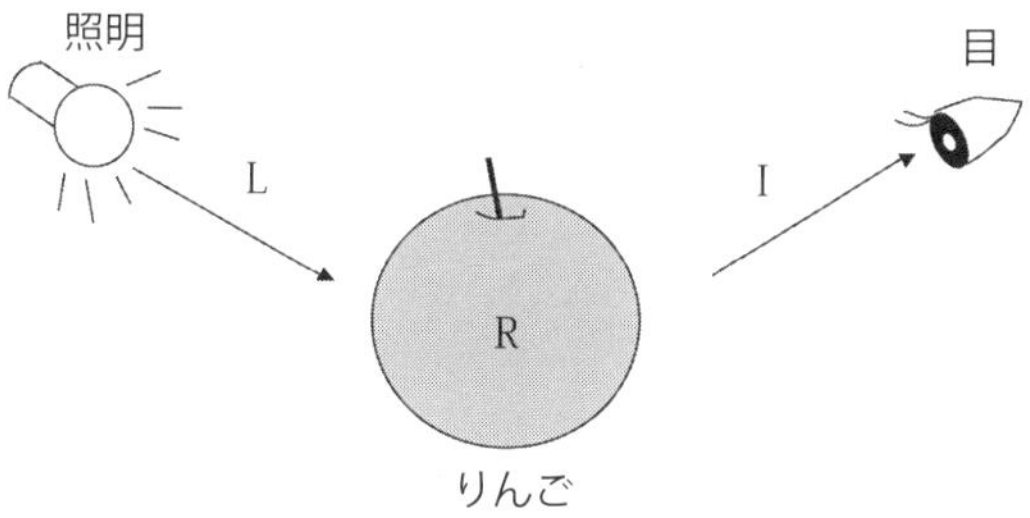

図3　リンゴを見るときに世界で起きていること

リンゴに照明光（L）があたって、反射した光（I）が目に入る。表面反射率（R）はリンゴに固有な性質。

の比較を行っているのだ。ここで強調したいことは色の恒常性の機能的な意味だ。色の恒常性は目に入る光Ｉの変化によらず、Ｒを安定して推定するための機能であるということができる。視覚の重要な機能は目で見ているものが何かを識別して認知することだ。目で見ている物が何であるかが分かればその生物的な価値が判断できる。そのためには物に固有な性質を捕まえることが重要だ。上の図で物に固有な性質というのは言うまでも無いがＲだ。Ｒは物体表面の分光反射率で、これは物体に固有な性質で短い時間の間にはあまり変化しない。もちろん未熟なリンゴが熟してくると赤みが増すし、腐ってくると茶色く変色するが、それは時間のかかる過程だ。それに対してＩは時間や場所と共に刻々と変化する不安定なものだ。だから生物にとって大事な情報は、物体固有の性質であるＲ（反射率）であり、我々が「リンゴは赤い」と言う時に意味しているのも「リンゴは赤い光を多く反射する固有の性質を持っている」ということだと私は考える。

ここで本章の最初の方であげた国語辞典の説明を思い出してみよう。広辞苑の方は光の波長分布、つまり光の色についての説明であるのに対し、日本国語大辞典の方は物に当たって反射した光ということを最初に書いて、物の色を強く意識した説明になっている。興味深い違いと書いたのは、このことだ。どちらも色覚の大事な側面だが、広辞苑の方が視覚心理物理実験で対象とする色を思い起こさせるのに対して、日本国語大辞典の方は日常的に我々が経験する色を思い起こさせる。日常生活のさまざまな場面で我々は物が何であるのかを知るために、その表面反射の特性を視覚的に認知している。色覚の本質的な機能はそのような働きであると考えられるということだ。色覚の本質をこのように理解すると、色覚は実はもっと大きな範囲に広がる視覚機能の一部として位置づけるべきではないかという考えにたどり着く。それは質感認知の機能だ。

物の色から質感へ

一般的な説明をするよりまず端的な例をあげよう。多くの人はツタンカーメンのマスクを見たことがあるだろう。もちろん実物を見た人は少ないだろうが、写真で見たことはあるだろう。金色に輝くマスクだ。数千年を隔てて現代人に古代エジプト文明の栄華を生き生きと伝えてくれる。このマスクの色は金色とよぶしかない。では金色とは何だろう。三色性の色覚のすべての色を表すことができる色度図のどこにも金色という色はないのだ。これはどういうことか？
金色のマスクの写真をもっと良く見てみよう。そのために小さい覗き穴を作ってマスクの場所ごとに色を見てみる。すると黄色であったり、茶色であったり、黒であったり、白であったりすることが分かるだろう。これらの色は色度図に載っている色だ。つまりそれらさまざまな色が何かある規則で並ぶと、突然金色というまったく新しい色ができるということだ。このためには、色や明るさの空間的な配置を処理するグローバルな処理の仕組みが必要であると考えられる。逆に言うと、これまで色覚の研究が扱っていた色の処理は、基本的に小さな覗き穴を通したローカルな処理だと考えられるということだ。

それではここで見ている金色とは何だろう？ 金色は金の表面が持つ固有の反射特性によって生じる色や明るさのパターンだ。ここでも大事なことは素材に固有な反射特性が、ある特定の色の知覚を生み出しているということだ。同じようなことはさまざまな素材について考えることができる。異なる素材は固有の光学的な特性を持つ。それは反射だけではなく、吸収、透過、屈折、干渉、散乱など、素材の物性に応じた、光と相互作用する仕方に関係するすべての光学的な性質が関係するだろう。だからガラスでできた物体の表面にはガラスに固有な色や明るさのパターンが生じ、ゴムにはゴムの、プラスチックにはプラスチックの、真珠には真珠固有の光学的特性にしたがった何らかの色や明るさのパターンが生じるのだ。我々は一目見ただけで、それがガラスであるとか、ゴムであるとか認識することができるが、それは物体に固有の光学特性が生み出す色や明るさのパターンを取り出す優れた仕組みを、我々の視覚神経系がもっているからに違いない。このような機能は質感、或いは材質認知の機能とよぶことができるだろう。質感というと、好悪や快不快など情動的な側面も入ってくるが、その基本になるのは視覚の場合、目で見てその素材が何であるか、あるいは表面がつるつるしているか、ざらざらしているかなど表面の状態を知る働きだ。

色覚とは物体固有の表面反射率を知る機能と考えることができると前の節で述べたが、それがより広い質感或いは材質認知の機能の一部と位置づけられることが理解いただけたことと思う。もちろん、色覚の場合は特に波長の選択的な吸収と深く関係しているといったことはあるが、視覚の生物学的な意味から考えていくと不可分のものとして考えていくべきだと私は思う。物体画像に含まれる色や明るさのパターンから、視覚系がどのような特徴を取り出して材質や表面の状態を推定しているかについては、実はまだほとんど分かっていない。チャレンジングで困難な問題であることは間違いないと思われる。しかし、そのような問題があること自体を視覚心理物理学の研究者も脳科学の研究者もこれまでほとんど意識してこなかったのが事実だ。新しい分野への扉が開いたのだ。やるべきことは山のように待ち受けている。我々は質感をどの程度区別できるのだろう？　質感にはどれくらい次元があるのだろう？画像に含まれるどのような特徴が重要なのだろう？　何故見ただけで触った感じや温度が分るのだろう？何故、ある質感には心引かれ、別の質感には嫌悪を感じるのだろう？　質感の識別は生得的な能力なのだろうか？　質感にはどの程度個人差や文化の影響があるのだろう？　などなど。

芸術家は独自の方法でさまざまな質感の表現を生み出してきた。また工芸作家は独自の技ですぐれた質感を持つ作品を作り出している。しかしそれらの技法は多くは直感的なものだ。世界の事物の持つ多様な質感が我々の精神生活を豊かにしてくれている。その仕組みを解き明かしていくことで、我々はより深く自然の持つ豊かさの源泉に近づくことができるに違いないと考えている。

10章 世界は脳が見ている

藤田一郎

錯覚現象から視覚のしくみを考えるというテレビ番組（NHKサイエンスZERO「五感の迷宮〜錯視から迫る視覚の謎」）に出演する機会があった。台本を見ると、私以外の出演者のセリフはかなりきっちりと決められているのに対し、私のところだけ、「こんなことを話してください」という大まかな指示があるだけである。決められたセリフを自然に話すことは素人の私には難しいので、これは助かった。進行を務める山田賢治アナウンサーと女優の安めぐみさん、ゲストのマジシャン前田知洋さんが、次から次へと会話をしかけてくる。ワンシーンずつ撮っていくのだが、休み時間でも会話がとまらない。私の緊張をほぐそうという温かい思いやりだろうと思う一方で、皆さん好奇心が強く、錯覚や視覚の不思議のとりこになっているように思えた。そうやって予定された撮影は順調に進んだのだが、最後に前田さんがとても面白い感想を口にした。

「不思議なのは、脳って自分のもんじゃないですか。自分のものなのにうまくコントロールができない部分があるというのはすごい不思議ですよね。指なんか動くんですけどねえ」

彼の華麗なマジックを可能にしている細く美しい指を動かしながら、しみじみともらしたこの言葉は、脳と心の関係を考える上での重要なポイントをついている。この番組で伝えるべきもっとも大事なメッセージだと私は思った。実際、ディレクターの吉川美恵子さんはこの発言を逃さなかった。

自分の脳を操ることができない

私たちはふだん、何気なくまわりの世界を見ている。何の努力もせずに、すみからすみまで焦点のあった風景の中に、豊かな色彩、形、陰影、動き、奥行きを感じる。人の表情を見て、その人がどんな気持ちでいるかを高い確度で推しはかることすらできる。この時、外界に存在する物体はその像を私たちの網膜へ投影しており、私たちはこの網膜に映った像に基づいて目の前の光景を見、そうして得た知覚によって世界を理解する。私たちの理解は正しく、したがって世界のあり方は網膜像に忠実に反映されており、私たちが見ているものは網膜像そのものであると思いがちである。

ところが、実はそうではない。たとえば、図1を見てみよう。今から一世紀以上前にイギリスの心理学者フレーザー（James Fraser）が作成した図形である。格子模様の手前で、白黒のひもがねじれながら、らせん状に中心に向かっているように見える。しかし、ここにらせん模様は描かれていない。鉛筆か何かでひもをなぞってみると、中心に向かうはずの鉛筆は、同じ円周上をまわるばかりである。描かれているものは、中心を共有する円の集まり、すなわち同心円なのだ。この紙の上や、それを見る私たちの網膜に映った像に、らせん模様はない。ところがこのような種明かしをした後でさえも、私たちにはらせん模様が見える。[1]

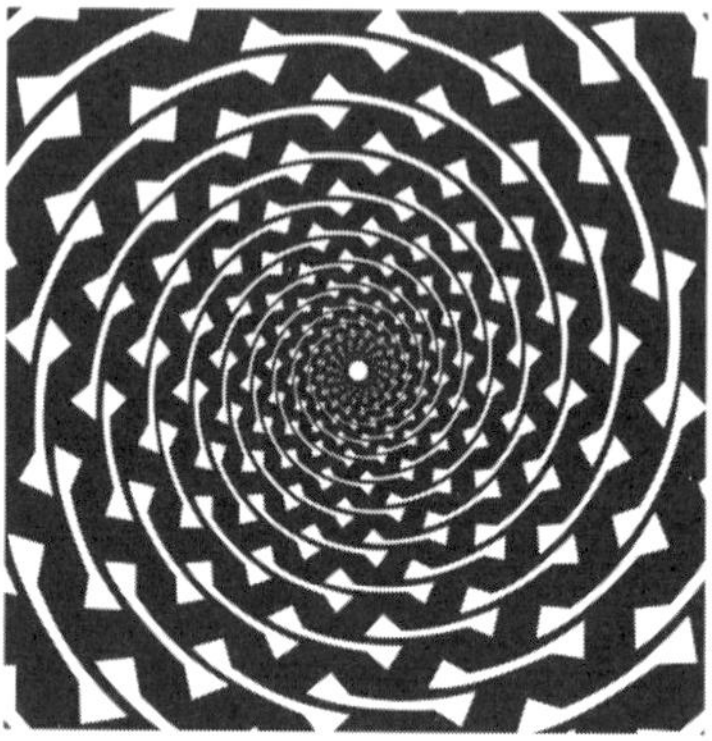

図1　フレーザーのらせん錯視

ここに描かれているのは同心円であり、らせん模様ではない。それを知ってもなお、見えるものはらせん模様である。

図2に示す絵は、アメリカのエーデルソン（Edward Adelson）が作ったものである。市松模様の板（チェッカーボード）の上に円筒が置かれている。Aとラベルした区画は市松

模様の濃い色の部分、Ｂの区画は薄い色の部分に見える。しかし、まわりを手でおおって、Ａ とＢの区画だけをまじまじと見てみると、両者は同じグレーで印刷されていることがわかる。つまり、ＡとＢそれぞれの区画から、私たちの目に入ってくる光の量は同じである。同じ濃さのグレーの四角形が網膜に映っている。しかし、二つの四角形は同じ明るさには見えない。

　絵画の初心者がこのような状景を写生すると、往々にして、Ａの区画は暗いグレーで、Ｂの区画は明るいグレーで塗ってしまう。「市松模様を持つ板である」という自分の解釈で絵具を選んでしまうからである。絵を描く経験を積んだ人はそのようなことはしない。二つの区画は同じグレーで塗る。そうすることで、円筒の影を表現することもできるし、同じグレーでＡとＢの区画を塗っても、全体を描いた後では異なった明るさの区画として知覚されることを知っているからである。

　描かれているものとは違うものが見えるこれらの現象は錯視と呼ばれる。錯視の不思議さとおもしろさは、子供から大人まで、芸術にあまり関心のな

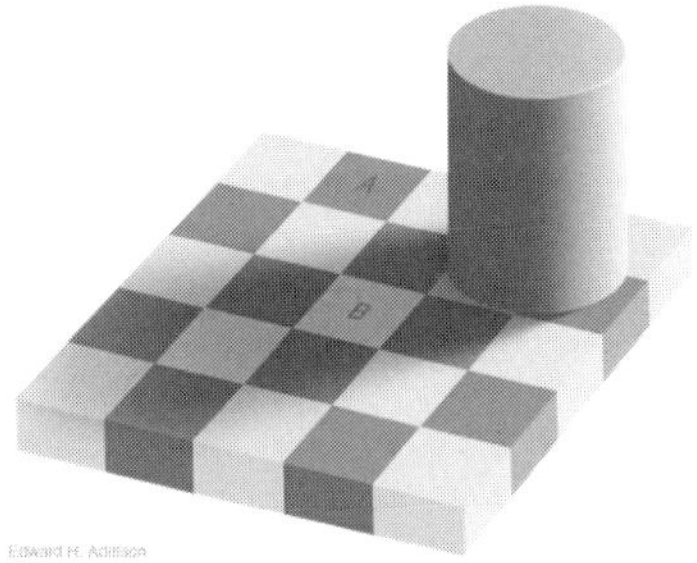

図2　エーデルソンのチェッカーボード

　市松模様の板の上に茶筒がおいてある。Aの区画は黒く、Bの区画は白い。そのはずなのだが、この二つの区画以外を覆ってみると、Aの区画とBの区画は、まったく同じグレーで塗られていることがわかる。

い人からアーティストまで、そして、心理学者や脳科学者の興味をそそる。心理学者や脳科学者の興味まで引くのはなぜだろうか。それは、錯視が、脳と心に関する重要なことを教えてくれるからである。

その第一は、網膜に映る像と心に浮かぶ像とは乖離しうるという錯視の性質そのものである。フレーザーのらせん錯視では、網膜像とは違った形を知覚した。エーデルソンのチェッカーボードでは網膜像とは違った明るさを知覚した（同じ網膜像が違った明るさの知覚を生じさせた）。その他にも、網膜像では同じものが異なる色や異なる大きさに知覚されたり、止まっている像が動いて見えたりと、さまざまな錯覚を引き起こす図形が何百もある。つまり、「見る、見える」というできごとは、網膜に像が映り、網膜の細胞が活動した時点で生まれるのではないのだ。網膜から送られてきた情報に脳がさまざまな操作を加えて初めて世界は「見える」。ものが「見える」ことも、他の心のできごとと同様、脳が実現するのである。

錯視が教えるもう一つの重要な点は、多くの場合、私たちはものの見え方を自分の意志で変えることができないことである。「フレーザーが描いたものは同心円である。指でなぞってみてそれを確認したんだ」いくらそう思っても、見えるものは、あくまでもらせん模様である。エーデルソンのチェッカーボードのAとBの区画には同じ印刷が施されていると知っていても、Aは暗く、Bは明るく感じてしまう。ものの見え方をコントロールすることは著しく困難なのである。冒頭の前田さんの感想はこうして出てきたのだ。

錯視はふだんの生活でも起きる

錯視が起こるのは、酔狂な科学者や芸術家が作った錯視図形やトリックアートを見るときだけではない。日常生活でも起きることは、地平線や水平線の近くにある月が、天空高く上った月よりも大きく感じられる「月の錯視」と呼ばれる現象からも明らかである。

錯視によって困ったことが起きている職業さえある。ある日、先述のＮＨＫディレクター吉川さんから「五感の迷宮」の続編のＤＶＤが送られてきた。それによると、サッカーのＡマッチ国際試合（年齢制限のないナショナルチーム同士の試合）におけるオフサイド判定の実に三割が誤判定なのだそうだ。サッカーでは、最後端にいる相手チーム選手よりも奥側にいる味方にパスを出すことは禁止されており、この違反がオフサイドである。この判定の一〇回に三回は、パスを蹴った瞬間に、攻撃中の味方選手が相手方守備の最後端よりも手前にいるにもかかわらず、審判は攻撃選手の方が奥にいると誤って判定してしまう。世界最高レベルの審判たちが、一〇回の内の三回などと頻繁に判定ミスを犯すのは何故だろうか。

実はこの判定ミスは人間の持つ視覚の特性によるもので、審判員にフラッシュラグ効果（flash-lag effect）と呼ばれる錯視が起きているのである。図3に示すのは、実験的にこの現象を起こすもっとも簡単な方法である。モニターの中央に小さな＋印が提示され、それをじっと見ていると、右方から長方形が画面中央に向かって横滑りしてくる（Ａ）。この長方形が＋印の真上に来た時に一瞬だけ、＋印の下にも長方形が現れる（B）。上下の長方形は物理的には一列に並んでいる。ところが、このデモンストレーションを行うと、観察者には、横から動いてきた長方形の方がフラッシュされた長方形に比べて左側にずれているように見える（C）。

サッカーの場合にも同様のことが起きている。最前線の攻撃選手が守備選手よりも手前にいるときに、味方がパスを蹴ったとしても、走りこむ攻撃選手と静止している守備選手を見る審判には、攻撃選手が相手陣内に入っているように見えてしまうのである（D）。自信たっぷりに判断したベテラン審判員が、自分のオフサイド判定が間違っていることを、ビデオのリプレイで見せられ驚愕する様子が撮影されていたが、どんなに経験を積んだ審判であってもこの見え方を変えることはできない。彼らにできることは、「少しぐらい攻撃選手が飛び出て見えるときには、オフサイドと判定しない」と、判断の基準を変えることだけである。

脳はちゃんと仕事をしている

錯視が起きることをもって、「私たちの脳はちゃんと働いていない」とがっかりするのは適切ではない。むしろ、錯視の多くは、脳がやるべき仕事をしっかり行ったために起きる現象と考えるべきものである。その仕事とは、目からの送られてきた情報に基づいて、「目の前にある物体がどのようなものであるかを知る」ことである。「目に映った像がどのようなものであ

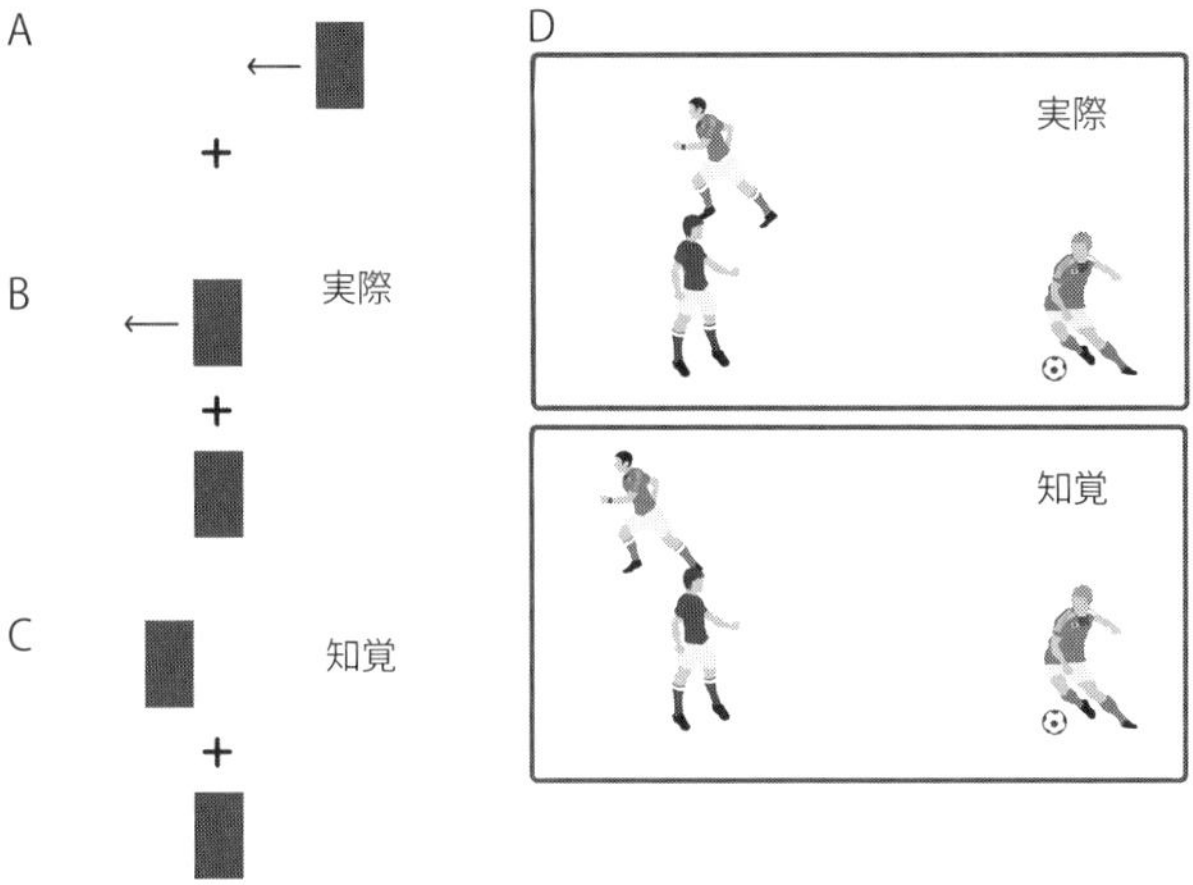

図 3　フラッシュラグ効果

プラス印を眺めているところに右方から長方形が動いて近づいてくる(A)。この長方形がプラス印の真上にきたときに、一瞬だけ、もう一つの長方形をプラス印の真下にフラッシュする（B)。二つの長方形は整列しているのだが、このような動画を見せられると、動いている長方形が左にずれているように見える（C)。この現象はフラッシュラグ効果と呼ばれ、サッカーの審判がオフサイド判定をする際の障害となっている。オフサイドではないタイミングでパスを蹴りだしても（D 上)、審判には、走っている攻撃選手が守備選手の奥側にいるように知覚されてしまうのだ（D 下)。

るかを知る」ことが大事なのではない。あくまでも、その像を作った外界世界の様子を知ることが私たちにとって重要なのである。たとえば、エーデルソンのチェッカーボードを目にしたとき、目に入ってきた光の強さが区画Aと区画Bで同じであること（同じグレーであること）を知ってもほとんど何の役にも立たない。一方、区画Aが暗く見え、区画Bが明るく見えることは、網膜の該当部分に到達した光の物理的量の推定としては不正確であっても、この板がチェッカーボードであることを知るために大いに役立つ。

網膜に映った像およびそれを伝える電気信号が見ているものに関する情報を完全な形で伝えているのであれば、脳の出番はあまりない。しかし、実際には、目からの信号は著しく不完全であり、足りない情報を脳は推定しなくてはならない。エーデルソンのチェッカーボードの各部分が薄い色の区画か濃い色の区画かを決めること一つをとっても、人工機械やコンピュータには容易なことではない。各区画から来る光の量は、その部分の反射率のみならず、そこに注がれている光の量にも依存しているからである。チェッカーボードの各区画からやってくる光の量（どの位の濃さのグレーか）という一つの情報に基づいて、その部分の反射率（黒い区画か白い区画か）とその部分への照明光の強さ（日があたっているのか、円筒の陰なのか）の二つを決定しなくてはならないのである。これを可能にする情報は、視野局所にはなく、全体の状景を見て初めて手にいれることができる。

見ることに脳の多くを使う

目を開ければ、何の努力もなしに世界が見えるという点で、ものを見ること自体は私たちにとっては容易だが、ものを見るために脳はたくさんの仕事をしなくてはならない。その仕事は、複雑で重層的な構造を持つ脳の視覚系に依存している。

網膜で受容した光の情報は、網膜の出力細胞が発する電気パルスの数やタイミングとして脳に送られる。外側膝状体《がいそくしつじょうたい》と呼ばれる脳部位での一回の中継のあと、大脳へと到着する。霊長類においては、大脳が脳のほとんどを覆い、たくさんのしわをつくりながら、頭蓋骨の中におさまっている。神経細胞は大脳表面の2－6ミリ厚の部分に集まっていて、これを大脳皮質と呼ぶ。[2] 視覚情報が最初に到着する大脳皮質は一次視覚野（V1野）であり、そこからたくさんの視覚関連領域へと、複雑な回路を介して伝えられていく。
この視覚関連領域は、ヒトの大脳皮質の二五％から三〇％を占め、サルでは大脳皮質の50％を占める（図4）。これはすごい比率である。なぜなら、大脳皮質は知覚だけに関わっているのではない。知覚以外にも、体を動かしたり、計算をしたり、物を考えたり、言葉を話したり、記憶したりと、私たちの毎日の生活のすべてに関わっている。また、知覚だけとりあげても、視覚だけでなく聴覚・味覚・嗅覚・体性感覚・平衡感覚がある。このようにさまざまな機能を担う大脳皮質の四分の一から二分の一を注がなくてはならないほど、「ものを見る」ことの背

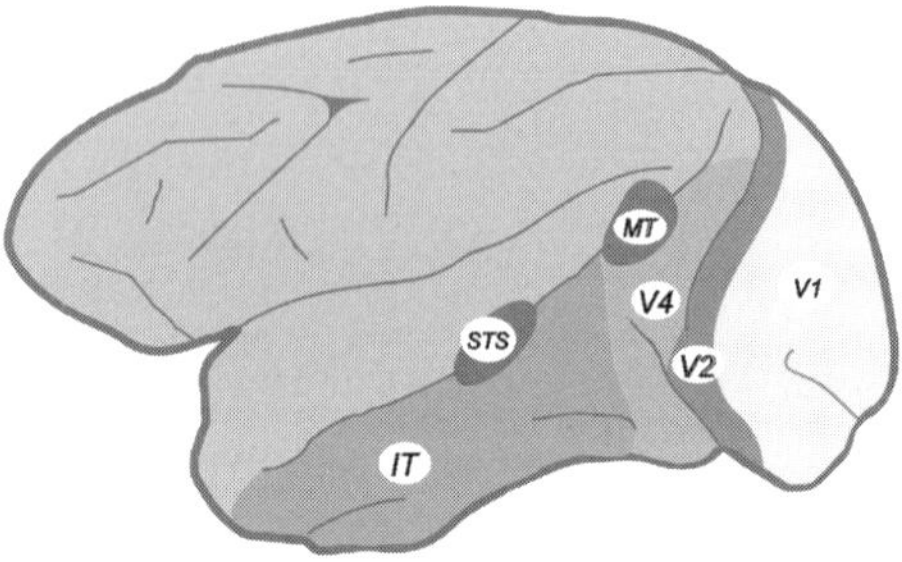

図４　サルの視覚系

サルの大脳皮質左半球の側面図（図左が前方）。本章で紹介する６つの視覚領野の位置を示す。

景で膨大な情報処理が要求されるのである。

視覚にかかわる大脳皮質は、三〇以上の異なる領野を含む。それらの領野は、視覚の異なる側面にさまざまに異なった貢献をする。「一つの領野が一つの視覚機能にかかわる」という考え方は過剰な単純化であり不正確だが、それでも、脳の特定の場所が壊れると、特定の視覚機能だけが欠落するということが起こりうる。たとえば、ヒトの脳のｈＭＴ＋野（なんとも妙な名前！）という場所に損傷が生じると、動いている物体が動いて見えず、連続ストロボ写真のように世界が見える。大脳の底部にある紡錘状回（九章を参照）の一部が壊れると色だけが見えなくなり、また、同じ紡錘状回の別の部分を失うと、自分自身を含めて人の顔の区別がつかなくなる。つまり、ｈＭＴ＋野は対象物の動きの知覚にかかわり、一方、紡錘状回は色の知覚や顔の認識に関与している。これらの結論は、健常人においてｆＭＲＩ法（機能的核磁気共鳴撮影法）などによって脳活動を計測した結果からも支持されている。

視覚はたくさんの細胞が支えている

これらの領域の中には、視覚刺激の異なった属性（たとえば、色、形、動き）それぞれ、あるいはそれらの組み合わせに反応する神経細胞が含まれている。どのような性質を持った神経細胞がどう分布して、視覚情報を処理し、神経細胞の電気活動パターンとして表現しているのかを知るには、脳表から脳波を記録したり、fMRIを用いて脳の外から脳血流の変化を調べることでは不十分である。神経細胞一つひとつが発生する活動電位と呼ばれる電気パルスの発生の時間系列を解析する必要がある。このような研究はヒトで行うことはできず、実験動物を用いた探求がなされている。

たとえば、サルのV1野の多くの神経細胞は、細長い線分状の光刺激にはよく反応するが、丸いスポット光には反応しない。神経細胞ごとに反応する線分の傾きが決まっている（図5）。MT野と呼ばれる領域の細胞は、視覚刺激が特定の方向に動いたときだけ強く反応し、その反応は刺激の形（スポットであるか線分であるかなど）には左右されない。

これらの異なった性質を持つ細胞がどの領野に存在するかだけでなく、一つの領野の中でどのように分布しているかを知ることも重要である。部屋の中の机の配置から、その部屋がどのような目的に使われているかを推測できるように、さまざまな機能を持つ神経細胞がどのように配列されているかを知ることは、そこでの情報処理のしくみを知る重要な手がかりになるか

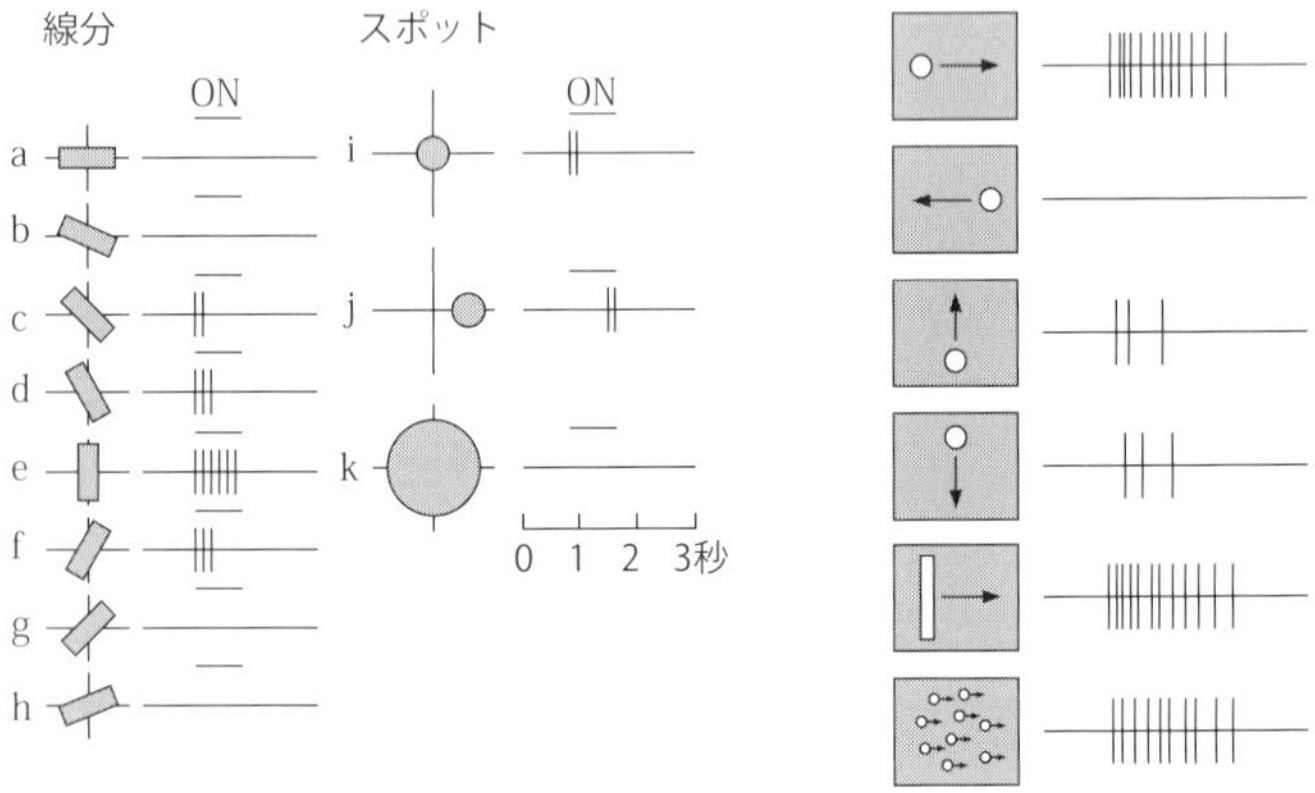

図5　V1細胞とMT細胞の反応

左：V1野の細胞の多くは、特定の傾き（方位）を持つ線分や縞模様に反応する。図左端は刺激図形を示し、右側に示す縦線は神経細胞が発生した電気パルス（活動電位）を示す。この例では、縦方位にはよく反応しているが、その他の方位や丸いスポット刺激には反応していない。

右：MT野細胞は、視覚刺激が特定の方向に動いたときに反応し、他の方向に動いたときや刺激が静止しているときには反応しない。刺激の形には無頓着である。

らである[1]。

たとえば、V1野では、同じ傾きの線分に反応する神経細胞が大脳皮質に垂直に柱状に集まっている。このような構造はコラム構造（機能的円柱構造）と呼ばれる。V1野をその表面から見下ろすと、皮質上のところどころにある「風車中心」と呼ばれる場所を中心にして、異なった傾きの線分に反応するコラムが風車状に分布している（図6）。垂直線分に反応するコラムの隣には少し斜めの線分に反応するコラムがあり、そのさらに横には水平線分に反応するコラムがあるというように、視覚刺激の傾きに関する情報が、脳表上に「なめらかに」表示されている。

風車中心から離れた場所に位置する神経細胞は視野の中の局所部分の情報だけを抽出しているのに対し、風車中心に近い神経細胞は、視野のより広い部分からの情報を統合しているらしい。[2] 後者のような細胞は、視野局所の輪郭角度の検出に加えて、視野の様子全体を推定するような情報処理過程に寄与することができる。

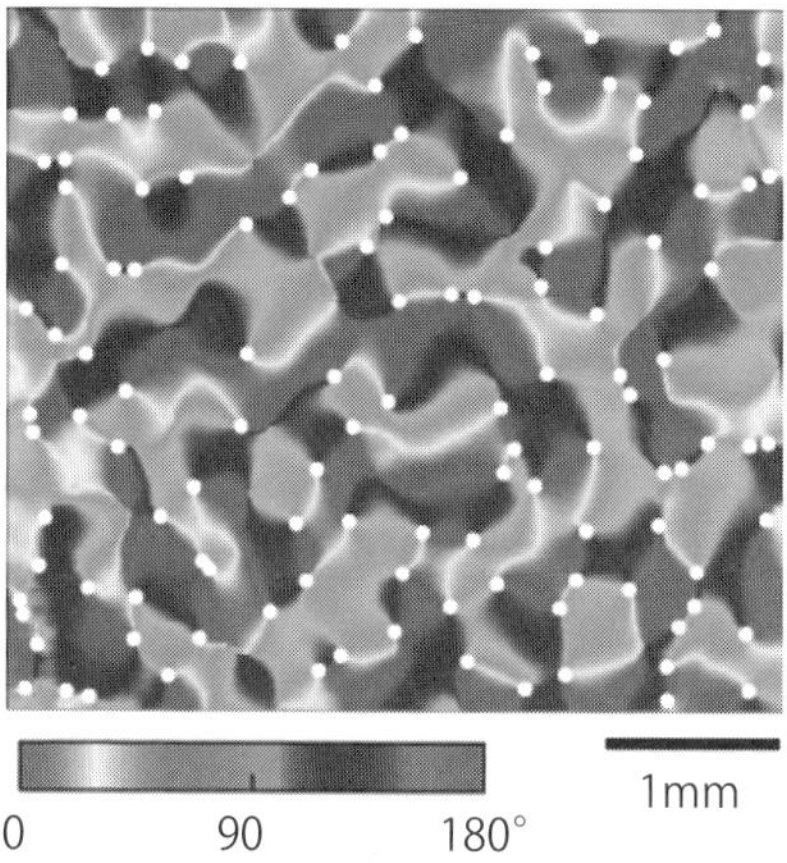

図 6　V1 野の風車構造

V1 野表面を見下ろしたとき、さまざまな方位に反応する細胞がどのように分布しているかを内因性光学信号計測という方法で調べた様子を示す。白丸を中心にして、0 度から 180 度までのそれぞれの方位に反応する細胞が、風車状に分布している。

形にもアルファベットがある

Ｖ１野は大脳皮質における視覚情報処理の出発点であり、形、色、模様、動き、奥行きなどさまざまな視覚情報の処理がここから始まっている。上で述べた局所輪郭の傾きの処理は、形の情報処理の第一歩とみなせる。Ｖ１細胞は輪郭や縞模様の傾きと幅の情報を伝えているが、その次の段階Ｖ２野やさらに上位の領野Ｖ４野には、線分の組み合わせや曲線に対して反応する細胞が多く含まれる。視覚経路を登っていくにつれ、徐々に、神経細胞が反応する刺激は複雑なものになっていく。では、このような視覚情報処理の最終段階にある神経細胞はいったいどのように視覚情報を伝えているのだろうか。

サルの下側頭葉皮質（ＩＴ野とＳＴＳ野）は、物体認識や色の知覚に必要な神経経路（側頭葉視覚経路あるいは腹側視覚経路と呼ばれる）の最終段階であり、視知覚の最後期過程を担っている。ヒトの紡錘状回に対応していると考えてよい視覚領域である。この領域が損傷すると、サルは、目が見えているにもかかわらず、物体の弁別や認識をすることができなくなる。

下側頭葉皮質の中に、コップに反応する細胞、椅子に反応する細胞、バナナに反応する細胞というように、物体一つひとつの認識に責任を持っているような細胞（認識細胞）があるのではない。個々のニューロンの活動は個々の物体そのものを表出しているわけではなく、物体に含まれる部分的図形特徴（その物体に含まれる特定の形、色、模様、もしくは、それらの組み合わせ）に反応している。たとえば、私が調べたある下側頭葉皮質細胞は、サルに提示した数百の物体のうち、マネキンの顔と赤ピーマンにだけ反応を示した。しかし、よく調べてみるとこの細胞は、この二つの物体それ自体に反応しているのではなく、マネキンの唇と赤ピーマンの一部に含まれている「上半分が暗く、下半分が明るく、中央が最も暗い、横長の図形」という図形特徴に反応していた（図7左）。似た図形特徴に反応する下側頭葉皮質細胞は幅〇・五ミリの柱状構造（コラム）を形成しており、特定の物体特徴には特定のコラムが反応する（図7右）。[4]

個々の物体はさまざまな図形的特徴を有していることから、一つの物体はその部分特徴それぞれに感受性を持つコラムの集団に反応を引き起こす。異なった物体は異なったコラム群に反応を引き起こすことになる。コラムの数は二〇〇〇と見積もられ、反応するコラムの組み合わせにより物体の特定を行えば、無数の物体の識別を可能にする容量が生まれる。

アルファベット二六文字がその組み合わせにより、数一〇万の単語を生成し、単語の組み合わせにより無数の文を生成するように、個々のコラムが反応している図形特徴は物体像の脳による分解要素であり、その組み合わせで物体像を表現することが可能である。私が自身の研究成果に基づいて提唱したこの考え方は、「形のアルファベット仮説」と呼ばれる。[5][6]

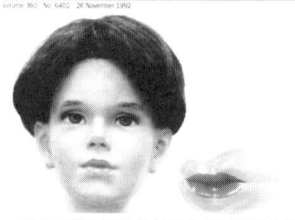

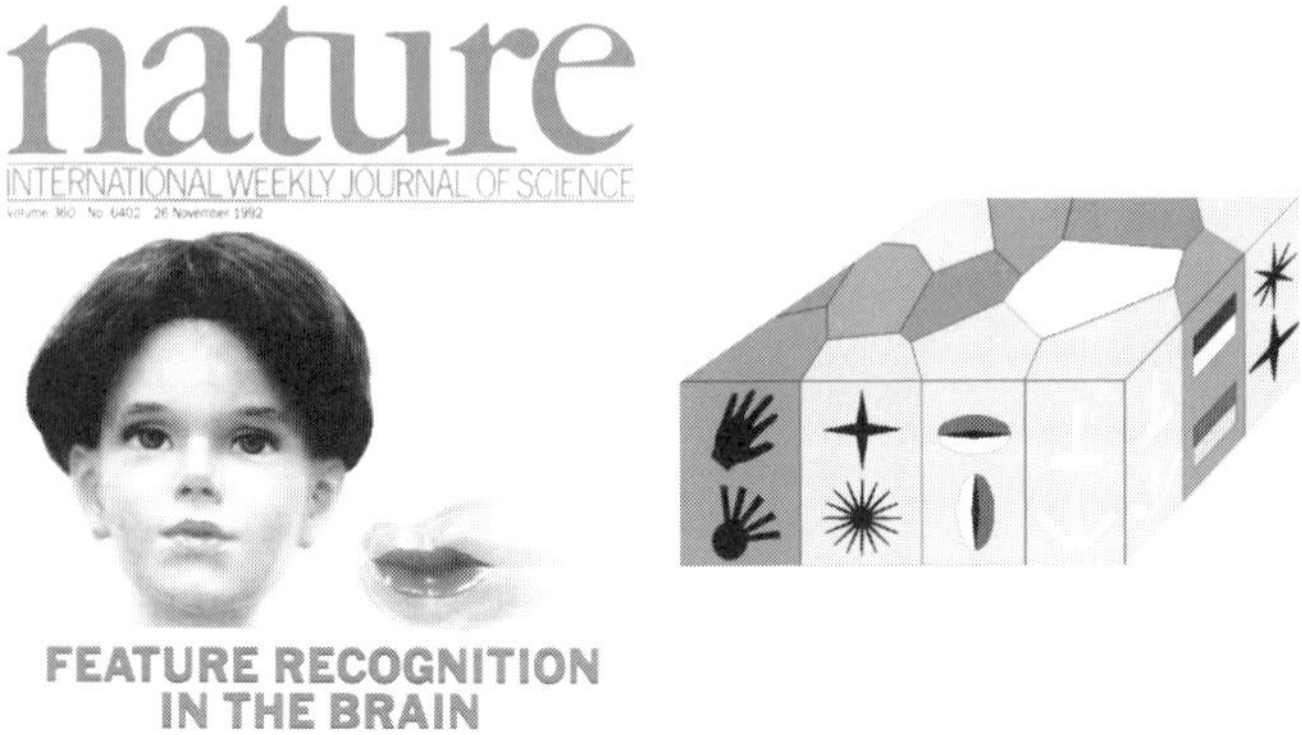

図7　くちびるとピーマン、IT 野のコラム構造

視覚経路の終点に近い IT 野と呼ばれる領域の神経細胞は、物体の部分的な特徴に反応する。同じ特徴を含む異なった物体（たとえば、「上が暗く、下が明るく、真ん中が最も暗い横長の図形」はマネキンの唇にもピーマンに含まれる）に反応する。これらの細胞は、その反応する特徴にしたがって、コラム状（柱状）に分布する[4]。

自分の目で見たことをも疑う

ここまで述べてきたように、私たちが見る世界は脳が作りだしたものであり、そのために、脳組織の多くをつぎ込んで、膨大な情報処理がなされている。網膜が脳に送る情報は視覚世界を再構築するのに十分ではなく、また、コンピュータの中で使われている回路素子に比べれば、はるかに動作の遅い神経細胞を使っていながら、脳はすばやく、そしてたいていの場合は正しく外界の世界を捉える。しかし、「正しく」と言っても、私たちの知覚する世界は外界世界を投影しただけのものではなく、網膜像に基づいて作りだしたものである。

この知覚形成の過程のほとんどは私たちの意識とは無関係に行われる。そして、これは、視覚やその他の感覚だけのことではない。人生や生活のある側面においては、好悪判断、嗜好形成、意思決定までもが「私たちの知らない」ところで、脳によって行われている。[7] ものの見え方を変えることができないように、好悪、嗜好、意思の決定も、私たちの意識的なコントロールが及ばない場合があるのである。

自分の目で見たことだけを信じてものごとを考える人は、信頼できる人である。しかし、自分の目で見たことをも疑うことを知る人は、もっと信頼できる人だと言えるだろう。私たちが思うほどには、私たちは自分自身の心の動きや自分のまわりの世界を正確に把握することはできない。そのように脳はできている。自分が持つ世界の捉え方を突き崩すような科学的発見や芸術作品に心を惹かれるのは、世界と脳と心の間の不確かな関係を、私たちがうっすらと気づいているからではないだろうか。

第４部
脳は世界をどのように見、そして自己を認識するのか

11章 女の身体と男のまなざし
―一九世紀フランスは女性をどのように表象したか―

小倉孝誠

なぜ女の身体の表象を論じるのか

一般的な理解によれば、セックスは生物学的な差異で、ジェンダーは文化的な構築物としての性差のことである。そのジェンダーが構築されるにあたって身体がだいじな要素と見なされ、同時に、ジェンダーが身体的な差異に意味づけをする根拠となる。身体の表象をめぐっては、セックスとジェンダーは相互補完的に作用する。

日常生活において、身体はつねになまなましい現実として私たちの意識と心理に影響を及ぼす。抽象的な身体というものはない。身体は一定の時空間のなかに位置づけられ、男であるか女であるか、健康であるか病んでいるか、痩せているか太っているか、老いているか若いかなど、一定の状況にさらされている。

大多数の人々にとって、もっとも決定的な差異は男女の性差であろう。病気は治すことができるし、痩せる太るはコントロールが可能だし、老若は相対的なものにすぎないが、身体の性差は克服しがたい差異である（現在では医学的に性転換手術が可能だが、実際に行なわれることはきわめて稀だ）。男にとって女の身体は（そして女にとって男の身体は）、本当の意味ではけっして追体験できない他者ということになる。したがって男が女の身体をめぐって（そして女が男の身体をめぐって）紡ぎ出すイメージには、さまざまな幻想が織り込まれているにちがいない。しかし、そのような幻想も現実を構成する要素であり、単なる誤謬や偏見として無視することはできない。多くの場合、女性たちは、男性たちが作りあげた幻想や神話を「自然」なものとして受け入れるよう、「社会」と「文化」によって長いあいだ馴致させられてきたのである。ここでは近代フランスを対象にして、そのような幻想と神話を社会的テクストとして読み解いてみたい。

では、なぜ女の身体表象なのか。

それは近代フランスにおいて、男の身体よりも女の身体のほうがはるかに頻繁に論じられ、描かれ、語られてきたからである。しかも女の身体を語り、描き、論じてきたのはしばしば男であった。たとえば一九世紀の男たちにとって、まるで自明であるかのようにみずからの身体は議論の対象にならなかったが、女の身体は謎めいたもの、神秘的なものであった。女の身体は欲望の対象であると同時に怖れの対象であり、魅惑的なものであるとともに危険なものだった。そのような謎や神秘性に魅せられ、両義性に困惑しながら、医者や生理学者は女の身体を分析し、画家は女の姿を描き、作家は女の肉体と情動を語りつづけた。

以下のページにおいては、女の身体をめぐる三つの異なる言説を文化史的な視点から読み解いてみる。すなわち医学の記述、礼儀作法書、そして文学である。それによってジェンダーの問題を、歴史の文脈のなかであらためて考察してみたい。

医学の言説

『臨床医学の誕生』（一九六三）の著者ミシェル・フーコーに言及するまでもなく、ヨーロッパの一九世紀は、医学と医者の発言力が飛躍的に高まった時代である。臨床医学が確立して医学にたいする信頼が増し、市民の身体を管理するための予防医学がしだいに整えられ、衛生学的な配慮が必要だという意識が社会に浸透していった。科学の一分野としてだけでなく、社会、行政、家庭生活などにも関与する知として、医学は影響力を強めたのだった。そのような状況を背景にして、一九世紀においては女性をめぐるイメージと言説のあり方を決定づけたのは医学であった。それをよく示しているのが、たとえば一八一二―二二年にかけて六〇巻として刊行された『医学事典 Dictionnaire des sciences médicales』である。一九世紀初頭における医学知識の集大成であるこの事典の第一四巻に、「女性 Femme 」をめぐる一六〇ページにもわたる長い項目が収められている(ちなみに「男性」という項目はない!)。この項目は「人類学と生理学」、「倫理」、「女性の病気」という三つのセクションに分かれ、ヴィレーという医学者がはじめのふたつを執筆している。ヴィレーは「女性とは何か?」と問いかけ、その本質を子宮に見ようとする。

女性とは何か? それはわれわれ人類の重要な起源にほかならない。胚と卵の受託者であり、その根元的な母胎である。あらゆる女性はもっぱら繁殖のために創られた。その生殖器は女性の身体構造の根源であり、基盤である。女性にあっては、すべてがこの組織の中枢から発し、すべてがそこに帰着する。女性の生の原理は子宮にあり、人体組織のすべてに影響を及ぼす。

女性の身体を子宮に還元するという見方は以前からあった。一九世紀の特徴は、女性の身体をより医学的に記述し、それをつうじて女性固有の病い(たとえばヒステリー)や生理学的な現象を科学の言葉で説明しようとしたことである。現代のわれわれから見れば偏見を免れていないことでも、当時は医学的な観察や発見にもとづくまじめな議論として通用していた。

「男は支配し、勝利を収めるのに対し、女は従属し、嘆願する」と『医学事典』は指摘する。さらに、女性は思考の脈絡よりも感覚的な印象に敏感であり、想像力は興奮しやすい。女性の神経組織は男性のそれよりも容易に、身体のさまざまな部位に感応してしまう。こうして・医学事典・という体系化された知の空間において、男は理性で女は感性という構図が作りあげられる。医学という科学の名において、男と女の心理的、感覚的な違いが説明され、そのことをつうじてジェンダーの非対称性がまことしやかに正当化され、刷り込まれていくのである。

一九世紀の医学書には、「男性」をことさらに論じた項目はほとんど見当たらない。他方で、かならず「女性」という項目が設けられている。そしてそこに読まれる記述のなかでは、女性の病いに関するページがきわめて多いのが特徴である。『医学事典』には「女性の病気」というセクションが設けられており、著者のフルニエは女性の病気をめぐる哲学的考察や、女性特有の病理に関する所見を、ほぼ一〇〇ページにわたって開陳している。医学のまなざしは、女性の弱さを自然によって課された宿命だとしたのである。

いや、医学だけではない。他の言説においても、女性をめぐる議論は不可避的に病いのテーマをたぐり寄せてしまうのだ。たとえば一九世紀フランスを代表する歴史家ジュール・ミシュレは、『愛』(一八五八)と題された書物のなかで女性の心理、生理、身体をめぐって特異な思想を展開しているのだが、そこでミシュレは、女性は愛ゆえに病み、絶えず傷ついている人間であると主張する。「女とは何か。それは病気である」。女性の生涯は絶え間ない苦しみの連続であり、女性はその苦しみに耐える術を知っている。そうした苦しみと病いは、とりわけ母性という天から授かった賜物ゆえに引き起こされる。「女は愛されたいと願う。女は愛と母性の器官で悩む。したがって女の病いはすべて、直接的にせよ間接的にせよ子宮の反響なのである」。女性が絶えず病んでいるのは自然によって定められた摂理である、とされたのだった。

医学事典であれば、女の病気について解説することは理解できる。しかし哲学や歴史の観点から論じられた女性論においても、ことさら病いというテーマが重要視されているとなれば、これは単なる偶然ではないだろう。一九世紀の女性をめぐる言説においては、女性はほとんどつねに病気であり、女性の生涯はさまざまな身体的異変の連続として把握される。成長や母性にともなう諸症状は、注意深く対処すべき身体の試練にほかならなかった。

礼儀作法書の言説

医学書や医学事典は、身体と病理に関する科学的な知に依拠して女性の身体を論じた。それに対して、礼儀作法書は宗教と社会道徳の名において身体にさまざまな規範を課そうとする。一八世紀末の革命によって政治的、経済的な権力を手にした後、文化的にもそれを正当化しようとしたブルジョワジーは、民衆とみずからのあいだに一線を画すために、身体文化を洗練させることに強く執着した。動作や、身ぶりや、会話において細かな規定を設けて身体を教化すること、ミシェル・フーコー流に言うならば「従順な身体」を形成すること、それが当時のブルジョワジーが形成した身体文化の基底にあった考え方である。子供と大人、男性と女性とを問わず、規範にしたがう訓育された身体が求められていた。身体は生物的な個体であると同時に、階級性を強く刻印された社会的な産物でなければならなかった。

一般市民のあいだに流布していた礼儀作法書でも、同じような傾向が看取される。一九世紀前半は、男性の著者が男性読者を念頭において作法書を刊行した例が多い。そこで何より求められているのは社会的、職業的成功であり、その目的に至るための要素として礼儀作法が位置づけられた。それに対して、一八六〇年代以降に出版された礼儀作法書は女性の、しかも上流階級の女性の手になるもので、読者として想定されていたのはおもに女性である。女性のための作法書においては、礼儀作法の体系が社交生活のあらゆる領域をカバーし、そこでもまた、身体には大きな役割が振り当てられる。

礼儀作法書においては、女の身体が男の身体よりもはるかに厳しく監視される。換言すれば、女は男よりもその外面性（身体、動作、表情、衣服）において判断され、価値づけられる傾向が強かったということである。男性と女性にたいして、礼儀作法のうえでダブル・スタンダードが適用されていた。

スタッフ男爵夫人の『社交の慣例』（一八八九）は、その後の礼儀作法書の形式と精神を決定づけた著作である。そのなかの「社交生活と対人関係」と題された章には、とりわけ身体技法に関する規定が数多く含まれている。対人関係を円滑にすすめ、みずからについて好印象を抱かせるためには、女は身体とその表現に配慮しなければならなかった。具体的にどのような記述がされているかというと、たとえば、歩き方は身体所作の重要な項目である。足早に歩くことは構わないが、優雅に落ちついて歩くべきである。一定した足取りで、踵をあまり鳴らさないのが上品なしぐさである。サロンのなかでは緩やかに、しなやかに、滑るように歩を運ぶのが望ましい。

動作や身ぶりについては、禁止事項が少なくない。一般に「……してはならない」というのは、礼儀作法書に頻出する言い回しである。スタッフ夫人によれば、事あるごとに大仰な身ぶりをするのは下品ということになる。たとえば天を仰いだり、気絶したり、目を回したり、手を合わせて腕を高く上げたりするのは、よほど劇的な状況にでもないかぎり滑稽な行為にすぎない。スタッフ夫人は、感情をあまり直截に表出することにたいして否定的である。

受けた印象がどのようなものであれ、それを抑えるようでなければなりません。苦しみ、喜びなどは、なにも極端に誇張した身振りなどしなくても、十分に表現できるものです。そのような慎みの念をもたらすのは最初の教育ですから、母親たるもの、それを子供たちにしっかり教え込むようにすべきなのです。

誇張とおおげさなしぐさが断罪され、内面の感情を表出するに際しても、控えめと自己抑制が推奨されているのである。あらゆる誇大表現を注意深く抑えることが、作法をわきまえた身体のたしなみなのだ。礼儀作法書とは、身体の慎みと節度を説く言説の体系にほかならない。一九、二〇世紀のブルジョワ文化の風土において、女性の身体は抑制され、コントロールされなければならなかった。礼儀作法書の言説は欲望の中枢としての身体を隠蔽し、身体の暴力性を中和しようとする。とりわけ罪と過ちの場である女性の身体をいわば飼いならすことによって、その潜在的な脅威をあらかじめ回避しようとしたのである。ここでもまた、女の身体が魅惑と怖れという相反するふたつのまなざしを向けられる対象であったことが分かる。

文学における女の表象

一九世紀フランスの小説においては、女性の身体、表情、身ぶり、衣裳などが詳細に描かれ、語られる。いくらか図式的に言うならば、一七、一八世紀までの作家であれば「彼女は美しい」と書くが、一九世紀の小説家は「彼女は美しい」とは書かずに、その女の容貌、髪や目の色、肌、肩や胸やウェストの輪郭、手や指をこまかに描写する。そのとき、女は誰かによって見つめられることになり、見つめる者は多くの場合、男である。近代小説においては、「見られる女」と「見る男」という図式が支配的なのだ。そして女性たちを見られる身体、欲望される身

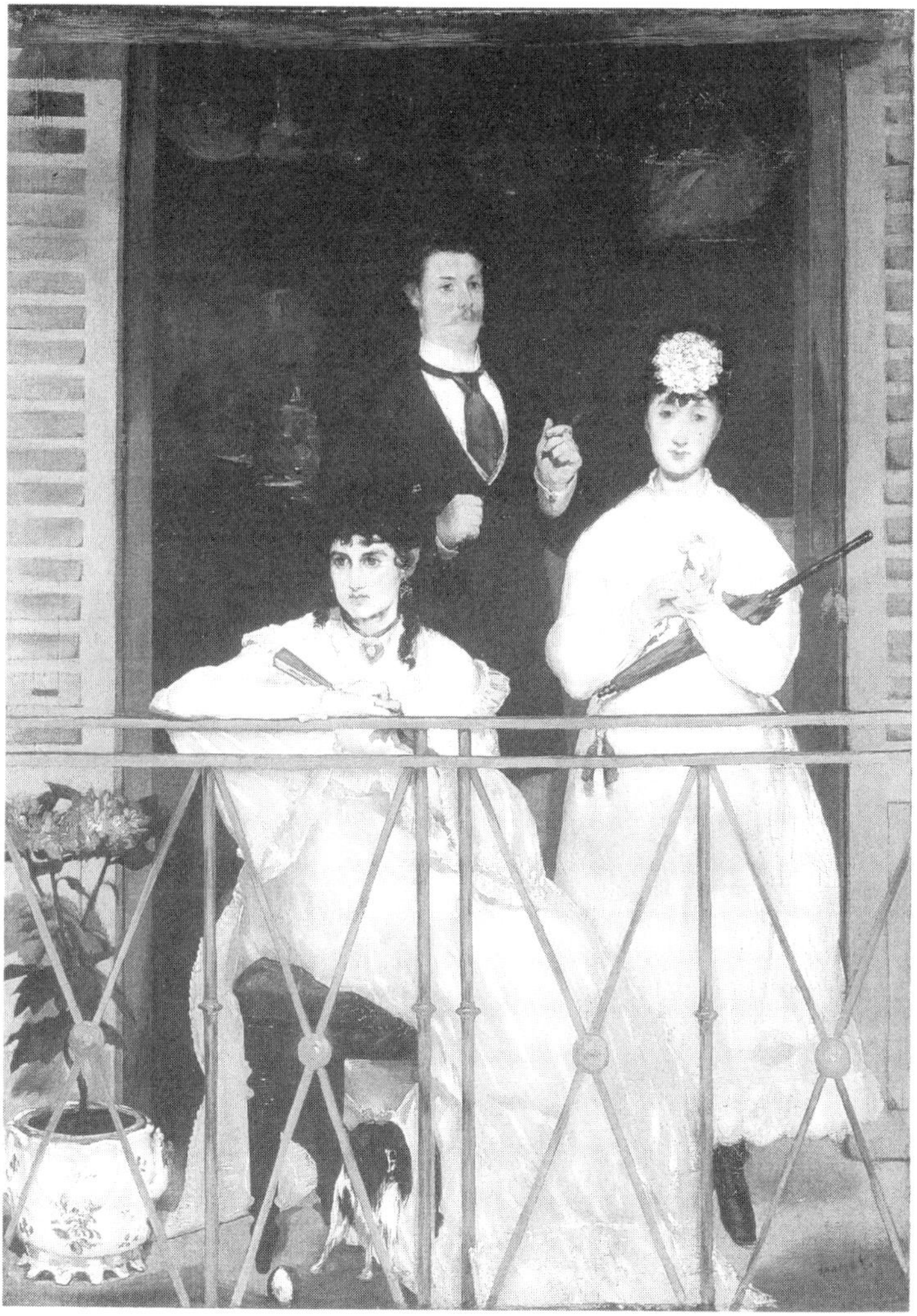

図1　マネ　《バルコニー》（1869）

体として提示するために、小説はさまざまな物語装置や場面を用意し、女性そのものをスペクタクルに仕立てあげようとした。窓やバルコニーなどの私的空間、舞踏会や夜会などの出来事、劇場やオペラ座といった公的場所などが、そのために用いられた装置である。

ついでに付言するならば、印象派の作品からも明らかなように、このような空間は同時代の絵画においても女性を描くための格好の舞台になっている。たとえばマネの有名な作品《バルコニー》(一八六九)(図1)では、モデルになった美しいベルト・モリゾが白いドレスに身を包んでバルコニーに据えられた椅子に腰かけ、街路のほうに目を向けている。潤んだような大きな瞳は何かを見ているのだろうが、同時に彼女は通りを行きかう人々から視線を向けられている。モリゾは彼らのまなざしを意識しつつ、みずからの姿態をさらしているようではないか。そして絵に描かれた鎧戸がまるで額縁のように機能し、モリゾは二重の意味で絵のなかの女になっている。

また、どちらも同じ一八七四年に制作されたルノワールの《桟敷席》(図2)と、エヴァ・ゴンザレスの《イタリア人座の桟敷席》は、若く美しい女性がオペラグラスを片手に、桟敷席の手すりに寄りかかりながら正面を向いている姿をとらえている。それはまさに、他の観客たちから見つめられている女の姿態にほかならない。劇場とは何かを見る場所であるとともに、女たちが他の人々から見られる空間でもある。

女たちのなかでも、とりわけ他者の視線にさらされやすい者がいる。女優は人々から見ら

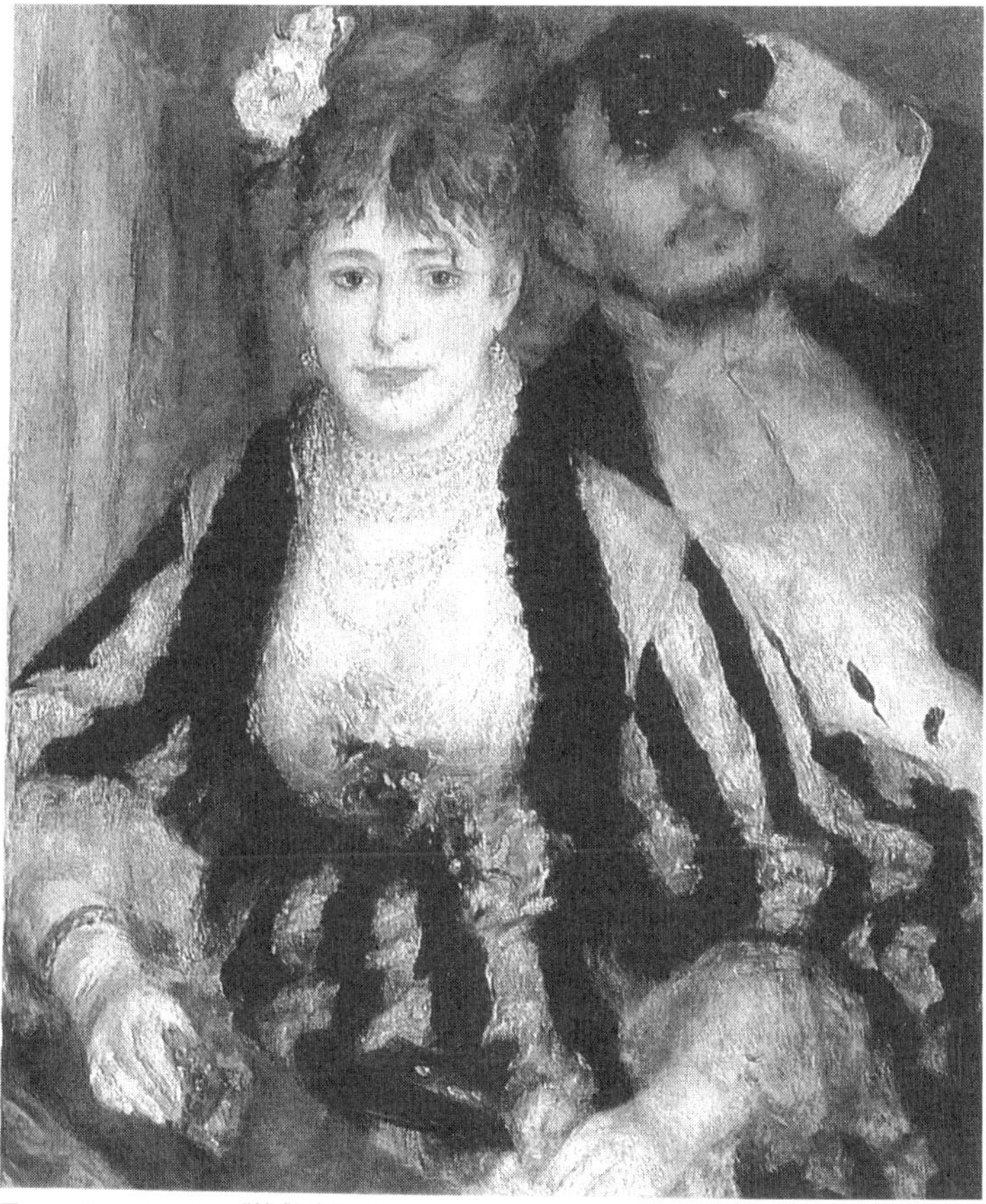
図2　ルノワール　《桟敷席》(1874)

れることが仕事であり、娼婦は男たちから値踏みされ、欲望の視線を向けられるよう運命づけられている。そして一九世紀フランスにおいて、女優と娼婦の境界線はしばしば曖昧だった。劇場の世界と売春の世界はときに区別がつかない。その典型が、エミール・ゾラ作『ナナ』（一八八〇）のヒロインにほかならない。この作品は、ナナがパリの劇場ヴァリエテ座の舞台に登場する有名な場面から始まり、男たちのぎらぎらしたまなざしが悩殺するような彼女の肉体を突き刺す。女優と観客のあいだに繰り広げられる視線と欲望のドラマは、見つめられる身体としての女性を際立たせる。

しかも、見つめられているナナは男を見ない。彼女を愛人として囲うようになるミュファ伯爵は、部屋の大きな鏡にみずからの裸身を映しだして見とれるナナに圧倒される。

ミュファは、女のようすをしげしげと眺めていた（中略）。やがて、ナナは蹲った。甘い戦慄が五体を流れたようだった。眼を潤ませて、自分の身体をいっそうよく感じようとするように身を縮めた。それから、両手をほどき、身体にそって滑らせていって、乳房をぎゅっと締めつけた。そして、また身を反らすと、全身の愛撫に恍惚となり、両頬を代わるがわる甘えるように、左右の肩にすりつけた。貪欲な口は、身体に欲情を吹き込んだ。ナナは唇を突き出して、腋の下の近くへ長々と接吻しては、鏡のなかで同じように接吻しているもう一人の自分に微笑みかけた。

男は女を見つめ、女は男を見るのではなく、鏡のなかの自分自身をみつめるのである。『ナナ』の主人公は女だが、作品の主人公が男か女かに関係なく、近代小説では男が見つめ、女が見つめられるという図式が支配的なのだ。また、作家（ゾラ）が男性だということですべてが説明されるわけでもない。というのも、女性作家が書いた作品だからといって、女性が見つめる男の身体が描かれるわけではなく、彼女たちの作品においても女性はやはり見られる身体であることに変りはない。フェミニズム批評であれば、そこに男のまなざしによって疎外され、植民地化された女の身体というテーマを指摘することになるだろう。

見つめる女の運命

とはいえ文学のなかでは、男に見つめられる女が、男を見つめる女に変貌することもある。それは、身体をめぐる視線の力学が大きく転換することを意味するだろう。そのときいったい何が起こるのだろうか。フロベール作『ボヴァリー夫人』（一八五六）にそくしてこの点を論じてみよう。

ノルマンディー地方の豊かな農家に生まれ、田舎医者と結婚したエンマが、夫シャルルの凡庸さと田舎暮らしの単調さに倦み、ロマン主義的な夢を追求しながら不義の恋と浪費生活に耽ったすえ、みずからの生涯を清算するために砒素を仰ぐというこのレアリスム文学の傑作は、ジェンダーをめぐる物語として読み解くことができる。最初のうちエンマは、彼女が接触する男たちによって見つめられる存在である。視線の力学はまったく一方的。シャルルがエンマと初めて出会うとき、彼はエンマの爪がとても白いこと、それに反して手がそれほど美しくないことに注意を引かれる。その後二人は結婚し、やがてエンマにはロドルフという愛人ができるが、そこでもやはりエンマは男に見られ、欲望される対象であり続ける。ロドルフに棄てられた後、官能に目覚めたエンマはレオンという青年と不倫関係を結ぶ。エンマが見られる女から見る女へと変貌するのは、まさにこのときである。ホテルまで会いにやって来たレオンの姿を目にして、彼女は次のような反応を示す。

男がこれほど美しく見えたことはかつてなかった。得もいえない純真さが彼の態度から感じられる。彼は反り返った細長い睫毛を伏せていた。肌のなめらかな彼の頬は彼女の肉体を獲ようとする欲望のために赤らんだ—と彼女は思った。そしてエンマはその頬へ唇を持ってゆかずにはいられない欲望を感じた。

今やエンマは男を見つめる女になった。レオンに具わる無邪気さの混じった美しさを愛おしく思い、長い睫毛に魅了される。しかも見るだけでは満足できず、その頬に接吻したいという欲動に駆られ、その欲動をみずからに隠そうとしない。やがて「エンマがレオンの情婦というよりも、レオンがエンマの囲い者のようであった」という一文が作家によって記される。欲望する女と欲望される男、所有する主体としての女と所有される客体としての男。ここでは、欲望と性をめぐる同時代のジェンダーの規範が転倒している。女性の性的欲望を巧みに隠蔽し、それを認めまいとしていた一九世紀ブルジョワ社会の道徳にとって、それはあってはならない、このうえもなくスキャンダラスな挑発だった。

フロベールの小説は「公序良俗に反する」という罪状のもとに起訴され、裁判沙汰になった。しかしそれは、人妻の不倫を物語のテーマにしたからではない。不倫はたしかに好ましくない行為ではあろうが、当時の小説や演劇においてきわめてポピュラーな主題にすぎず、それだけで法的に処罰されるわけではなかった。『ボヴァリー夫人』が官憲の忌諱に触れたのは、エンマが見られる女から見る女へと大胆に変貌し、欲望の客体からその主体になってしまったからだ。罪深い愛の物語であっても、女が見られる客体であるかぎり問題はない。しかし見つめる主体に変貌したこと、つまり身体をめぐる一九世紀社会のジェンダーの掟を破ったことが問題だった。当時の司法権力はそこに、倫理と秩序にたいする脅威を見てとったのであろう。

むすび

以上、医学、礼儀作法書、文学という三つの異なる言説を取りあげて、近代フランスにおける女の身体表象を分析し、それをつうじてジェンダーの問題を考察してみた。医学書や医学事典は、科学の名において男女の社会的差異を自然なことであるかのように記述し、性役割の分担を正当化しようとした。礼儀作法書は男性よりも女性に厳しい規範を課し、女性の身体を周到にコントロールしようとした。そこでは社交と礼節の要請にしたがって、ジェンダーが内面化される。そして文学は、ほとんどつねに女を見られる対象という枠組みのなかに閉じこめ、その枠組みから抜け出そうとしたエンマ・ボヴァリーのような女性を罰した。身体とは自然と文化、現実と想像力が出会う空間である。医学書、礼儀作法書、小説と言説の種類は違うものの、そこでは共通して、ジェンダーの非対称性が刷り込まれているのである。

column 8

身体像の境界

皮膚で区切られた身体の境界は物理的に安定している。しかし、心が考える身体の広がり—身体像—の境界は、必ずしも安定しているとは限らない。

被験者の手を衝立で隠して、見える位置にゴムでできた手の模型（ラバーハンド）を置く。そして、実験者は被験者の手とラバーハンドの対応する位置を同時に繰返しリズミカルに触る。すると被験者はいつの間にか、隠されている自分の本当の手の位置ではなくて、ラバーハンドの触られたところで触覚を感じるようになる。同時に、ラバーハンドが自分の手であるように感じるようになる。これがボドヴィニク（Botvinick）とコーエン（Cohen）が一九九八年に報告した「ラバーハンド錯覚」である。

その後の研究によれば、ラバーハンド錯覚に伴って本来の手の温度が1度も下がるという。最近ではマネキンの頭部に取り付けたカメラの映像をヘッドマウントディスプレー（両眼を覆うように頭に被ったゴーグル内に画像を呈示する装置）に表示してマネキンの視界を経験しながらそのマネキンと握手する、という実験が報告されている。するとマネキンのカメラがとらえた自分の手が相手の手のように感じられ、握手の感覚はマネキンの手に生じるという。脳は同期した皮膚からの信号と視覚信号に騙されて、自分の腕の所有権を放棄して、ラバーハンドやマネキンの手を自分の身体であると錯覚してしまうのである。身体像の境界は、脳の都合で簡単に揺らいでしまうのだ。

自分の手が本来の位置から見かけの場所に移動して感じられる、という現象の報告は実は一〇〇年以上昔から報告されている。ストラットン（Stratton）は一八九八年に帽子に仕込んだ鏡を工夫して、自分の体が前方に浮遊しているような視覚像を作り、自ら数日過ごした経験を報告している。その報告によれば、手先の感覚は手が見えている頭上の場所に飛ぶのに、足が地面と触れる位置は移動せず、頭も元の場所に留まりがちだったという。

手の身体像が手の皮膚からの信号と視覚信号が同期する場所に簡単に移動するのは、道具の操作には実に好都合である。われわれの研究でも、ヒトは棒を持った瞬間に、皮膚からの信号を棒の先端に関連付けることができることが示されている。道具使用を訓練した入来らのサルの電気生理学的なデータも、棒の先端がサルの手の身体像の境界になりうることをしている。

ラバーハンド錯覚と相関して活動するのは一次運動野の前にある運動前野と呼ばれる領域である。この領域は、視覚と触覚の両方の情報が収束して運動の計画に関与する領域である。身体像に取り込まれた「物体」は即座に制御の対象になることを示しているのだろう。身体像の境界は、感覚の境界であるだけでなく、運動制御の境界でもある、と言えるだろう。

（SK）

12章 自閉症から見る世界

北澤茂

自閉症とは

自閉症は一九四〇年代にアメリカの精神科医レオ・カナー（Leo Kanner）とオーストリアの小児科医ハンス・アスペルガー（Hans Asperger）が独立して「発見」したコミュニケーションの障害を特徴とする発達障害である。精神科領域でもっともよく使われている『精神障害の診断と統計の手引き第四版』によると、三歳以前に①社会性の障害、②言葉の障害、③きまりきった行動（常同的行動）の三つの症状が発症すると自閉症（自閉性障害）と診断される。診断の手引には、三領域一二項目にわたる症状が書かれている。①目があわない、②言葉が遅れる、③目の前で手をぱたぱたする、などが典型的な症状である。三領域でそれぞれ二、一、一一項目以上、全体で六項目が陽性と判断されれば自閉症の診断される。言葉の遅れがないか軽ければアスペルガー症候群、該当項目数が少ない場合などは特定不能の広汎性発達障害と診断される。「広汎性発達障害」はこれらすべてを含む上位の診断名である。本文中の「自閉症」は広汎性発達障害全般をゆるやかに指すものとお考えいただきたい。

この、自閉症に特有な世界の見方、見え方はあるのだろうか。あるとすれば、それはどのような世界なのだろうか。それを考えるのが小論の目的である。

「木を見て森を見ず」が自閉症の特徴か

カナーは一九四三年の報告の中で「構成要素の細部にわたって注意を払わずには全体を経験することができない性質」を自閉症の特徴として挙げている。[1]「ある状況や、ある行為や、ある文は（自閉症の）子供が初めてそれを経験した時とまったく同じ要素で構成されていなければ、完全であるとはみなされない。もし、ほんのわずかな要素でも変化していたり欠けたりしようものならば、全体の状況はもはや同じではない。そのため（少しでも違う状況や行為や文は）同じであるとはみなされないばかりか、いらだちや甚だしい欲求不満を伴って腹を立てる原因になる。」このカナーの観察は、今日の診断マニュアルでは三領域目、四番目の項目「（d）対象の部分に対する頑固な執着」として生かされている。

一九八〇年代にイギリスのウタ・フリス（Uta Frith）は自閉症を特徴づけるのは、部分に注目した知覚認知の処理スタイルであると考えて、その処理スタイルを〝Weak central coherence（脆弱な中枢性統合）〟と呼んだ。簡単に言えば、「木を見て森を見ず」が自閉症を特徴づけるものの見方である、というのがフリスの主張であった。その主張を裏付けるデータを三つ挙げよう。

一つは、埋め込み図形テストの成績である。複雑な図形の中に埋め込まれている要素図形を自閉症の人はすばやく探すことができるという（図1）。二つ目は、大きな図形の模様を小さいブロックを組み合わせて作るブロックデザインテストの成績である。これも自閉症群の方が成績が良いといわれている（図2）。三つ目は、錯視が起きにくいという報告である。たとえば、図3に示す二つの図形の水平線の長さは、定型発達群では異なって見える（Müller-Lyer錯視）。一方、自閉症群では同じであると答えるという。中央の線分が両端の矢の影響を受けない、つまり全

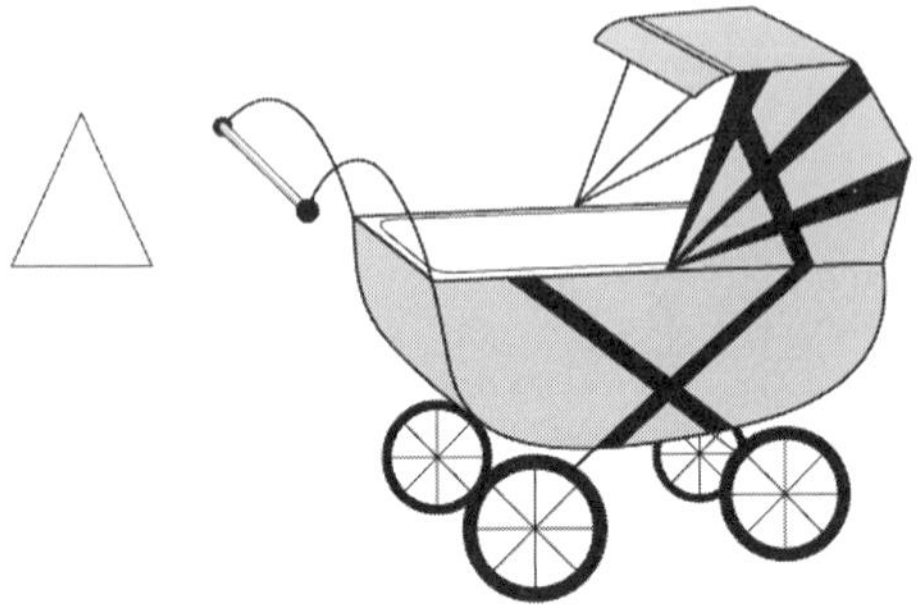

図1　埋め込み図形課題

右の乳母車の絵の中から左の三角形を探す。（文献2 Fig.3 より転載）

体像としての処理が行われていないらしいのである。いずれも「木を見て森を見ず」という主張を裏づけているように思われる。

しかし、カナダのローレント・モトロン（Laurent Mottron）のグループは「森を見ず」は間違いだと主張している。図4のネイヴォン（Navon）図形（Navonが一九七〇年に考案したのでこう呼ばれる）は、全体としては〝F〟の形をしているが、よく見ると小さい〝E〟か

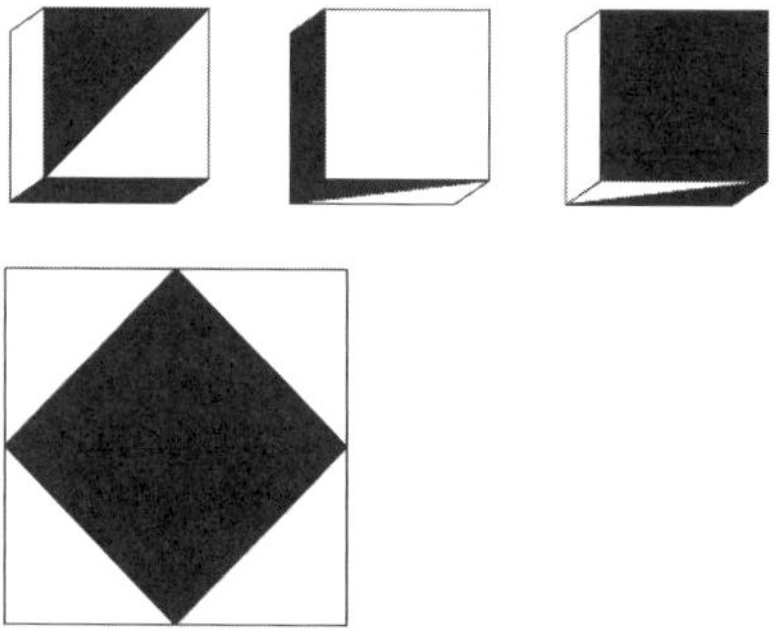

図2　ブロックデザイン課題

上の単純なブロックを組み合わせて下の図形を作る。（文献2 Fig.2 より転載）

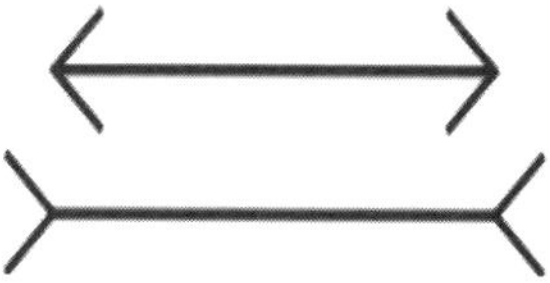

図3　Müller-Lyer 錯視

どちらが長く見えるか

"Müller-Lyer illusion", Wikimedia Commons

EEEEEEEEEEEEEEE
EEEEEEEEEEEEEEE
EEEE
EEEE
EEEEEEEEEEEEEEE
EEEEEEEEEEEEEEE
EEEE
EEEE
EEEE
EEEE

図4 ネイヴォン（Navon）図形

部分はEで全体はF

ら構成されている。「木を見て森を見ず」という認知特性がある場合は〝E〟が見えやすく、〝F〟を認知するまでの時間が伸びるはずである。しかし、モトロンらが調べてみると、全体として何の文字かを答えるように指示しておけば、健常群と自閉症群に認知に要する時間の差はないとのことである。自閉症であっても、全体の知覚や認知そのものに障害があるわけではない、というのがモトロンの主張である。

また、錯視が見えないという報告に関しても質問の仕方が悪くて見えているはずの錯視を見落とした、という可能性が指摘されている。自閉症の人の場合、「同じに見えますか」と聞くと「いいえ（錯視によって同じには見えない）」と答えるのに、「同じですか」と問うと「はい」と答える場合があるという。つまり、自閉症の人は言葉の字義通りの意味に敏感で、「同じに見えますか」と聞けば定型発達群と同様の錯視の経験を答えてくれる一方、「同じですか」と聞かれると改めて絶対的な長さや大きさの比較を行って「はい（同じである）」と答えるということらしい。絶対的な大きさや長さの比較ができるという点で、定型発達の被験者群と同じではないものの、錯視も見ようと思えば見えるようだ。つまり、「木を見て森を見ず」というのは言い過ぎで、木を見る傾向はあるにしても、森を見る能力もある、と考えるべきなのだろう。

そこでもう一度カナーの原典を読み直してみよう。カナーは「構成要素の細部にわたって注意を払わずには全体を経験することができない性質」を指摘していた。つまり、「木を見ずには森を見ることができない」のが自閉症の特質だと喝破しているのだ。カナーの指摘を標語にするなら「木を見て森を見る」となるだろう。

文字への嗜好と認知特性

我々が世界を見るときの視線の動きには、我々の興味や関心に関するさまざまな情報が含まれている。我々はこれまでに自閉症と定型発達×幼児と成人の四群、およそ一〇〇名あまりがビデオを見るときの視線の動きを計測した。研究の本来の目的は社会性の障害を定量化することだったが、その過程で意外なことを発見した。画面にテロップが現れるや否や、自閉症の幼児でも成人でも視線がテロップに集中したのだ（図5）。定型発達群では登場人物の顔からテロップに一瞬目が移る程度だったのと好対照であった。自閉症の成人は高機能（平均ＩＱ一〇四）で字が読めるのに対し、自閉症幼児は精神発達遅滞を伴い字が読めないお子さんばかりであった。文字の読めない自閉症の子どもでもテロップに視線が集中したということは、文字の形体そのものに、自閉症の人が好む性質が備わっているということを示唆するだろう。

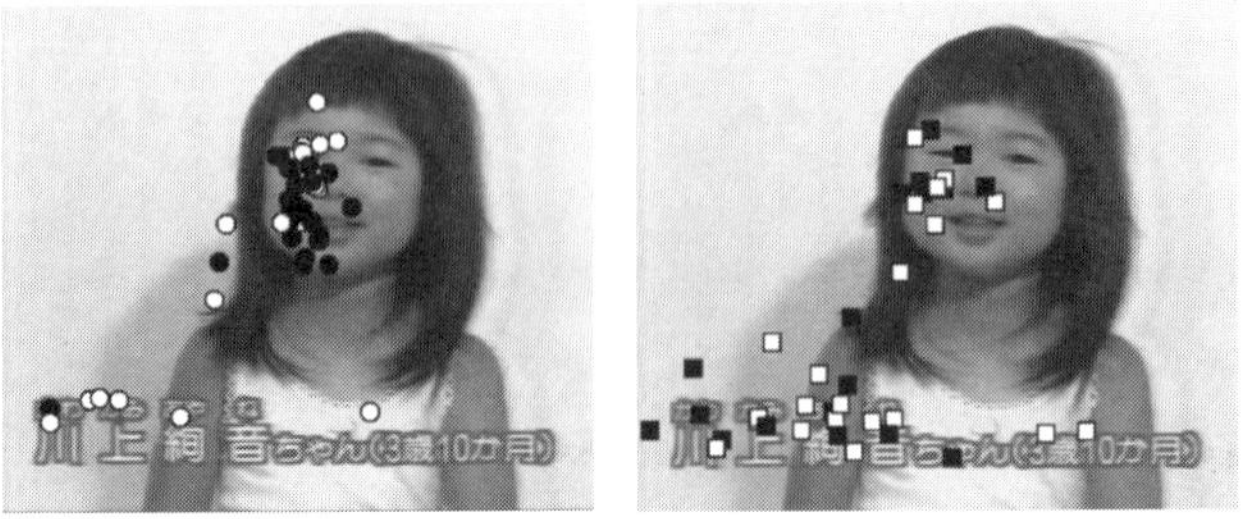

図5　自閉症で見られる文字への嗜好

定型発達児童は話者の口をよく見る（左図、●）。定型発達成人（左図、○）は眼に注目している。自閉症群は成人（□）も児童（■）もテロップをよく見ている（右図）。（文献3 Fig.4より転載）

文字は、細部の微細な相違が全体の記号としての識別に重要な役割を果たしている。すなわち、「文字」には木もあれば森もあるので「木を見て森を見る」という自閉症の認知特性に極めて親和性が高いと言えるだろう。そう考えると、字を好むのは当然で驚くには値しないかもしれない。実際、「漢字博士」になる自閉症のお子さんの話はよく聞くところである。

自閉症の人はカタログや図鑑にも強い関心を示すことがある。製品カタログや図鑑に出てくる製品や動物も、全体として似てはいるが、細部の違いで明快に区別されるという構造を持っているので、自閉症の認知特性と相性がよいのだろう。たとえば、車のカタログは四輪車の構造は全体として共通だが、細部の形状や装備の微細な違いで異なった型式の車として区別される。鳥の図鑑であれば、羽やくちばしの微細な違いが異なる鳥として区別される。自閉症の画家として有名なアメリカのグレゴリー・ブラックストック（Gregory Blackstock）はまさに精密なカタログ画を描くことで有名である。書籍、"Blackstock's Collections: The Drawings of an Artistic Savant"（2006）の表紙は部分の相違が異なる鳥（全体）の識別に役立つ作品で飾られている。

絵画に表れる認知特性

自閉症の画家が描く絵の特徴にも、「木を見て森を見る」という自閉症の認知特性が表れている。アメリカのジェシー・パーク（Jessy Park）が描く絵には、彼女の作品、"flatiron-building"（2004）を見ると部分が精密に描きこまれているが、全体としての構成にも破綻がない。フランスのジルス・トレヒン（Gilles Trehin）は架空都市 Urvilleの街並みを描くことで有名である。その絵も、細部に至る精密な描きこみが特徴である。彼の本、"Urville"（2006）で見ることができる。世界各国の街並みを描くことで有名なアメリカのステファン・ウィットシャイア（Stephen Witshire）の作風も、トレヒンによく似ている。ウィットシャイアは全体の下絵を描くことなく、飛び飛びに着手する。作品については、彼のホームページ（http://www.stephenwiltshire.co.uk/）を参照してほしい。

自閉症の少女ナディア（Nadia）の絵はどうだろうか。ニコラス・ハンフリーによってラスコーやショーヴェの洞窟壁画との類似性が指摘された馬や牛の絵は、大胆な構図で躍動感にあ

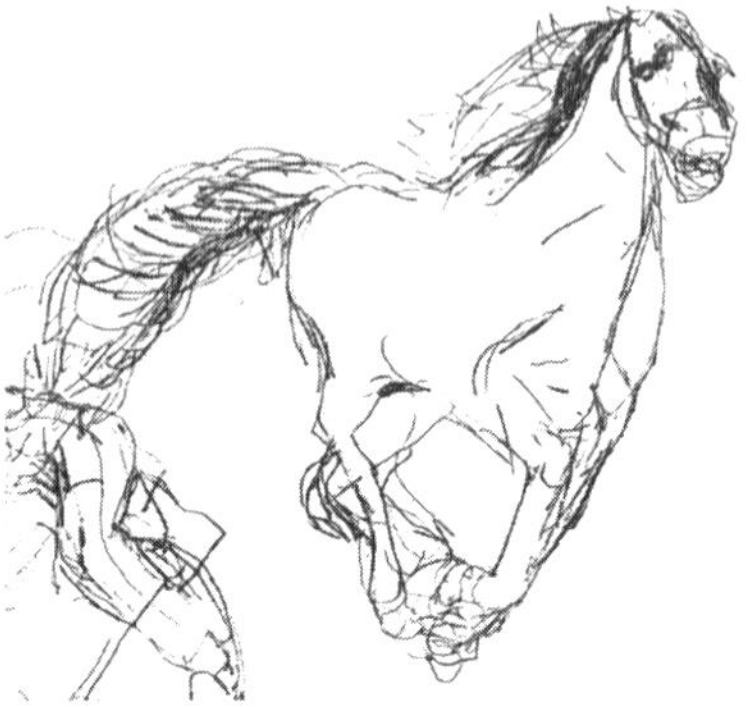

図6　自閉症の少女ナディアが描いた馬　4歳の時の作品
（文献5 Fig.20より転載）

ふれている。どちらかと言えば細部を描きこんだ風景画といった趣の上述のアーティストたちの作風とは一線を画しているように見える（図6）。
　しかし、よく見れば、細部が書き込まれていないわけではない。三歳半の時に描いた馬にはすでに手綱や鞍、装飾用のトリミング、はみ、などが描きこまれている。四－五歳のころに好んで描いた馬と馬にまたがるラッパ兵の絵にも着衣や馬具の細部が描きこまれている。それぞれの道具の名前も用途も知らないのに、形は細部まで忠実に再現するという点で、対象の細部への執着がなかったとは言えないだろう。

絵を描く順序

自閉症の認知特性は絵を描く順序にも影響を与える。「家の絵を描いてください」と言われたら、どのような順番で描くだろうか。壁と屋根を描いてから、窓やドアを追加するのが標

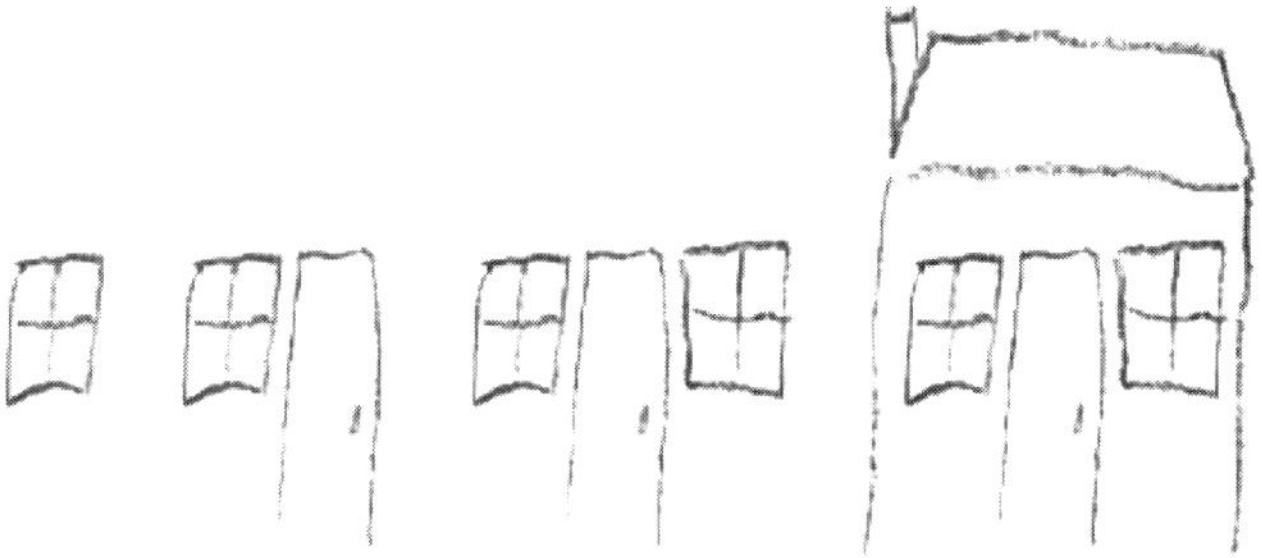

図7　自閉症男児の描き方の一例

家を書くのに窓（部分）から描き始めたが、出来上がった全体の構成に破たんはない。（文献6 Fig.3 より転載）

準的ではないか。しかし、自閉症児の描く絵の順番は、部分から全体に向かう傾向があると報告されている。図7に示す例では、窓とドアを書いてから壁と屋根を周囲に描き足している。もし、細部だけが見えていて、家全体の表象がなければ家のバランスが崩れるなどの構図の破綻が見られるはずである。そのような破たんは感じられないから、この子の心の中には家全体の表象があるのだろう。しかし、やはり細部にまず注意が向いて、細部から描き始める、ということではないだろうか。

全体の構図を描く前に、いきなり部分から描き始める、というスタイルは、上述のウィットシャイアにも共通している。ウィットシャイアは、ヘリコプターで三〇分から一時間程度、街並みを俯瞰するだけで、その後数日にわたってその街並みを再現する見事な絵を描くことができる。円筒形

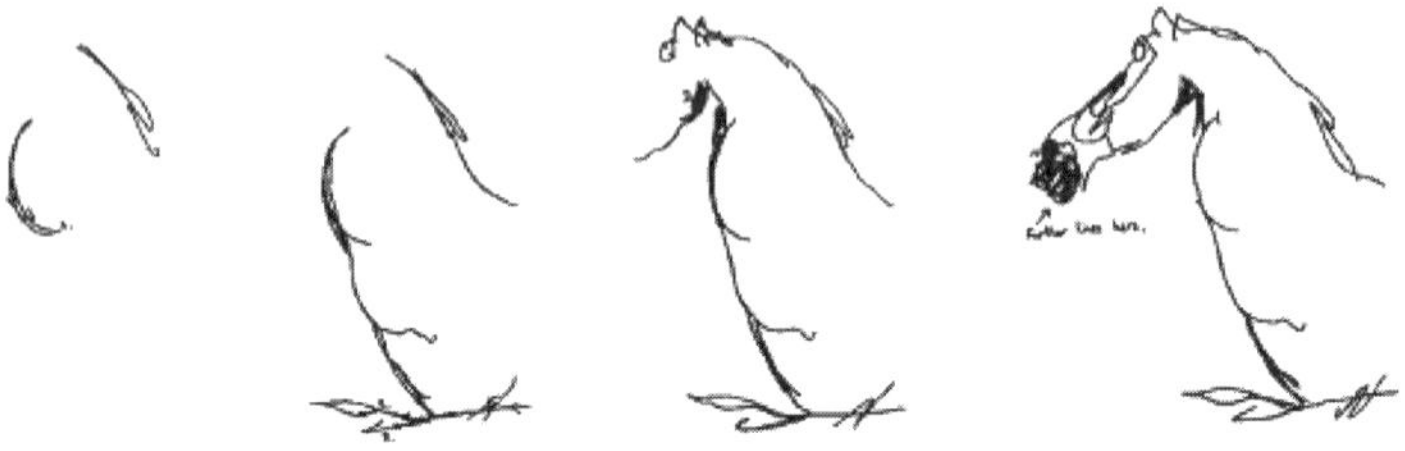

図8　ナディアが馬を描く順序

頸から描いて、最後に頭部を描いている。(文献5 p.30より転載)

をした左右に伸びる大きな白い画面を前にして、ウィットシャイアはいきなり街並みの一部を詳細に描き始める。そして、数日にわたる製作過程では、画面の全く別の場所に移動して製作を行うので、画面の数か所に詳細な街並みがぽっかりと浮かんでいる、といった状態を経る。しかし街並みの間の空白は最終的には細密に埋められて破綻なく連続した街並みが出現する。

　ナディアが絵を描く順序も、また然りである。ナディアは馬の絵を首から描き始め、次に耳を書き足したという(図8)。頸と耳を描く時点で、その向きに合った頭の向きの構想がナディアの心中に存在しているとしか思えない。全体の構想を持っているのに、核心とは言えない周辺の細部から描き出す点が、家を窓から描く普通の自閉症の子供と共通していると言えないだろうか。定型発達の子供や、訓練を受けていない大人の大部分が頭から描き始めるのとは対照的である。

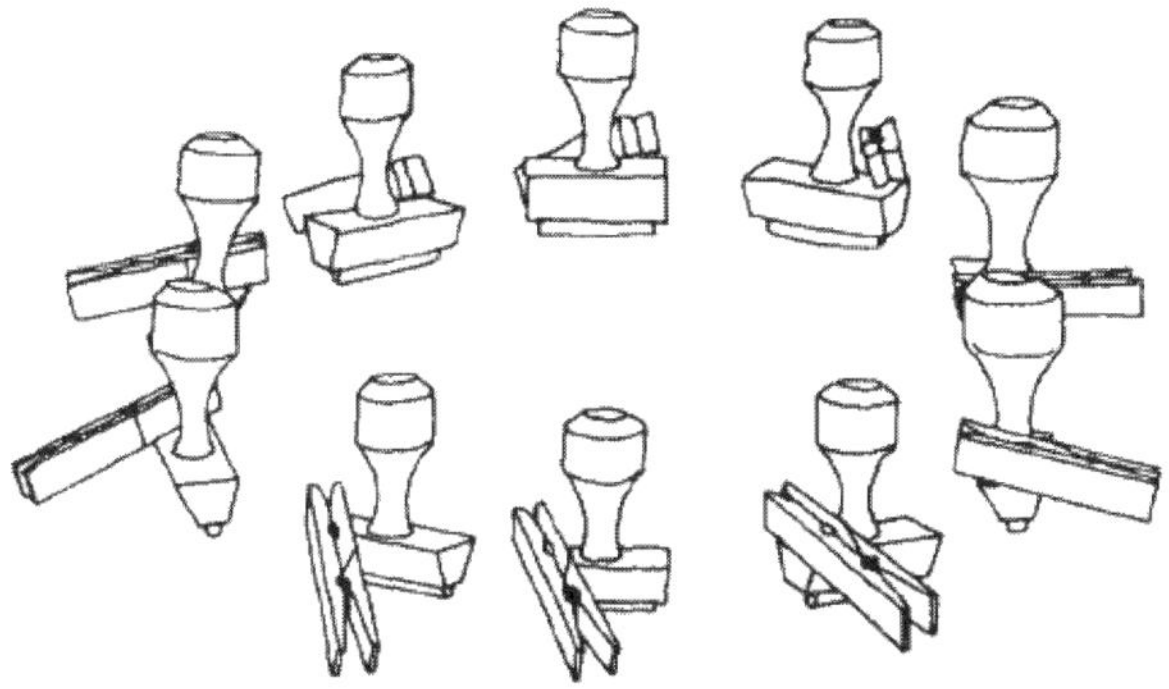

図9　自閉症のEC児が描いた絵

2個の静物を一方向から観察して、頭の中で回転して描いた。（文献7 Fig.3より転載）

何を描いているのか

最後に、自閉症の画家の多くが記憶に基づいて描くという点に注目してみたい。ウィットシャイアはヘリコプターから俯瞰したあと、下絵を作ることなく部分から描き出す。その心中に、描く予定の街並みの全貌がないとすれば、画面の数か所に筆をつけてから、空白が破綻なく埋まることは考えにくい。ウィットシャイアの心中には、三〇―六〇分の俯瞰によってすでに街並みの三次元モデルが構築されていたに違いない。それを画面に心中で重ねて眺めながら、なぞるような感覚で描いていたのではないだろうか。

見た対象をすぐに三次元のモデルとして構築し、頭の中で好きな方向から眺めて書く能力に恵まれた自閉症児（ＥＣ）をモトロンが報告している（図9）。ＥＣ児は一方向から二つの物体を眺めただけで、色々な方向からの絵を描くことができたという。

ナディアも何も見ずに、馬をいろいろな方向から描くことができた。ＥＣ児の能力から想像すると、ナディアも心の中に馬の三次元像を抱いていたのではないだろうか。実際、ナディアは複数の馬の写真や絵を見る機会に恵まれていた。また、動物園に行った経験もあり、乗馬も一度体験しているようである。ナディアは多数の絵や実物の観察を通じて心の中に馬の三次元像を作って保持していて、これを好きな方向から眺めては楽しみのために描いていたのではないだろうか。

ナディアは後年、ある程度の言葉を獲得し、友達の似顔絵を描くようになった。しかし、ナディアの描いた似顔絵は幼少時の馬の絵とは似ても似つかぬ「普通の」似顔絵だった。言葉を得たことで、見たままを描く能力を失ったと解釈されることが多い。しかし、もともとナディアは見たままをそのまま記憶して書く、というほどには三次元構成の能力に恵まれていたわけではないのかもしれない。入念に時間をかけて構築したお気に入りの馬の三次元モデルだからこそ、生き生きと活写できた可能性も指摘しておきたい。

自閉症に特有の「木を見て森を見る」という世界観を表した作品は、それだけで独創的である。しかし、それだけではまだ足りない。幼いナディアのように純粋な情熱を傾けて表現したものだけが芸術と呼ばれる資格を持つのではないか。自閉症のアーティストが描いた作品も、自閉症を理由に注目されるのではなく、作品の力で注目されることを願うばかりである。

（謝辞）本稿の準備にあたって、大阪大学生命機能研究科、中野珠実准教授に資料収集の労をお取りいただいた。記して感謝する。

第5部
感覚がつかさどる世界

13章
頭の中のサイン、コサイン
―「波」による視覚情報の脳内表現―

大澤五住

はじめに

動物やヒトの視覚系とカメラやテレビ等の機械は何が違うのだろうか？　カメラやテレビは画像や動画を記録・伝送して、最終的にはできるだけ正確に元の情報を再現することが目的である。これに対し、動物の視覚系では、画像の再現は目的ではない。視覚は外界から自分にとって有用な情報を取り出し、自分の状況を把握し、食物や仲間を見つけ、敵を回避あるいは攻撃し、生きて行くために必要な、おそらく最も実際に役に立っている生物情報システムといえる。

視覚系の最初の部分である眼球の構造や働きは、よくカメラとの対比で教科書にも載っており、理解しやすいはずだが、最近良く言われるように、「見る」という素晴らしい能力の本当に大切な担い手は、脳である。視神経を通じて脳内に送られた画像情報はどうなるのだろうか？　この問題に対する最終的な答えは、まだ出ていない。視覚にかかわる脳の部位も非常に数多くあり、世界中で多くの研究者が手分けして研究している。

本章で私が述べる内容は、視覚の一般性についてである。つまり、視覚は何でも見る事ができるため、私たちは自分の視覚を信頼しており、今まで見た事が無いものや情景でも、実際に見れば見えるだろうと信じている。もちろん、脳の高次の領野では顔や特に見慣れた物の情報処理は特別に扱われているようだが、この何でも見える視覚系が、少なくとも現在良くわかっている途中の段階まで、実際にどのように実現されているかを紹介しよう。

網膜から視床まで

デジカメでも眼でもレンズの裏側にある光学画像を電気信号に変換するところは良く似ていて、どちらでも、画像はピクセル（pixel）と呼ばれる小さな点の集まりとして扱われている。デジカメではイメージセンサーと呼ばれる集積回路の微小な独立な受光点の集まりであり、網膜では視細胞の集まりである。ちなみに、視細胞の中でも錐体と呼ばれる色覚や視力を支える細胞の数、つまり、あなたが今使っている視細胞の数は約五〇〇万（片目）である。これは五メガピクセルだから簡単には比較はできないが、ピクセル数だけからすれば、すでにデジカメの方が単純解像度ではヒトの眼を超えている事になる。

ピクセルになった画像の処理には少し違いが出てくる。イメージセンサーは何メガピクセルという莫大な数のピクセルデータの高速読み出しに専念し、それ以降の処理はカメラ内のコンピュータが行っている。これに対し、網膜では神経回路自体が並列に情報処理を行っており、視細胞から視神経繊維に信号が伝わるまでに、少なくとも二回シナプスを通過している。このため、網膜から出ている視神経を伝わる信号はもうピクセルの情報ではなくなる。視神経には一五〇万本の視神経繊維が束ねられている。五〇〇万個の視細胞から一五〇万本の繊維になったのだから、何らかの情報圧縮がすでに網膜で起っていることになる。

どのような情報処理が起っているのかを解析するためには、一個一個の神経細胞、つまり一本一本の神経繊維が担う情報を詳細に測る必要がある。そのなかでも非常に有効な方法のひとつは、個々の細胞の受容野を測ることである。ほとんど一八〇度に近い広さを持つ動物個体の視野と異なり、個々の視覚細胞にとっての視野は、図1にあるように角度にして一～数度の狭い範囲に限られている。このような、個々の神経細胞が光刺激に対して感受性を持つ領域とその形を受容野と呼ぶ。受容野は視覚細胞にとっては、いわば外界に開かれた小さな窓であるということができる。視覚細胞の受容野の形は、網膜から高次の脳領域までの各段階で、特徴的

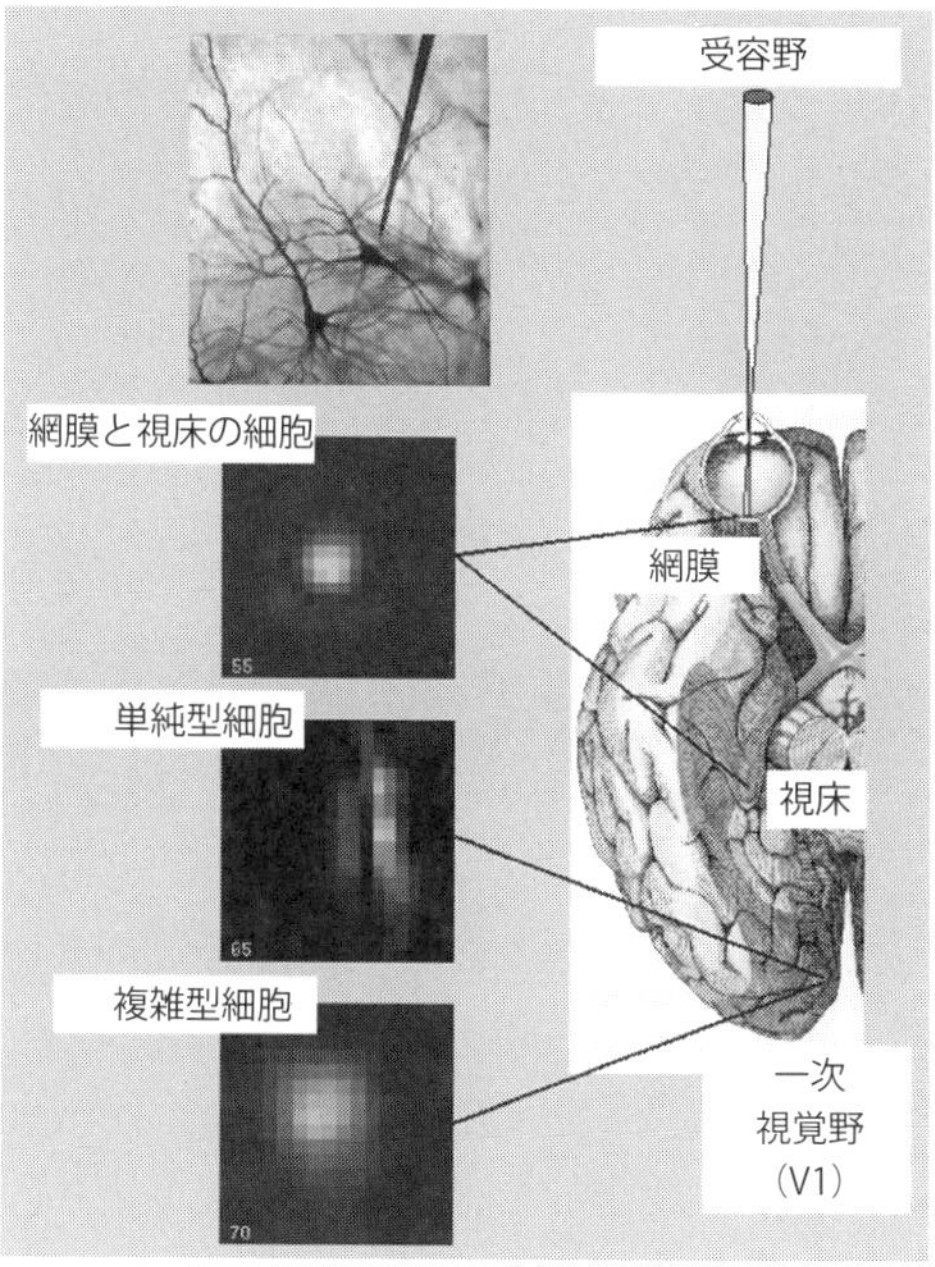

図１　初期視覚系の神経細胞の受容野

な違いを持っていて、受容野の形を見れば、その細胞が画像中に含まれるどのような形に最も良く反応するのかが予測できるのである。

たとえば、視神経繊維の一本一本は網膜にある神経節細胞という種類の細胞から出て、視床という脳の中心部分にある神経核の細胞にシナプスを介してつながっているが、これらの神経節細胞の受容野は二重の同心円型の構造をしている。このため、小さな中心部分に明るい光のスポットを、同時にその周りにあるドーナツ状の部分に暗い刺激を提示すると最も良く反応する。また、視床の細胞もほとんど同様の受容野を持っており、光が中心部分とリング状の周辺部分に及ぼす効果は逆に働くので、受容野全体に一様に明るい光を照射しても、細胞はかえって反応しない。つまり、丸い形でコントラストが良く付いていないと、網膜の細胞は良く反応しないのである。

大脳の一個一個の細胞が見ているもの――小さな「窓枠」内の波の破片

大脳で最初に視床からの神経信号を受け取る領域は一次視覚野（V1）と呼ばれる。この領野にある細胞は、網膜や視床では効果的だった丸い刺激にはあまり反応しない。V1の神経細胞は一九六〇年頃、細胞によって異なる特定の角度で長く伸びた線状の光や、直線状の明暗の境界によく反応することが、後にノーベル賞を受賞するヒューベル（Hubel）とウィーゼル（Wiesel）という二人の科学者により発見された。この発見当初から一九八〇年ころまでは、V1の神経細胞は線やエッジ（境界）が受容野に入ると反応する「線の検出器」や「エッジ検出器」として機能しているのではないかと多くの研究者が考えていた。

しかし、現在はこの考えは厳密には正しくなかったとされている。その理由はV1細胞の受容野の形を精密に見れば解る。図2は私の研究室で何年間かかけて動物の脳から計測した数十個のV1細胞の受容野で、V1細胞の中でも単純型細胞と呼ばれる種類の細胞の受容野を、その大きさと角度がきれいに並ぶように配置したものである。各細胞の受容野は白と黒の棒状の領域が二、三個平行に並んでできている事がわかる。白色の領域に光をその傾きに合わせて見せると、その細胞は反応する。黒色の領域には周りの灰色より暗い棒状の画像を位置と角度を合わせて提示すると反応する。この二条件を同時に満たす刺激、つまり白黒の傾いた縞模様を位置と角度を合わせて提示すると、最も良く反応するのである。

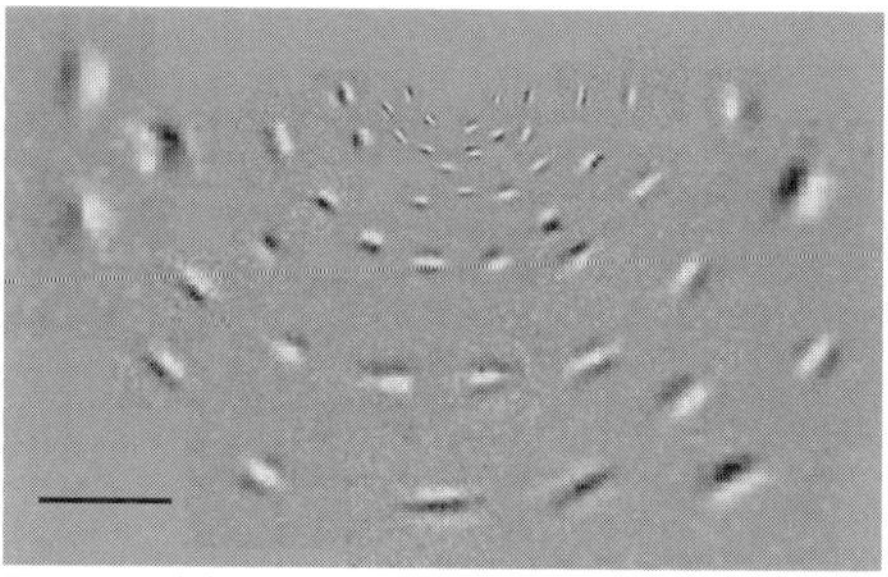

図2　一次視覚野 (V1) から実際に計測された神経細胞の受容野。

一次視覚野 (V1) から実際に計測された神経細胞の受容野。白の領域に光が入ると細胞は反応し、黒の領域には光を入れないようにする、つまり暗い刺激を提示すると細胞が反応する。その逆の刺激の提示の仕方では、細胞は抑制を受ける。スケールバーは視野角 10 度。このような多くの神経細胞からなるセットが視野の各場所毎に用意されている。(佐々木耕太氏の協力を得た)

このような神経細胞が多くV1には存在していて、反応する角度や大きさがさまざまに異なる細胞からなるセットが用意されている。注意してほしいのは、この図の並びが示しているのは視野にこのように細胞が分布しているということではなく、一つの場所に、こうした多くの細胞受容野が折り重なってセットになっていることであり、さらに視野の異なる各場所のそれぞれに、このようなセットが用意されているということである。つまり、細かい物を見ることができる視力の高い中心視野にもその他の場所にも、小さな受容野をもった細胞から、数度の直径を持つ大きな受容野を持つものまでが、すべての角度について揃っていると考えられる。すべての視野の場所に、このようなセットを隙間無く用意するためには、膨大な数の受容野のセットと神経細胞が必要であることが解る。さらに、こうして細胞受容野の形を精密に計測した結果、簡単なガボール（Gabor）関数という数式で、ほぼすべての細胞受容

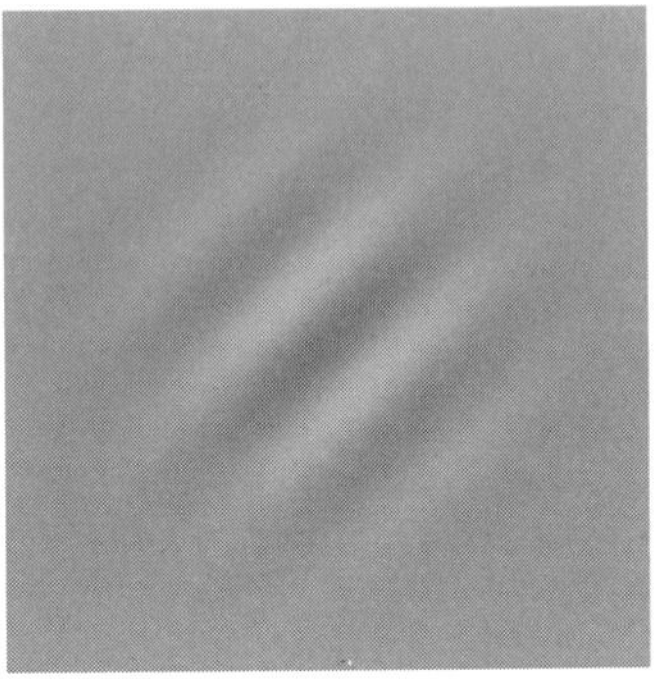

図3　ガボール（Gabor）関数

野の形を記述できることが分かっている。ガボール関数は図3のようにサイン波が二次元正規分布関数の窓から覗いている形をしていて、パラメータを変えることにより、角度、波の周期（周波数）、何サイクル窓から見えるか等をすべて表す事ができる。いわば、個々のV1細胞は自分の視野（受容野）中に、こうした「サイン波の断片」を見ようとしているということがでる。刺激の中に、細胞固有の角度、波の周期や位置がマッチしたサイン波が見えた時に、強く反応するのである。

すべての画像は多くの波の集合体（重ね合わせ）である

では、V1細胞の受容野と、私たちの視覚系が何でも見る事ができる一般性を持っている事との間には、どういう関係があるのだろうか。実は、視覚系は一般性を保証するために数学的に非常にうまい情報の表現方法をとっているのである。ここで使われる数学的関係はフーリエ（Fourier）変換と呼ばれている。フーリエ変換を画像について簡単に言うと、どんな画像でも（人の写真、風景、機械等なんでも）、多くのサイン波の重ね合わせとして表現できるというこ

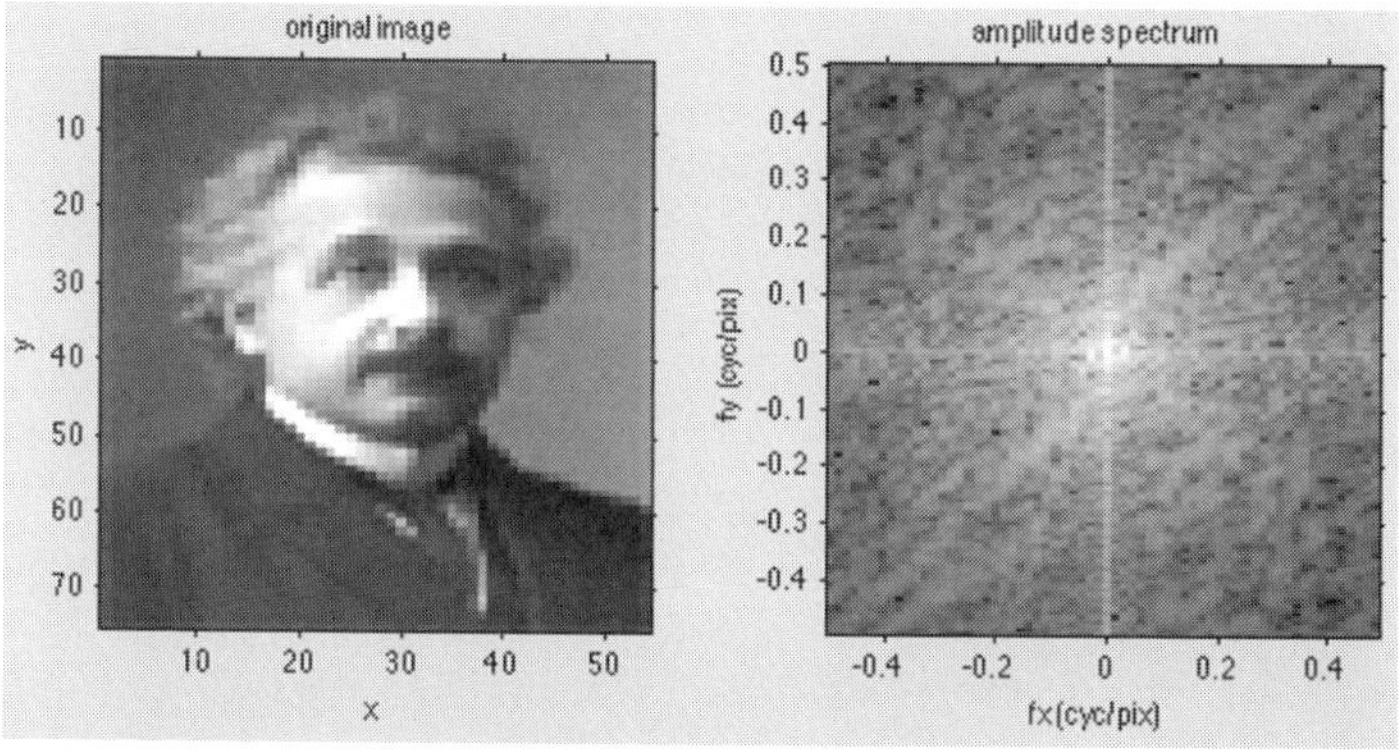

図4　画像とそのフーリエ変換

とである。逆に言えば、単純なサイン波の縞模様をたくさん加算して行けば、人の顔でも美しい風景でも現れてくるという事になる。この数学的事実は、直感的には信じ難いので、実際にデモとして実演してみよう。

図4はアインシュタインの画像とそのフーリエ変換を表している。図4右の二次元空間を周波数空間あるいはフーリエ空間とよぶが、右側の点一個一個が一つのサイン波を表しており、点が明るいほど、対応するサイン波が強く（つまり、大きな振幅で）画像に含まれている。図5に一個のサイン波とフーリエ空間でのそのサイン波の場所が示されている。この空間では、原点の点の明るさは画像の平均の輝度、また原点からの距離はサイン波の周波数（空間でのサイン波なので、空間周波数と呼ぶ）、原点からフーリエ空間上の点へのベクトルが水平軸となす角がサイン波の傾きに対応している（九〇度ずれているのだが）。

元の画像に含まれていたサイン波をすべて使わず

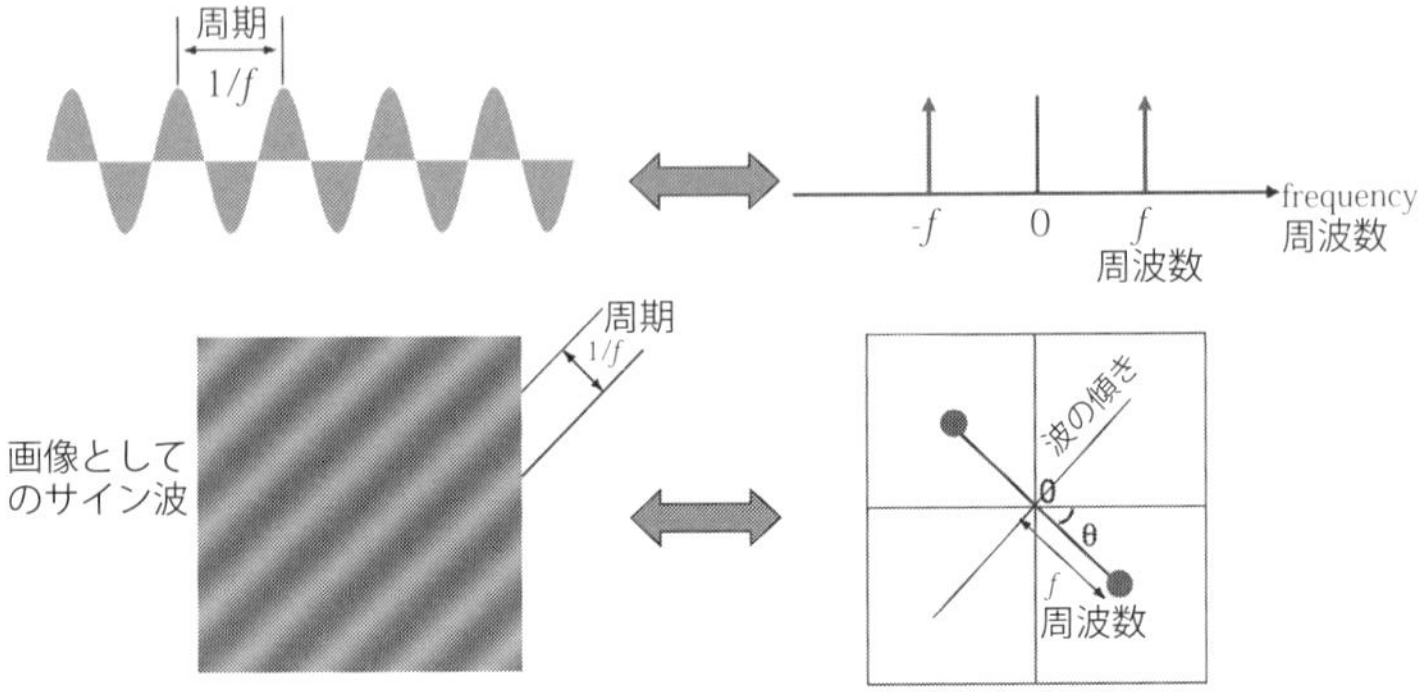

図５　１個のサイン波とそのフーリエ空間での場所

に、ごく少数だけ使って画像を再現してやると、図６のようになる。三〇個程度のごく少数のサイン波を重ね合わせただけでも、誰の顔かは解らないが、何となく顔に見える事が不思議ではないだろうか。数一〇〇個のサイン波を重ねれば、図６下のように人の画像だと確実に分かる。アインシュタインだと分かる人も多いかもしれない。この場合、重ね合わせたサイン波はフーリエ空間の中心付近、つまり低い周波数の物だけだったので、高い周波数のサイン波で表現されている画像の細かな特徴が欠けており、ボケた画像になっているのが、見て取れる。

このように、フーリエ変換により、画像がサイン波の重ね合わせで表現できることと、Ｖ１細胞の受容野がガボール関数になっている事を勘案すると、ガボール関数を系統的にたくさん重ね合わせれば、任意の画像を表現できるのではないか、という考えにたどり着く。現在では、Ｖ１の画像表現は、まさにこのように行われていると考えられている。ただ、普通のフーリエ変換は画像全

30 個のサイン波（正弦波）で再構成した Einstein

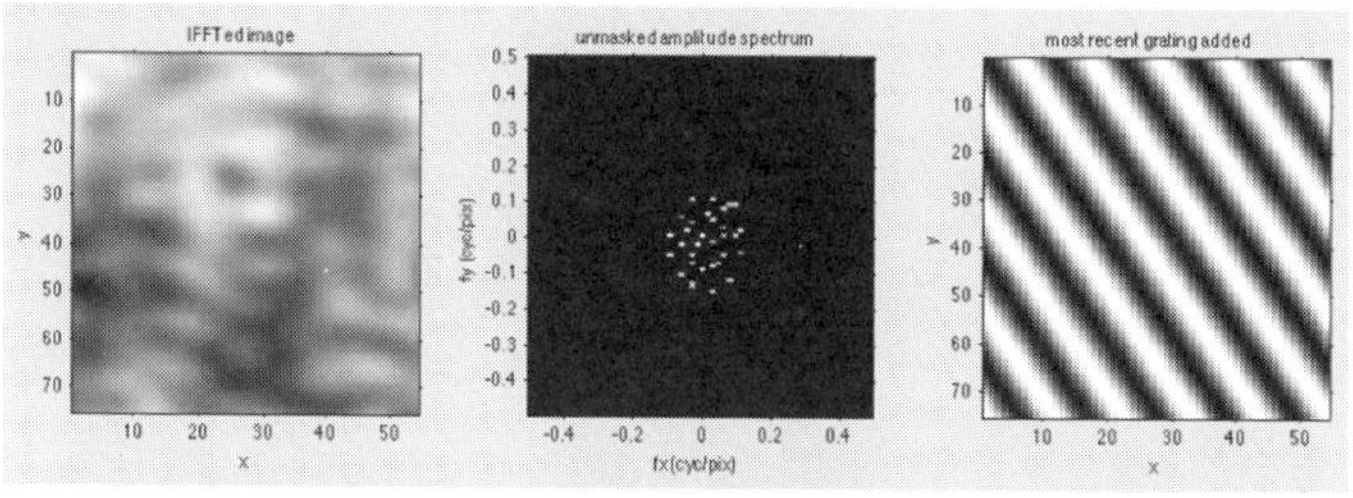

数 100 個のサイン波（正弦波）で再構成した Einstein

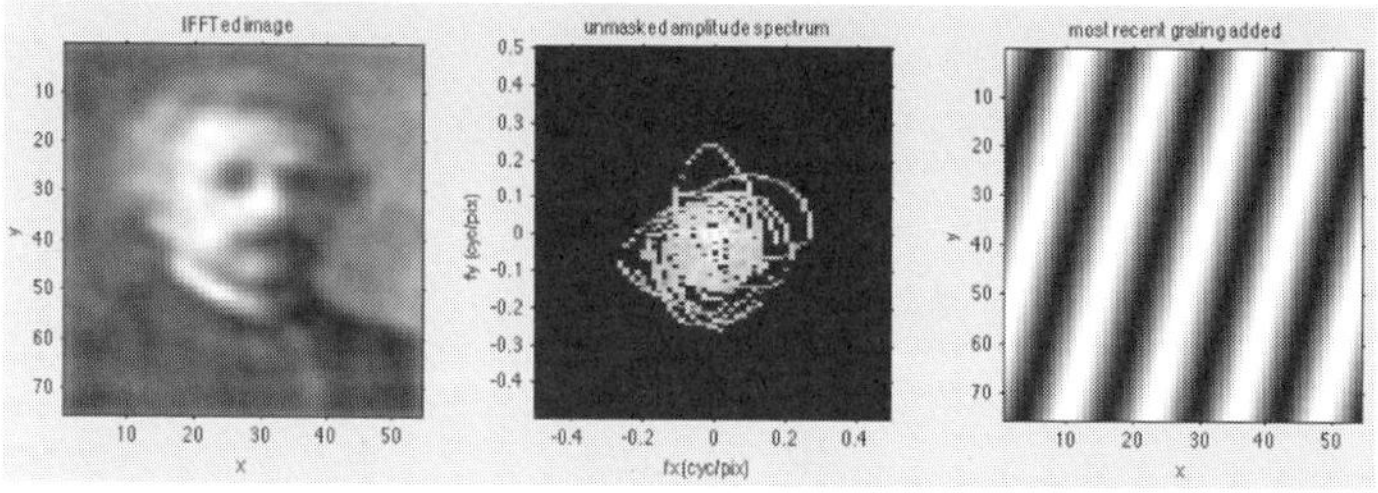

図6　サイン波をすべて使わずに再構成した場合

体を覆うさまざまな周波数のサイン波を考えたのに対し、V1の細胞が使っているガボール関数は画像の一部しか見ていない。つまり、V1は古くから知られているフーリエ変換をそのまま使っているのではなく、個別には狭い範囲（受容野の範囲）しか担当しない細胞を数多く使って、視野にタイルを敷き詰めるように多くの細胞が表現を分担している事になる。こうした手法をウエーブレット（wavelet）変換と呼び、数学的にも良く研究されて、画像の圧縮などで実際に使われている。

　大切なことは、このように任意の画像に適用可能な、数学的に非常にうまくできた表現方法を、脳が、特に一次視覚野の細胞が長い時間をかけて進化により見つけ出したということである。すくなくともこの事実が、私たちがごく当たり前のように思っている、「視覚が何でも見る事ができる能力」の裏付けになっていることは、間違いないだろう。特に霊長類の視覚系ではすべての高次視覚野はＶ１から入力を受けている。つまり意識して見る事のできる視覚情報はすべてＶ１を通過しているのである。私たちが見ているものすべて、美しい物から醜い物までのすべてが、多くのＶ１細胞が表現するガボール関数として、バラバラに展開されているのだ。高次の視覚野では、その領野が担当する視覚機能や役割に応じて、Ｖ１細胞の集団が持つ情報をうまく組み合わせて利用していることになる。

デジカメとの関係——ＪＰＥＧファイル

最初にデジカメと視覚システムを対比したときに、違いは画像の再現が目的にあるかどうかだと述べた。また、デジカメのイメージセンサーは生のピクセルデータをデジカメ内のコンピュータに引き渡すのに対し、網膜自体がその内部でかなり複雑な情報処理を行っている所にも違いがあると述べた。このように言うと、最初は似ていても、それ以後はまったく違っているように思えるが、そうではない。

実はＶ１におけるガボール・ウエーブレットによる任意画像の表現形式とデジカメ内のコン

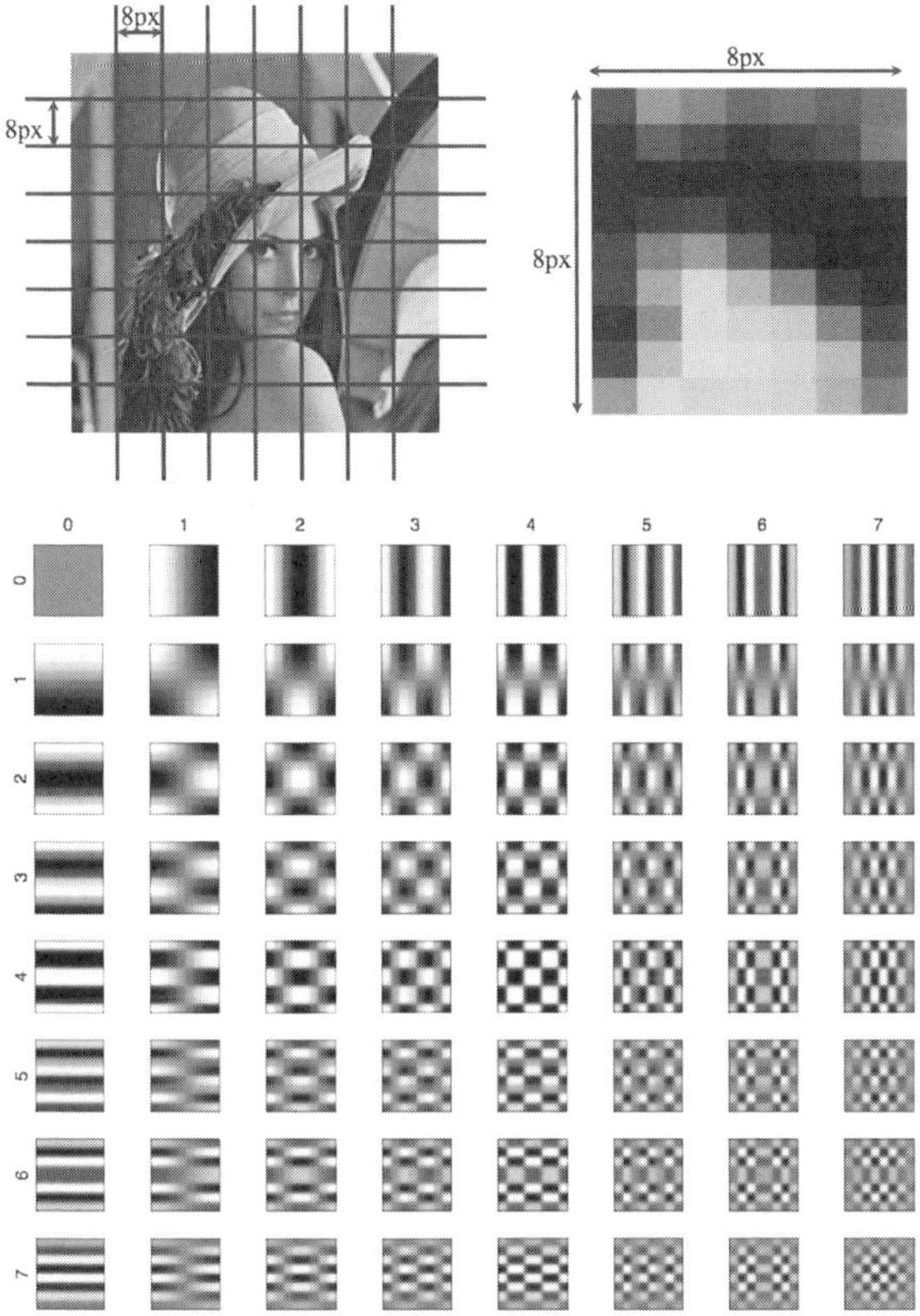

図7　V1 細胞と同様に、デジカメで使われる JPEG も画像を 8 × 8 ピクセルの小領域に分割し、その中にどのような周波数のサイン波と水平×垂直のサイン波の積の成分が含まれているかを表現している。これらの基底関数は JPEG が使っている「受容野」と考えることができる。

ピュータが使っている画像の表現形式には非常に類似点がある。デジカメ、携帯電話、インターネットにおかれた写真等のほとんどはJPEGという標準にしたがってファイルに格納されている。JPEGのもとになっている計算法は離散コサイン変換（DCT、discrete cosine transform）と呼ばれ、図7のような関数に画像を分解している。

まず、JPEGでは大きな画像を8×8の小区画に分割してタイルを敷き詰めるように表現しているところが、V1細胞のさまざまな形の受容野が同様に敷き詰められているところに似ている。さらに、JPEGが使う関数もさまざまな周波数のサイン波（縦・横のサイン波とその積）になっている。V1のガボール関数とは関数のセットが違うだけで、画像表現の原理や計算の手続きとしてはまったく同じである。JPEGという標準ができたのが一九八六年だから、せいぜい三〇年程度の歴史しかない。ほとんど同じ手法を、脳が進化によって遥か遠い昔に獲得していたことは、本当に驚きである。

おわりに

以上に述べたように、一次視覚野の細胞がやっていることは、数式で正確に表現できるくらいに現在では解っていると言っても良いだろう。しかし、一次視覚野は視覚のほんの始まりにすぎない。多くの機能を果たす、高次視覚領域のやっていることは、とても数式で表現できるくらいにまで解っているとは言えない。一つだけ、運動の検出をしているとされるMT野の細胞の機能については、数式で表現できる程度に解明がすすんでいるが、顔や物体の認識にかかわる領野の機能は、このような観点からは、視覚の理解は入り口に立ったところで、わからない事だらけなのだ。方位や周波数をパラメータとするフーリエ空間で、V1細胞の集団の活動としてバラバラに分散して表現されている視覚情報をうまく組み合わせる必要があることは解るが、どう組み合わせたら動物にとって役に立つ情報がうまく取り出せるのかについては、未知のことばかりである。脳が使っていそうな方法を考え、そうした考えが実際に正しいのかを実験で確かめて行く事が必要だ。

ここまでに述べた視覚系の脳研究の過去と現状を踏まえて、以下の三点を強調したいと思う。一つは、個々の神経細胞の機能と役割の解明無くして、視覚の解明はできないだろうということだ。最近では非侵襲に脳活動を計測できる機能的MRI（磁気共鳴画像法）や、近赤外光や脳磁場あるいは誘発電位（脳波）による脳計測が脚光を浴びているが、これらの方法は現在の段階では個々の細胞の活動を見るための分解能を持たない。電極を脳に挿入する、あるいは顕微鏡で脳を観察し光計測を行う等の侵襲的な方法も、今後とも当分の間は必要だろう。

二つ目は、本物の脳を扱う実験の重要性だ。確かに理論としての二次元画像のフーリエ変換やウエーブレット変換からは、方位（傾き角度）が重要な、かつ本質的なパラメータとして自動的に出てくるが、それは今振返って見て、そう思えるだけである。なぜなら一九六〇年代初頭にヒューベルとウィーゼルがV1細胞を興奮させるためには、視覚刺激の方位を最適に調節しなければならない事を、動物を使った実験によって示すまで、方位が視覚中枢での情報処理に本質的に重要だという事を誰も気づかなかったのである。それ以前にも多くの哲学者を含む理論家が視覚について真剣に考察したはずだ。しかし、そうした内省や考察、理論だけによっては、脳の中でこんなにも美しい情報表現が実現されていることは、それ以前の誰にも解らなかったのだ。フーリエが亡くなったのが一八三〇年だから、一九七〇年代後半にフーリエ変換が脳の機能に結びつけられるまで、一四〇年以上もかかっている。実験で見つかったからこそ、このような理論面での理解の進展があった。動物を使った実験は、倫理面からも十分な配慮が必要だが、いまでもこうした手法の必要性は大きいと言えるだろう。

三つ目は、多くの脳科学者の研究は、近い将来の産業応用や治療への応用を直接めざしているのではない、という点である。ヒトや動物の脳を本当に、数式で表現できるくらいまで理解することが我々の仕事なのだ。その成果は脳の設計図と言えるかもしれない。その知見を応用し、モノに組み込んで役に立てるための研究は、工学部や企業にもっと適任者がいるはずだ。そうした研究者の方々と協力が必要だが、それが何時できるかは、わからない。私の立体視の脳内機構に関する一九九〇年頃の研究が、最近ロボットの視覚システムに応用されている例を知っているが、論文発表からほぼ二〇年かかっている。そうした応用を目にする事は、大変うれしいことで、できれば、そうした事例の元になる研究をもっとやりたいとは思う。しかし、基礎研究をやっている最中に応用を念頭において目指すような研究をする事は難しいことと思われ、それは研究の本来の姿ではない。脳科学も含め、こうした基礎研究は長い時間のスパンで考える事がどうしても必要なのだ。だから、性急に「結局、何の役に立つの？」という質問はされないようにお願いしたい。脳の理解自体が役に立つはずであり、頭に「結局」を付けるのは余分なのだ。

column 9

聴覚のサイン、コサイン

人間の可聴帯域はおよそ二〇Ｈｚから一六Ｈｚの範囲であると言われている。一方、人間の歌声の基本周波数は男性で一〇〇Ｈｚから四〇〇Ｈｚ、女性で二〇〇Ｈｚから一〇〇〇Ｈｚ程度の間であり、楽器、たとえば、標準的な八八鍵のグランド・ピアノの最低音（A0）の基本周波数は二七・五Ｈｚ、最高音（C8）のそれは四一八六Ｈｚである。しかし、音声や楽器の音には基本周波数以外にその整数倍の周波数の成分（高調波）や音の開始点で発生する様々な非周期成分・雑音が含まれていて、それらの構成や時間変動の仕方によって男女声の区別や音韻、あるいは楽器の種類や音色が特徴づけられる。楽器が出す音（およびそれを使って奏される音楽）の周波数帯域は、全体として数十ＫＨｚ以上におよぶ。尺八やガムランといった東洋の楽器が出す音の高調波成分は豊富で、それが「音の味わい」に結びついている。

近年のネットワーク通信では、情報量の削減のため「聞こえない音は伝送しない」として人間の聴覚特性に合わせてさまざまな帯域制限を設けた高能率符号化技術が多用されているが、音楽性の観点からはこれを問題視する音楽家・技術者も多い。単音の試聴実験では聞こえないとされても、音楽全体として超高音は感受されている可能性があり、プロの録音では四八ＫＨｚあるいは九六ＫＨｚまでの帯域を採ることが実際に行われている。

音声や楽器音を複数重ねることによって、音の厚みや音色を豊かにするのが和音である。重ねる音の組合せには好ましいもの（協和音）とそうでないもの（不協和音）があり、二つの音の基本周波数比が、一対二（オクターブ）、二対三（完全五度）、三対四（完全四度）などの時に協和音となる。このことは、時代を遡ればギリシャのピタゴラスがすでに論じている。音の協和・不協和は、聴覚的には「音の濁り」がない状態と、著しい状態にそれぞれ対応している。

協和音の関係は、厳密にいえば基本波だけで成立するのではなく、歌声や楽器の音など、複数の高調波を含む「調波複合音」の間ではじめて成立するものである。これを裏付ける理論を「協和性理論」と言い、Plomp と Levelt による研究（一九六五年）で基礎が与えられ、亀岡と厨川の研究（一九六九年）によって体系化された。

協和性にもとづいた音階の基準（音律）も複数提案されてきた。音階の各音の周波数比率を整数倍にとる純正律はルネサンスの教会音楽などで用いられ、現在でも合唱などで濁りが最も少なく響き心地よい和音を与えるものとして使われる。しかし調律を簡単に変更できない楽器などでは移調・転調を行うと音階が破綻することになり不便である。他方、平均律は、一オクターブ（周波数比は二倍）の間を等比級数で一二音の半音階を作るので、和音をつくった際の協和度が不完全であるもののすべての音階が周波数比率では対等であり、転調によって多くの調性を用いるバロック以降では主流の音律となっている。

実際の音楽では協和性の高いピュアな音だけが好まれ不協和音は使われないかというと、必ずしもそうではない。不協和音を混用することによって和音のコントラストや意外性を与えるなど、音楽の表現が広がることはよく知られている。また、最近の音楽（ロックなど）では意図的に音を濁らせるディストーション（歪）が必須となっており、濁った音・歪んだ音が人間の感性を強く刺激し感情を揺さぶる手法として用いられてきていることは芸術一般の動向と絡めても興味深い事実である。

さて、これらの音の波の組合せを聞き分け、そして楽しむ聴覚はどのような仕組みによるのだろうか？視覚をとり扱った前章では、一次感覚器である網膜で画像がつくられているのではなく、脳のなかではじめて、ウェーブレット変換にもとづいた画像が構成されることが語られた。それと対照的に聴覚の場合は、一次感覚器である内耳（蝸牛と蝸牛神経）のなかで、かなり高度な周波数分析が行われている。音の高さや強さにとどまらず、音声によるコミュニケーションや音楽に中心的な位置を占める音の情報処理のかなりの部分は、内耳の高度な機能に委ねられている。実際、内耳の蝸牛神経は複合音に対して「協和性理論」に従った反応を示し、内耳自体が和音を聴いていることがわかる。

では、延髄の蝸牛核、一次聴覚野と続く脳（中枢部）は、音に対してどのような分析をしているのだろうか？蝸牛よりもさらに高次の周波数分析をしているのではないかと想像されてはいるが、内耳の機能自体がすでに高次であるために、むしろ研究は糸口を探すのが難しいようである。

ある合唱指揮者によれば、ルネサンス期に始まった和声の基礎である和音の使用は、実際には一オクターブ隔たった二声が聖堂に響き渡ったときに、丁度完全五度の別の音を人々が感じたことに始まるのだという。この実在しない五度上の音の感覚は、もちろん現在の人も持ち合わせている。耳にした五度の和音が協和音となって快いこと自体は、内耳のすぐれた性能のお陰であるが、倍音の組み合わせから五度の和音を感じるのは、内耳ではなく脳の働きによるはずである。たとえばこのような切り口から、私たちが持つ素晴しい聴覚の情報処理のなかで、脳が果たす役割が明らかにされるのを期待したい。

（KN，HK）

column 10 脳のリズムと詩のリズム

歌や韻文は、リズム（律）やライム（韻）など、さまざまな音声要素が備えるが、音節（正確には拍（モーラ））の数もその一つである。日本語の定型詩の代表である短歌は五－七－五－七－七の音節数を守り、俳句は五－七－五を守る。都都逸は七－七－七－五を守る。これを崩すと違和感を生じ、崩したこと自体が別の（強調や注意喚起の）意味をもつ。

興味深いことに、中国の定型詩も、5音節または7音節から成る。五言律詩五－五－五－五－五－五－五－五や、七言絶句七－七－七－七という形式がそれである（後で杜甫の「春望」と筆者の拙詩を例に引く）。四言や八言を混ぜることもあるが、それはあえて違和感を作り出した技巧・技術である。こうしてみると、奇数音節の句には、偶数音節の句にはない心地よさのようなものがあるのだろうか。ヨーロッパ語話者やアラビア語話者に確かめてみなければならないが、もし言語の差、文化の違いを超えてそれがあるのだとしたら、それには生理学的背景があると考えるのが自然だろう。

定型詩は、声に出して歌われるのが本来である。それを考えると、五拍は五拍のあとに一拍の休符をおいた六拍を一単位、七拍は一休符を加えた八拍を一単位とする構成、と考えることができる。六拍は二拍×三、八拍は二拍×四と見なせるから、基本は二拍である。音楽学では、この二拍の連なりを、歩行のリズムを模したものと考えるらしい。ワルツは三拍子ではないかといわれそうだが、それはあえて二拍子を崩した変則強調形だと考えればよい。

さて、神経系では、歩行にかぎらず、二拍子を刻む周期活動は多い。遊泳・飛翔・呼吸・咀嚼などなど、多くの周期的活動は、二群の神経細胞群が相互に抑制しながら二拍子の活動を行うことで実現する。この神経装置を中枢パターン発生器（CPG）とよぶ。私たちが歩くとき、いちいち右足-左足-右足-左足と意識しない。脳は、中脳に実在する歩行CPGのスイッチをオン・オフするだけで、あとは歩行CPGが自動的に右足-左足-右足-左足のリズムを刻むのである。最近では、周期的ではない単発の運動も、実は周期的活動を1サイクルだけ利用しているという見解が行われている。

想像を逞しくするならば、哺乳類脳に歌のCPGというものがあって（鳴禽類には実在する）、これも二拍子のリズムを刻んでいるのかもしれない。それにあえて抵抗することなく乗れば、自然な歌は二拍子とその倍数拍子になるだろう。短歌や絶句の心地よさには、そういう神経基盤があるのかもしれない。

五言律詩の例（中国語は現代音による、○は平声字、●は仄声字、◎は平韻字）

国破山河在　●●○○●　guó-pò shān-hé-zài
城春草木深　○○●●◎　chéng-chūn cao-mù-shēn
感時花濺涙　●○○●●　gǎn-shí huā-jiàn-lèi
恨別鳥驚心　●●●○◎　hèn-bié diǎo-jīng-xīn
烽火連三月　○●○○●　fēng-huǒ liaán-sān-yuè
家書抵万金　○○●●◎　gū-shū dǐ-wàn-jīn

白頭掻更短　●○○●●　bái-tóu sāo-gèng-duan
渾欲不勝簪　●●●○◎　hún-yù bù-shēng-zān

くにやぶれてさんがあり、しろはるにしてそうもくふかし、ときにかんじてははなにもなみだをそそぎ、わかれをうらんではとりにもこころをおどろかす、ほうかさんがつにつらなり、かしょばんきんにあたる、はくとうかけばさらにみじかく、すべてしんにたえざらんとほっす。

七言絶句の例（小倉明彦作）

感時恨別肺中微　●○●●●○◎　gǎn-shí hèn-bié fèi-zhōng-wēi
描鳥写花頭内機　○●●○○●◎　miáo-diǎo xiě-huā tóu-nèi-jī
心物二元無所怪　○●●○○●●　xīn-wù èr-yuán wú-suo-guài
脳能解脳又非非　●○●●●○◎　nǎo-néng xiè-nao yòu-fēi-fēi

ときにかんじわかれをうらむははいちゅうのび、とりをえがきはなをうつすはとうないのき、しんぶつにげんしてあやしむところなきも、のうよくのうをかいすまたひにあらず。（感動するのは心の機微、ものを見たり描いたりするのは脳のからくり、そういう脳と心は別物とする物心二元論に立っても悪くないけれど、神経科学的に一元論で考えてみても悪くはないでしょう）

（AO）

14章 三次元世界を見る

藤田一郎

たて、横、奥行きのある三次元の空間世界を、紙やキャンバスという二次元平面の上に、いかに表現するかは、アーティストたちの大きな関心事の一つだろう。おそらくそれは、洞窟の壁に絵を描いていたような遠い昔から、コンピュータグラフィクスがあふれる今日まで続いている。カメラやビデオといった映像記録装置を使えば、撮影対象、レンズ、フィルム・CCD素子の位置関係により、外界世界は一義的に投影され、一つの視点から見た一つの光景はたった一つの平面画像を構成する。同様に、私たちの目の奥にある網膜に投影される像も二次元像であり、また、一つの光景は一つの像を投影する。では、その像を忠実にキャンバスやコンピュータディスプレーの上に描くことができれば、私たちが見ているような世界がそこに見えるだろうか。

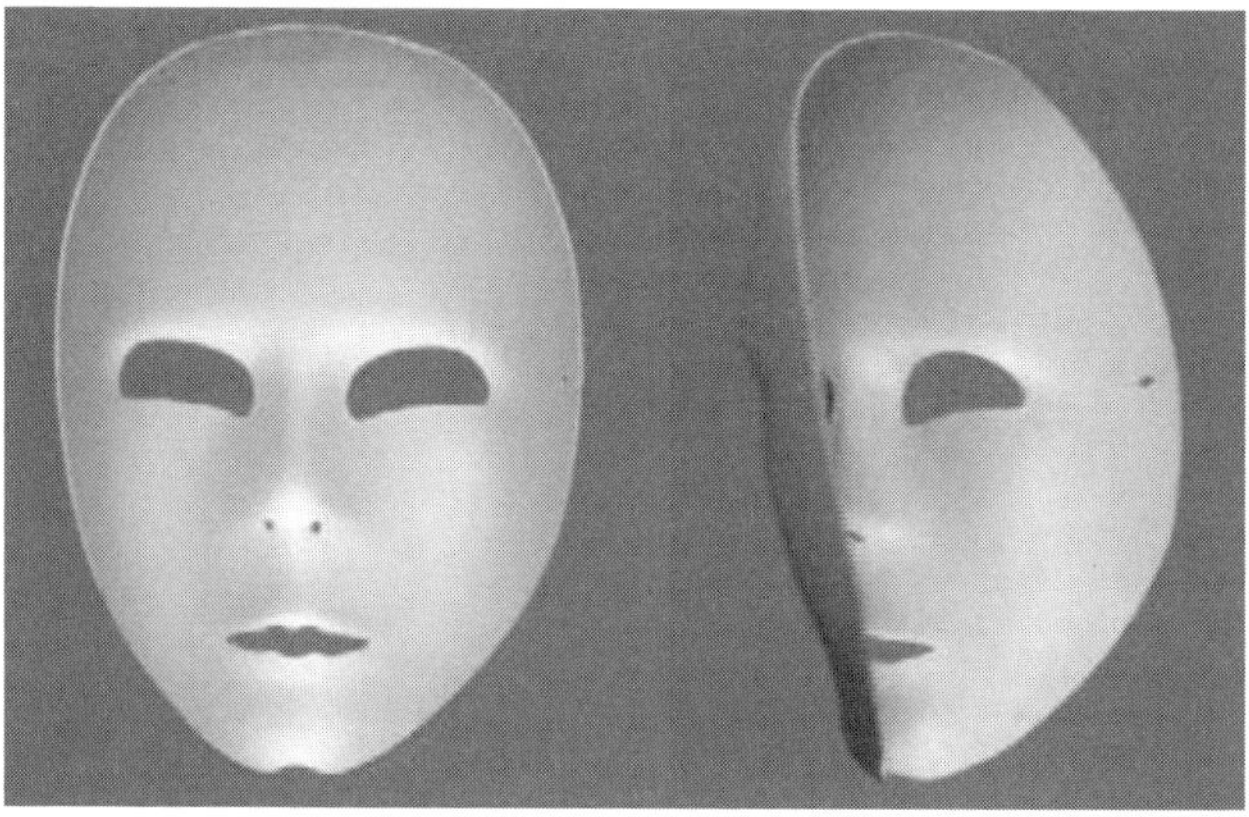

図1　ホローフェイス錯視

お面の裏側、凹部の写真やビデオ画像を見ても、面はひっこんでいるようには見えない。

必ずしもそうはいかない。その最も顕著な例だと思うのはホローフェイス錯視（hollow-face illusion）と呼ばれる錯覚現象である。夜店に売っているお面や、デスマスク石膏像など裏が中空になっているお面を水平回転させた様子を、ビデオに撮り映写してみると、驚くべきことが起きる。お面の表側が裏に回り、裏側の中空部分が出てきた瞬間に、へこんでいるはずのお面はでっぱり、回転方向が逆転するように見える。どんなに頑張っても、お面はへこんで見えない。二次元画像であるビデオ画像や絵画からへこんだ顔を知覚することは、私たちにはできないのである（図1）。

「絵に描けないものがある」――これが、本書企画のきっかけとなった国際高等研究所の研究会で、ホローフェイス錯視を紹介した私のメッセージだった。それに対して、絵巻物の専門家である若杉準治氏（京都国立博物館）から、「絵に描けないものはもう一つあるよ」という意見が出た。竜宮城である。「絵にも描けない美しさ♪」ということだった（参りました…）。

両眼立体視――左右網膜像から立体世界をつくる

もちろん、本物のお面を見た時には、裏返せばへこんで見え、お面の立体構造を正しく知覚することができる。これはなぜだろうか。それは、絵や写真やビデオという二次元画像ではなく、実際のお面を見る時には、奥行き構造を決定するための視覚てがかりが余分に一つあるからである。その手がかりとは、右目と左目に投影される網膜像の違いである。

私たちの二つの目は左右に六―七㎝離れ、異なった視点から世界を眺めている。そのため、網膜に映る像は左右の目で若干異なる。このことは、人差し指を眼前に立てて目を片方ずつ交代に閉じてみると、人差し指の位置が左右に動いて見えることで簡単に確かめることができる。さらに、人差し指の像は大きく動くのに、遠い背景の様子はほとんど変わらないことに気づくだろう。つまり、ある視覚対象の左右の目における像のずれ（両眼視差）の大きさは、目からその対象への距離に依存している。逆に言えば、両眼視差を測ることができれば、対象物までの距離がわかることになる。脳が実際そのようなことを行っていることは、二世紀近く前、

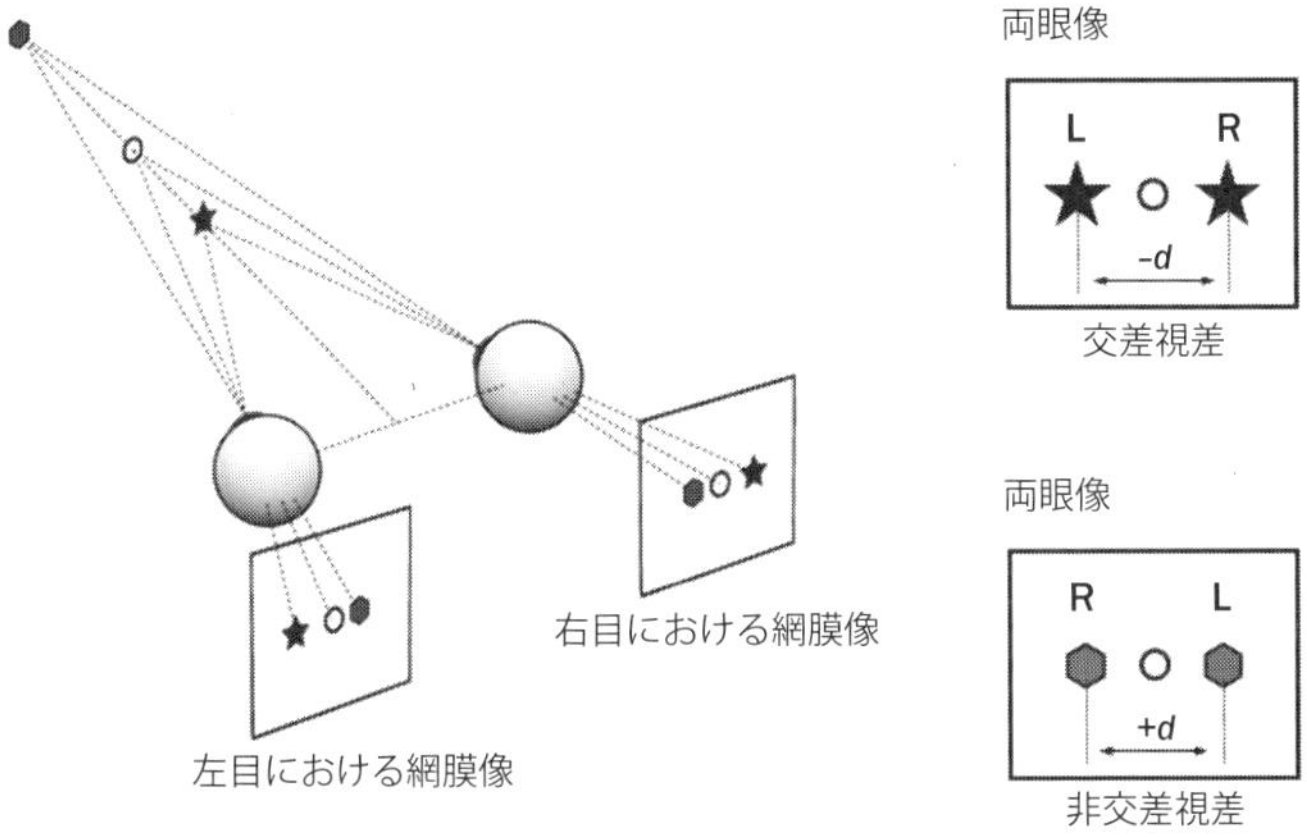

図2　両眼視差

右目と左目の網膜に映る物体の像は、その物体への距離に依存して、横にずれている。このずれ（両眼視差）に基づいて、脳は外界世界の奥行き構造を定量的に再構築する。

一八三八年に、チャールズ・ホイットストン（Charles Wheatstone）が立体写真を提示する装置（ハプロスコープ）を考案して明らかにした。

両眼視差と対象物への距離との関係を少し詳しく見てみよう（図2）。空間内の一点（○）を注視している時、○の像は、左右の網膜それぞれの中心窩《ちゅうしんか》に投影される。中心窩とは、網膜の中で最も空間精度良く光を感じることができる部分である。さて、この時、○より手前にある物体（★）は、左目網膜では左側に、右目網膜では右側にずれる。どの位ずれるかは、★が○よりどれだけ手前にあるかにほぼ比例する。一方、○より奥にある物体（六角形）は、左目網膜では右側に、右目網膜では左側に投影される。両眼投影像のこの位置ずれが両眼視差である。その符号（どちらにずれるか）と大きさ（どのくらいずれるか）がわかり、かつ、二つの眼球の間の距離がわかれば、三角法の原理で★や六角形が注視面と比較してどんな奥行きにあるかを知ることができる。両眼視差に基づいて視覚世界の三次元構造を知覚する機能は両眼立体視と呼ばれる。

片目に映る像も、遠近構造、陰影、遮蔽、テクスチャーなど、立体感のもととなる情報が多く含まれるので、両目を使わなくても視覚世界の三次元構造を知ることができる。しかし、家具や木々や街並みなど私たちを包む世界に前後方向の広がりがあるという実感は、両眼を用いて初めて得られる。斜視などの理由で両眼立体視を体験したことのない人に、この奥行き感を言葉で説明することは難しい。生まれた時から両眼立体視ができず、四〇歳を越えた後にその能力を獲得したスーザン・バリーという脳科学者の述懐によると、両眼奥行き感のない世界を私たちが実感することも同様に難しいことらしい(1)。

さて、ホローフェイス錯視に話を戻そう。本物のお面の裏側を見たときには、その構造に対応する両眼視差が生じており、それを検出することによって、お面の裏側がへこんでいることを脳は決定することができる。ところが、お面の写真やビデオで見ているときは、両目を使っているものの、左右の目は同じ画像を見ているので両眼視差が生じていない。見ている画像の立体構造を推定する材料は、画像の中の陰影の分布だけである。しかし、陰影情報だけでは、ひっこんでいるかでっぱっているかをあいまいさなく決定するには不十分であり、通常、奥行き構造は多義的に見えてしまう。ホローフェイス錯視の奇妙なところは、必ず、顔がでっぱって見えてしまうことである。これは、奥行き構造を再構築するのに十分な情報が得られないときには、「三次元物体はでっぱっている」と知覚する傾向が私たちの脳にあることを示している。

頭のてっぺんとこめかみの奥

両眼立体視の神経機構は長い間未解明であったが、近年、その実体が急速に明らかになりつつある。網膜からの視覚情報は、一か所の中継（外側膝状体）を経て、後頭部にある大脳皮質の一次視覚野V1野に到達する（第10章）。V1野において初めて個々の神経細胞が右目と左目からの情報を受ける。そして、この場所で両眼視差の算出がなされる。10章で述べたように、V1野の先には三〇を超えるさまざまな機能を持った視覚領域がある。これらの領域を結ぶ神経経路は二つに大別でき、それぞれが視覚の異なった側面を担っている（図3）。V1野から後頭頂葉皮質に向かう経路（背側経路）は、見ている対象物の位置や運動の処理とそれらに基づいた行動（目を向けたり手を伸ばしたりする）の実現にかかわっている。一方、V1野から、こめかみの奥あたり、下側頭葉皮質に向かう経路（腹側経路）は、視覚対象が何であるかを知る能力（視覚認識）にかかわっている。[2] 前者に傷を受けた人や動物は、物体が何であるか、ど

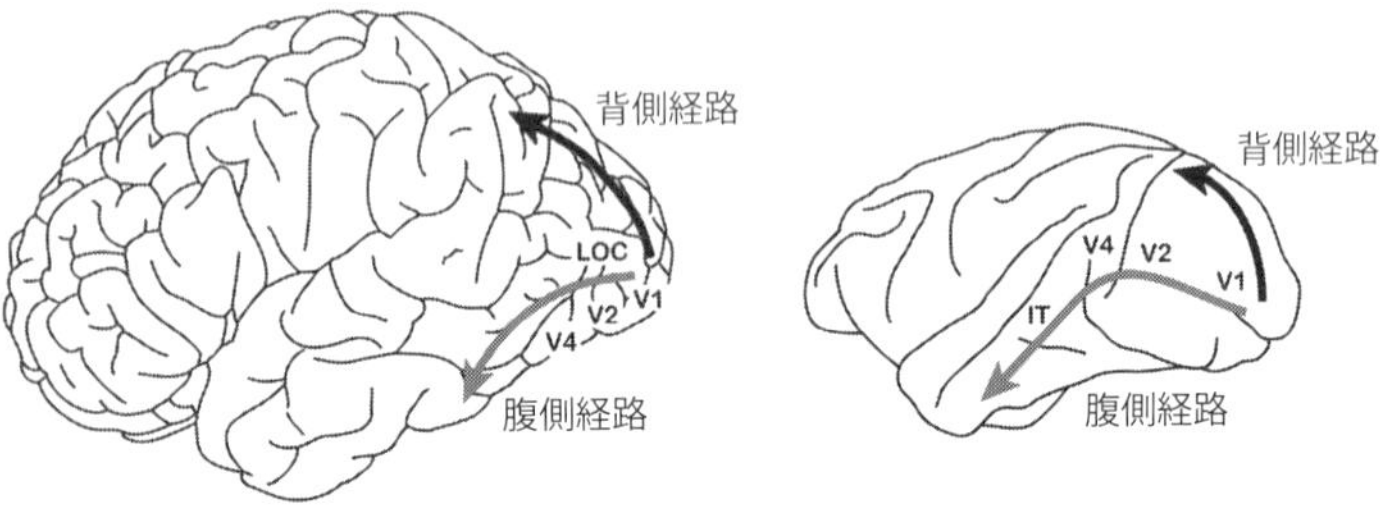

図3　側頭葉経路と頭頂葉経路

ヒト（左）およびサル（右）の大脳皮質視覚経路は、背側経路と腹側経路の2つに大別できる。それぞれの図の左が脳の前方。視覚野は脳の後方部の広い範囲を占めている。

んな形であるかはわかっていながら、それをつかんだり操作したりすることができなくなり、一方、後者が損傷されると、物体が何であるかがわからないにもかかわらず、そちらに目を向けたり手を差し伸べて操作したりすることは問題なく行うことができる。つまり、知覚意識と行動は乖離しうるのである。信じがたいことに思えるが、ものを操作するとき必ずしも対象物が何であるかを認識する必要はないのである。

では、両眼立体視に関係する情報はどちらの経路で取り扱っているだろうか。従来、両眼視差や面の傾きなどの情報を伝える情報は背側経路の領野で見つかっていた。また、後頭頂葉皮質に損傷を受けると奥行き知覚がうまくいかなくなる。これらの理由から、両眼立体視に関係するのは背側経路であると長く考えられてきた。奥行きというのは、結局のところ深さ方向の位置の情報であるから、背側経路が空間視に重要であるという前述の考えともよく一致する。

しかし、この考えに合わない心理現象が従来からいくつか知られている。その一例を、図4に示す四つのステレオグラムで紹介しよう。[3] ステレオグラムとは二つ一組の図で、一つの図を片方の目で、もう一方の図をもう一つの目で見ることで、立体が知覚できるような図である。では、一番上に示す赤い十字（本書ではグレー）のペアの左図を左目で、右図を右目で見てみよう。うまく両眼融合が成立すると、水平の棒が垂直の棒の手前に浮かんでいるように見える。このようなことが起こるのは、十字の横棒が左図では右に、右図では左にずれており、横棒の両端の輪郭が両眼視差を持っているからである。

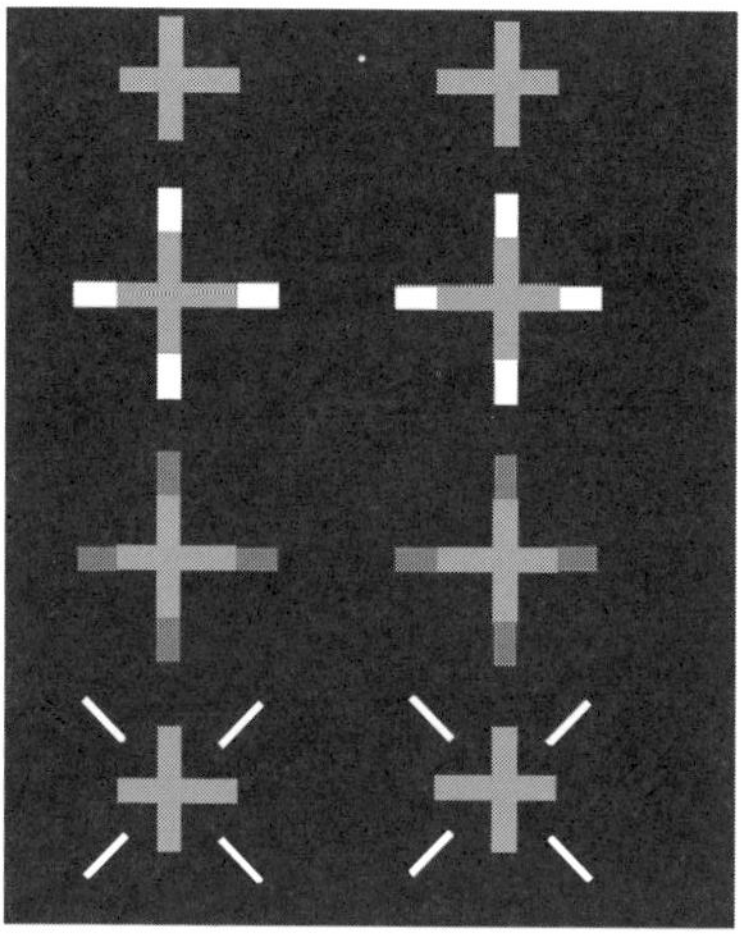

図4　色、形、明るさ、両眼視差すべてが立体視に関わる

4組のステレオグラムの中央部にある赤い十字は同じ形をしているが、両眼融合して見える立体構造は非常に異なる。

二段目に示すのは、この同じ十字の先端に白い短い棒を加えただけのものである。驚いたことに、このステレオグラムを両眼融合すると、水平の棒が浮かぶのではなく、赤い半透明の円盤が白い大きな十字の手前に浮かぶ。次に、この白い短い棒を暗い灰色の棒に入れ替えると（三段目）、円盤が消えてしまい、再び水平の赤い棒が浮かんで見えるようになる。さらに、白い棒を四五度回転した図を両眼融合すると、今度は、すりガラスに丸い穴があいていて、その穴の中に赤い棒が浮かんでいるように見える。

注目すべきことは、これら四つのステレオグラムの真中に描かれているものは、まったく同じ赤い十字であることだ。にもかかわらず、その周りに何があるかによって、両眼融合した時に異なる立体構造が見える。つまり、私たちが立体構造を知覚する時に、脳の中で両眼視差だけが使われているのではなく、色、明るさ、形などの情報と両眼視差の情報が互いに影響しあっている。従来の定説が言うように、形や色が腹側経路で処理され、一方、両眼視差は背側経路で処理されているというような役割分担が行われているとすると、どうやって、形や色と両眼視差の情報は脳の中で相互作用をおよぼしあうことが可能になるのだろうか。

実は、両眼視差がもっぱら背側経路で処理されているという定説は間違っていた。腹側経路の後段にある下側頭葉皮質（ＩＴ野）やＶ４野の神経細胞も両眼視差の情報を伝えていることを、私たちの研究室を含め、日米欧の複数の研究室が近年になって発見した[4]。両眼視差の情報は、背側視覚経路、腹側視覚経路の両方で処理伝達されているのだ。

心の単位

当然、次に出てくる疑問は、なぜ二つの経路の両方で両眼視差の処理がなされているのかである。第一に考えられることは、二つの経路が両眼視差情報を異なった目的に使っている可能性である。たとえば、背側視覚経路は、目の輻輳開散運動（近いものを見るときに目が寄り、遠いものを見るときには二つの目は平行に向く）や物を握ったりする際に、両眼視差情報を使っているのに対し、腹側視覚経路は物体の三次元構造を認識するために利用しているという可能性である。この考えは、前述の視覚経路の機能構成に関する仮説の枠組みの中で、両眼視差情報処理をとらえている。

このような側面は確かにあり、たとえば、背側視覚経路後段のＭＳＴ野は両眼視差に基づいた輻輳開散運動にかかわっている。しかし、背側視覚経路も腹側視覚経路も、両方とも両眼立体視そのものに関与している証拠も得られている。ただし、両眼立体視の中でもやや異なる側面にかかわっているようである。

一九七〇年代から、両眼立体視には異なる複数の現象が含まれていると心理学では考えられていた。その例の一つが、粗い奥行きを見ること（粗い奥行き視）と微小な奥行きを見ること（細かい奥行き視または微小奥行き視）の区別である。ヒトやサルなど霊長類では、両眼立体視において両眼視差〇・〇一度以下の弁別が可能であり、これが微小奥行き視である。この感

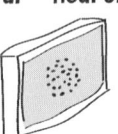

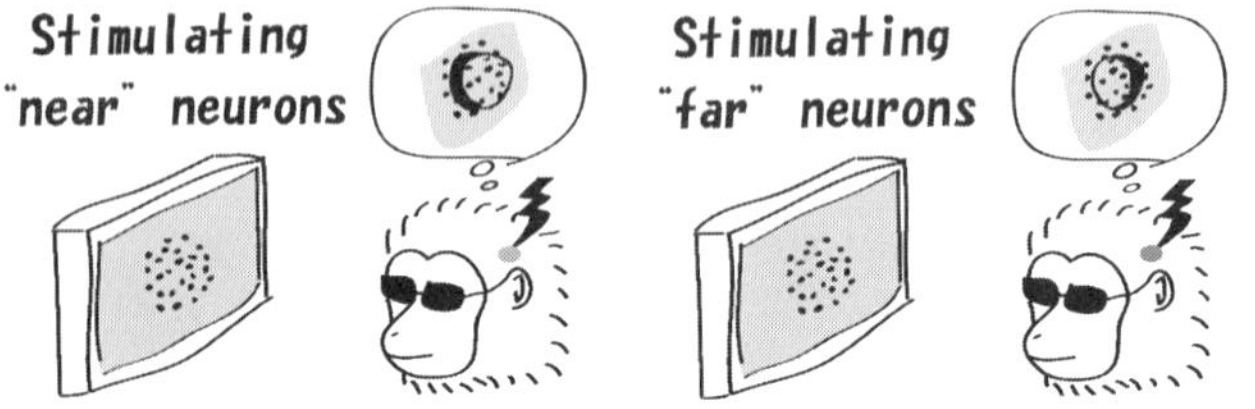

図5　V４野の微小電気刺激の効果

奥行き判断課題を遂行中のV4野に局所電気刺激を与える。視覚対象が手前にあるときに反応する細胞（near細胞）集団を活動させるとサルは刺激が手前に見えると判断し、視覚対象が奥にあるときに反応する細胞（far細胞）集団を活動させると刺激が引っ込んでいると判断した。

度は、二・五メートル先に立てた二本の針が前後に四ミリずれたとき、どちらの針が手前にあるのかを言い当てることに相当する。しかし、感度の異なる二つの両眼立体視があるという考えには異論もあり、一つながりの現象の両極端を見ているに過ぎないという主張も根強くなされていた。

ところが二〇〇〇年代に入り、ＭＴ野と呼ばれるところが粗い奥行き視にかかわるものの、微小奥行き視には関与していないという脳科学的証拠が得られ、さらに、二〇一二年に私たちは、Ｖ４野が微小奥行き視にかかわるという証拠を示した（図５）。[5] これらＭＴ野やＶ４野には、物体が注視面より手前にあるときに反応する神経細胞（near細胞）と注視面より奥にあるときに反応する神経細胞（far細胞）が固まって分布している。near細胞が集まっている部位の真ん中に電極を通して微小な電流を流し、near細胞の活動を引き起こすと、動物は物体が手前に見えたと報告し、一方、far細胞が集まっている箇所を電気刺激すると、動物は物体が奥に見えると報告した。注目すべきことに、MT野でこの実験を行うと粗い奥行視のみが影響を受け、細かい奥行き視には影響がなかった。一方、V4野でこの実験を行うと細かい奥行き視に影響が出た（粗い奥行き視への影響はまだ調べられていない）。これらの結果は、粗い奥行き視と微小奥行き視は、脳の中の異なった部位が担う二つの現象であることを示している。

「両眼で奥行きを感じる」というありふれた日常的な心のできごとを例にとってみても、それがどのような単位からなっているかは簡単に決めることはできず、数十年におよぶ探求によって、粗い奥行き視と微小奥行き視が区別されるべき二つの現象であることがようやく確立しつつある。芸術家たちによる画像表現の探求に終わりがないように、科学者による外界世界の脳内表現の探求の道もはてしない。

column ⓫ 脳の機能の振り分け方

河野泰弘さんは、先天性視覚障害者である。彼は自活している。彼が日々の生活の中で、聴覚、触覚、嗅覚を駆使して、自分の周りの様子（空間）、語りかけてくれる人の顔の向き、炊事中の鍋の状況などをどのようにして正確に理解するのか？　彼の著書『視界良好』（北大路書房）は、このことを生き生きと楽しく語っている。

道を歩くときの靴音の反響で、歩道添いの塀の切れ目を知る。友の声の澄み方で、友がこちらを向いているかどうかがわかる。実際彼は、晴眼者の友達よりも耳が鋭い（耳が良いのではなく、音を良く聞き分ける）と感じることがしばしばである。

視覚障害者が、通常であれば視覚機能に割り当てられる脳の後頭葉の機能を聴覚などに活用していることは、以前から指摘されていた。これが聴覚や触覚の鋭さに密接につながっているに違いない。

実際、最近のｆＭＲＩを用いた研究では、視覚障害者が音や触覚で、自身と周囲の空間との関係（位置や動きの方向など）を認識する際には、後頭葉のなかのＭＯＧ（middle occipital gyrus：中後頭回）と呼ばれる領域が強くはたらいていることが示された。ＭＯＧは、晴眼者の場合には視覚情報から空間に存在する物体の位置やその動きと自身との関係を認識し、働きかけるために使われる脳領域の一部である。晴眼者に音をきかせた場合には、ＭＯＧの働きは逆におさえられてしまう。視覚機能から聴覚機能への脳機能の振り分けの変更の実例である。

レイ・チャールズ、スティービー・ワンダー、辻井伸行をはじめ、超一流のミュージシャンに、視覚障害者が名を連ねている。これらのミュージシャンは、「視覚障害者なのに」ではなく「視覚障害者であるが故に」、視覚に振り分ける必要のない脳の力を音に対する感性や表現にふんだんに活用しており、それが素晴しい音楽を創造させているのではないだろうか。

脳のある機能がほかの機能に振り分けられるために、特異なすぐれた能力が生み出される例は少なくない。自閉症とされる人々の中には、通常の人間の想像を絶する正確さで、視覚で捉えたものを省略なしに表現できる方が少なくない。切り絵作家の上田豊治氏はそのような一人である。彼の作品は、みじんの乱れもない細部の表現がすばらしいだけでなく、作品の空間が語りかける生き生きとした迫力が見る者の心をうつ。彼がいかにしてこの能力を開花させたか、そして目にしたものを恐るべき正確さで後日の作品に反映してきたかということは、上田豊治氏の才能を育んだ母、上田幸子さんによる著書『こんにちは、上田豊治です』(樹心社)で語られている。最近のｆＭＲＩを用いた研究では、同一のものを見せた時の視覚中枢(上述のＭＯＧを含む後頭葉の高次視覚野)の活動が、自閉症者では通常の被験者に比べて著しく高いことが確認されている。脳の機能の振り分け方の違いが、素晴しい芸術的な才能を花開かせる、もう一つの例である。

(ＨＳ, ＨＫ)

15章 見続けるということ ―アンドリュー・ワイエス―

佐藤宏道

アメリカの人気画家アンドリュー・ワイエスは一九一七年七月一二日にペンシルヴェニア州チャッズ・フォードで生まれ、二〇〇九年一月一六日に九一歳で亡くなるまでに膨大な量の作品を残した。その正確な数はわからないが、現在ベッツイ夫人が作品を網羅する「カタログ・レゾネ」を作成中と聞く。折しもワイエスが亡くなったときは、日本で「アンドリュー・ワイエス　創造への道程（Emotion and Creation）」という展示会が、渋谷文化村のザ・ミュージアムから名古屋の愛知県美術館に場所を移していた。私はザ・ミュージアムで展示会を見たが、それぞれの作品が仕上がるまでの一連の習作を含めた展示、制作の場所や背景などについてワイエス夫妻の言葉を交えてビデオによる充実した解説もあり、作品はきわめて身近なものになった。

その作品の多さに比して、ワイエスがモデルにしたのは、生まれ育ったペンシルヴェニア州や、ワイエス家が毎年夏の五ヶ月間を過ごしたメイン州の、親しく心を通わせた人々や目に親しんだ風景などカテゴリーに分けるとかなりわずかな対象である。ワイエスはモデルとなった人たちを、三〇年、四〇年も見続け、描き続け、それぞれが巨大な作品群になった。

もっともよく知られているのは「クリスチーナの世界」シリーズであろう。これはアメリカ合衆国東部最北のメイン州の海辺の村クッシングに暮らしたクリスチーナとアルヴァロのオルソン姉弟と、もともとは夏季の避暑地のホテルだったオルソンハウス、その地の夏にあっても荒涼とした自然、姉弟がそこから得られるわずかな糧を頼りに生活した姿を、一九三九年から一九六八年にクリスチーナが亡くなってオルソン家が途絶えるまで約三〇年間にわたり描いている。オルソン家は姉弟が子供の頃はそれなりに裕福な生活をしていたようだが、クリスチーナは幼時から進行性の病気により四肢の筋が徐々に衰え、二五歳を過ぎて歩けないようになる。やがて両親が世を去り、弟のアルヴァロが細々と農業をしながらクリスチーナを献身的に支えて暮らすようになる。そして二人とも結婚することなく生涯を終えるのである。ワイエスがオルソン姉弟に初めて会ったとき、姉弟はすでに四〇歳台半ばであり、オルソン家が彼らの代で終焉を迎えることは、すでに運命付けられていた。アメリカ東海岸北部の小さな町で、運命を淡々と受け入れるかの様に慎ましく、しかし気高く支え合って生きた姉弟の姿は、絵の中にあって無言だが、深く訴える。

ワイエスが描く人の表情や風景には深い精神性があり、それがストレートに伝わってくる。ワイエスの絵は、遠近法や、線の巧みさ、緻密さなどのために、写実性において卓越しているという受け止め方もあるが、実は主題に関してさまざまの観点からきわめて多くの習作を制作し、その過程で不要なものを徹底的にそぎ落とし、主題を明確にしながら完成作にもっていくのである。そして絵を構成する要素の精緻さに比して、鑑賞者が受ける印象は実に素朴でシンプルである。その大きな理由は、一枚の絵の隅々まで彩色されているにもかかわらず、同系色のモノクロに近いトーンで絵の大部分が描かれ、そして色のコントラストや明暗のコントラストによって主題をハイライトすることにより図（主題）と地（背景）の関係をわかりやすくする手法にあるだろう。たとえば「クリスチーナ・オルソン」（一九四七）（図1）は、目映いばかりの日差しの中に座るクリスチーナを描いているが、黒いワンピースの彼女も、光と影で真っ二つに切り取られた大きなドアも、明暗の強烈なコントラストを作っている。この絵において、文字通り「光が当たっている」のはクリスチーナであるが、彼女は地となる影があってこそ、そこにいるのである。

最も有名な作品である「クリスチーナの世界」（一九四八）（図2）においてはワイエスの作業は遥かに複雑なものになっている。この絵を初めてのワイエスの作品として見たときには「クリスチーナの世界」というタイトルの意味がわからない。しかしこの絵にはオルソン農場の草色モノクロ世界の中に、明るいピンクのワンピースの後ろ姿のクリスチーナのみがいて、

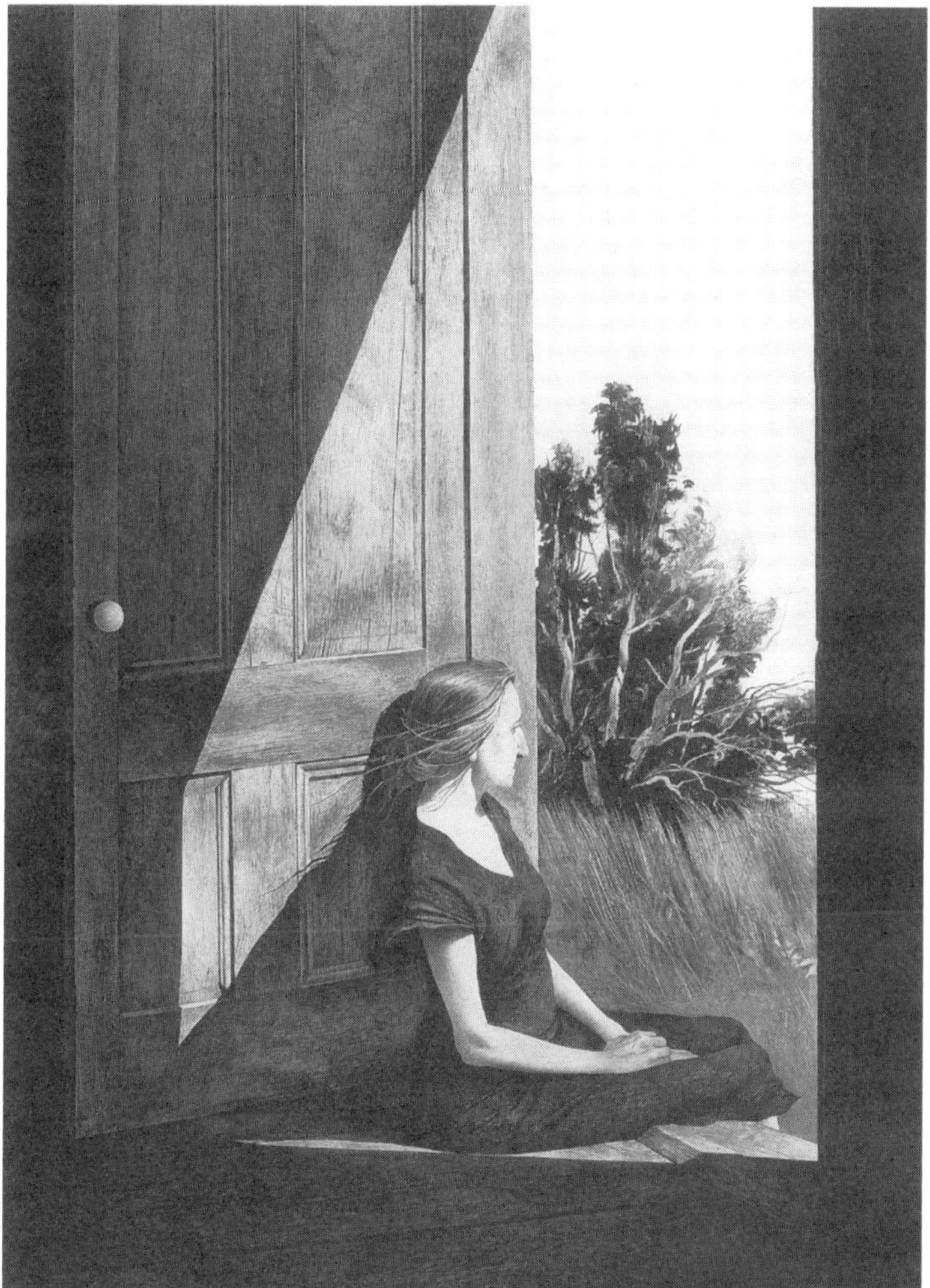

図1　クリスチーナ・オルソン（ワイエス、1947）カーチスギャラリー、ミネアポリス
Andrew Wyeth, Christina Olson, 1947 tempera © Andrew Wyeth. Curtis Galleries, Minneapolis.

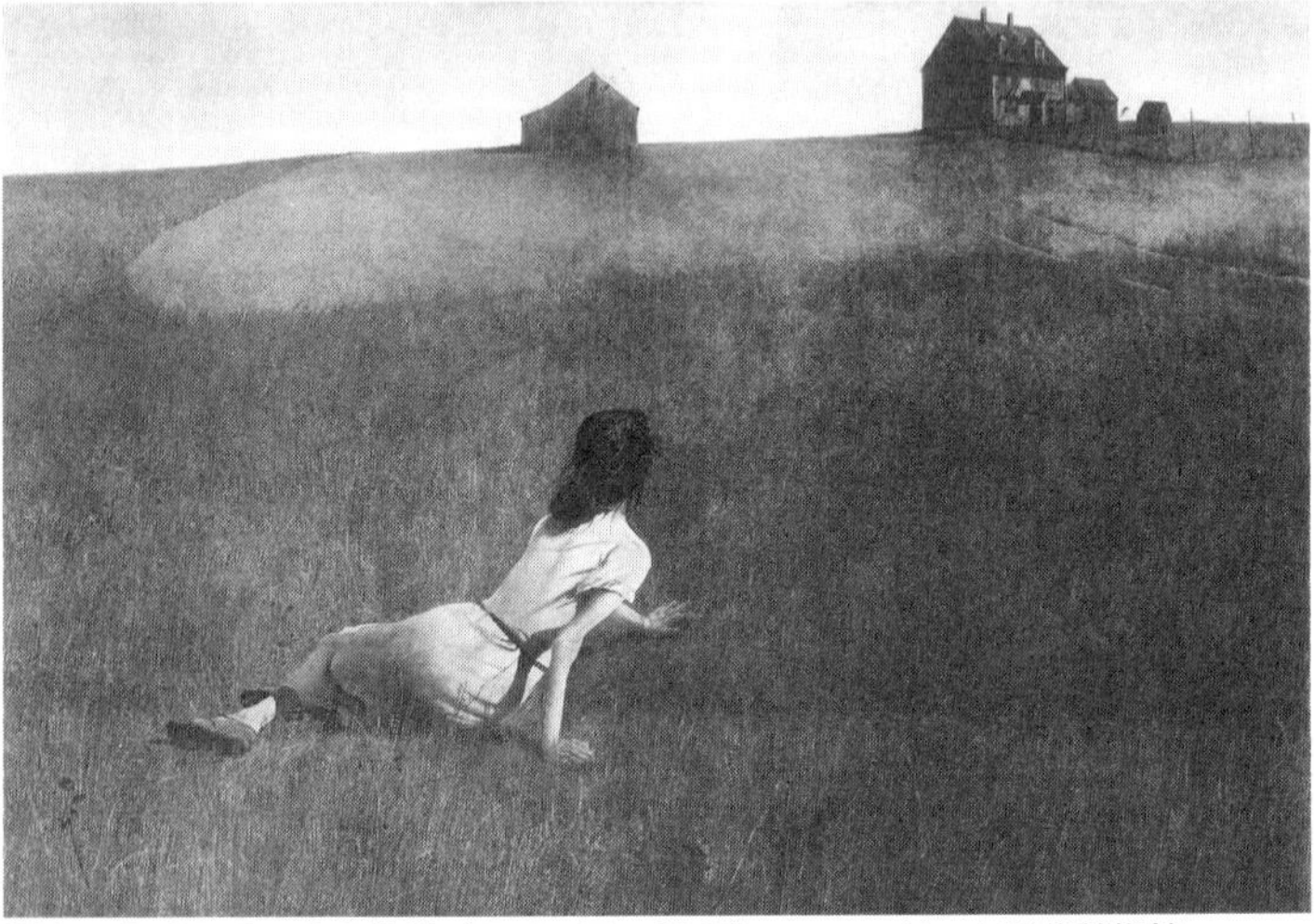

図2　クリスチーナの世界（ワイエス、1948）　ニューヨーク近代美術館

異様に細い腕をついた後ろ姿で丘の上を見上げている。そこにあるのは強い色と明るさのコントラストである。そして見上げる丘の上にはオルソンハウスが描かれているが、この建物は明るいグレーの空を背景（地）にした暗い建物（図）として「図と地の分離」がなされている。この絵においても主題と背景との関係が明確であり、鑑賞者は見た瞬間からただちに何を見るべきなのかを知らされ、絵の世界の中に入り込むことになる。しかし、作者ワイエスがこの絵を構想したとき、実は丘の上のオルソンハウスでアトリエとしていた一番大きな建物の二階の窓から、丘を這い上がるクリスチーナを見ていた。この絵には、歩けなくなったクリスチーナが暮らした世界のすべてが描かれていると言っていいが、それはワイエスの側からではなく、クリスチーナの側から描かれた、あり得ない構図として完成されている。

図3は、本章の冒頭で触れた展示会「創造への道程」のポスターになった「ガニング・ロックス」(一九六六)(福島県立美術館蔵)である。この絵のモデルとなった眼光鋭い男はフィンランド人とアメリカ原住民の混血でウオルター・アンダーソンといい、四〇年以上にわたってメイン州におけるワイエスの親しい友人だった。ウオルターは、ワイエス家の別荘があるポート・クライド沖の人が近づきがたい岩礁ガニング・ロックスで狩猟をし、スリル満点の舟遊びにワイエスを誘った。ガニング・ロックスは岩礁の名前であり、モデルの名前ではない。この絵は習作の段階では人影の無い海辺の光景などが描かれていたが、完成作では暗い黄褐色の背景の中にウオルター・アンダーソンその人のみが描かれている。このいかにも「肖像画」らしい描き方は、たとえば「クリスチーナの世界」におけるクリスチーナのピンクのワンピースと黄緑の草の色と明るさのコントラスト、そして背景の具体的描写によって「世界」を表現した手法とは随分異なるように思われる。しかし、この絵のタイトルは男の名「ウオルター・アンダーソン」ではなく「ガニング・ロックス」なのである。ここでウオルターの背景は暗い褐色だが、焼きしめた備前焼のように深い色で、しかも濃淡が不穏なほどに混沌として折り重なる。この背景はウオルターが猟をした、時に荒々しい姿を見せる岩礁ガニング・ロックスそのもの

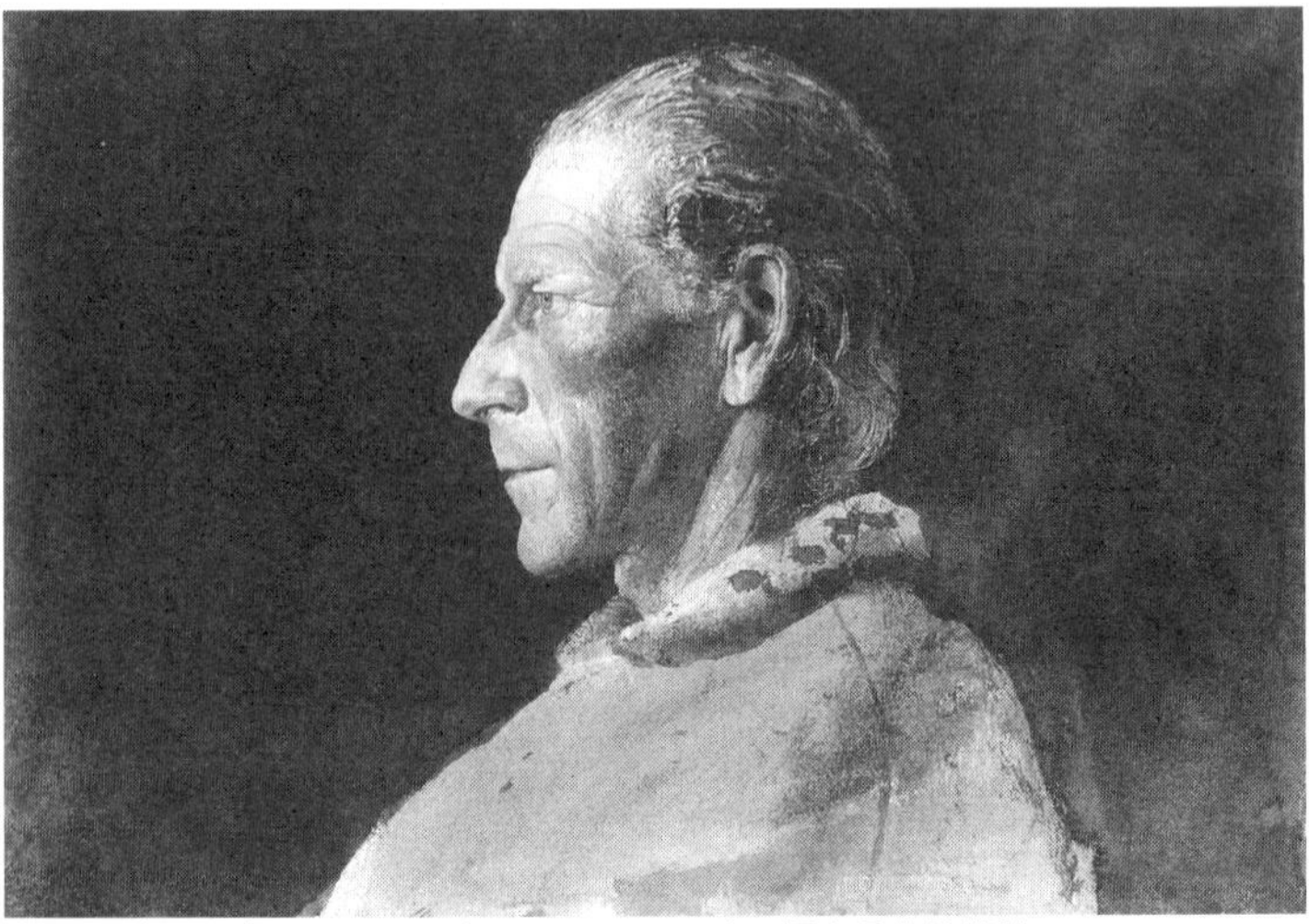

図3　ガニング・ロックス（ワイエス、1966）　福島県立美術館

Andrew Wyeth, Gunning Rocks, 1966 Drybrush © Andrew Wyeth. Fukushima Prefectural Museum of Art, Japan

を象徴するのであろう。ウオルターには背景がより暗い左の方向から光が当てられ、鑑賞者はその光に向き合うウオルターのみを意識する。そしてこの人付き合いが苦手で寡黙な男の口元は、二人が共有する言葉にできぬほど大切な時間を繊細に語るかのようである。ここにおいても、一見、モデル（図）と背景（地）の関係は、これ以上は無いと思えるほど単純化されたコントラストを作りだしている。しかし、ガニング・ロックスはウオルター・アンダーソンそのものであり、ワイエスにとっては図と地の関係は不可分なのである。ワイエスの絵には仕掛けがある。

ところで日本人は水墨画を好む。

「侘（わび）」、「寂（さび）」など、華美を排して、単純でしかし奥深い世界を楽しむ。水墨画は白黒のコントラストとかすれやにじみも含むグラデーションのみで描かれる。モノクロの世界はコントラストがあるところに鋭敏な検出力をもつ脳にとって、処理の負荷がかからない。コントラストが明快であることは視空間を効率的に脳内表現させ、脳のより多くの能力をアクティブで創造的な鑑賞に充てることが出来るようになるのだろう。

霊長類は色覚を得たことにより、複雑に物が入り組んだ視野の分節化（あるいは図と地の分離）が著しく促進され、複雑な視覚世界の構造とそこにあるものを認知する能力が飛躍的に高まり、視覚によって引き出される世界の情報の質と量が格段に豊かになった。そのことが人間の思考の複雑さや、行動の多様性の根拠となっている脳の進化と深くかかわっていることは間違いないと思う。

だがワイエスはといえば、さらに色のコントラストを明暗のコントラストのように使うことにより、図と地（背景）の分離を明確にする。きわめて緻密な色彩の世界に、モノトーンのフィルターをかけ、主題のみフィルターを外す。本来は脳がしている作業の一部、重要な部分を、ワイエスは絵の中に組み込んでしまったのだろうか。それはとりもなおさず、ワイエスがそのように「見ていた」ということであろう。

脳は視覚情報に自ら積極的に意味づけをしていく。したがって、見ている対象について知れば知るほど、ものの見え方、そこから引き出される意味は深みと広がりをもつようになっていく。ワイエスは、身近なところで暮らす人々の姿を見続けることで、普遍的な存在のありようを描いた。見続けること、そして描き続けることの力は強く、豊かである。

column ⑫

線の画と面の画

私たちがものを見ているとき、視覚中枢システムはその階層段階に応じてレベルの異なる形態情報を処理し、大脳皮質の最終段階で視野全体の中にさまざまの物体を認知する統合された視覚世界の脳内表現が成立する。大脳皮質の視覚情報の入り口は後頭葉のＶ１（一次視覚野）であり、Ｖ１野にはものを見るために必要なほぼすべての情報が入力されるが、Ｖ１野の役割は物体の境界となる線の位置、傾き、長さ、太さ、動き、奥行き、あるいはある視野部分の色など、視野各部にあるさまざまの要素的な特徴を分析的に検出し、より高次の視覚野に出力することである。以後、視覚の情報処理は幾つもの段階を経て進むが、大脳皮質の物体視経路の最終ステージとして、質感のある面の組合せで作られる形など統合された物体の情報を処理するのは側頭葉のＩＴ野（下側頭葉）である。単純化していうなら、線の要素は、後頭葉のＶ１野において分析されるのに対して、面による形は、側頭葉のＩＴ野などで分析されているということになろう。

日本の絵画は古来、輪郭線が表現の中心になっており、先の事実をもとにすれば、Ｖ１野など脳の線の分析機能を刺激することによって、芸術としての絵画を成立させているといえる。絵巻物の一つの完成型である源氏物語絵巻でも、まず衣や背景が着色されたあとで、濃墨で輪郭が書き起こされて完成を見ている。江戸時代の浮世絵は、その輪郭線を生かした表現の最たるものである。

一方、西洋の絵画は、明確に面を重視した表現の歴史を重ねて来た。ＩＴ野機能のフル稼働である。ギリシア以来、モザイク画が発達して来たが、これも線よりは面を重んずる一つの例である。ルネサンスから前期印象派にいたる絵画は、面を主体とした絵画表現の高度化の競演ともいえる。二〇世紀に入って興ったキュビズムもまた、面による絵画表現の一つのバリエーションであろう。

西洋に持ち込まれた日本の浮世絵が、ゴッホなど、後期印象派の画家たちに鮮烈な印象と影響を与えたのは有名だが、それまで面に支配された絵画表現の中にあって、輪郭線による表現（脳の異なる場所、V1野における線の分析機能を強く刺激する）が、一つのカルチャーショックを与えたのである。

その逆のことが日本でもおこった。明治とともに、西洋の油絵が次々と持ち込まれると、その生き生きとした迫力を前に、日本画も大きな改革を迫られた。岡倉天心の影響下にあった菱田春草と横山大観がその改革の先鋒であった。彼らが目指したのは、岩絵具で西洋絵画風のものを描くというのでは決してなく、日本画独自のスタイルを堅持しながら、西洋絵画の持つ光の輝きや空間の表現、また写実描写の長所を取り入れるというものであった。明治時代に入っても、日本画で輪郭を描かない場合にはあえて「没線《もっせん》描法」というほど、輪郭のない日本画は考えられなかった。

春草と大観がまず試みたのは、画面全体を没線描法で描き、輪郭線の束縛から画面を解放するとともに、ぼんやりとした色調の濃淡によって光や空間（奥行き）を表現することであった。この試みは芸術作品としてはうまく行かなかったが、当然の帰結というべきであろう。その試みを線と面の認識という観点から見れば、それまで絵画の芸術性を支えていたV1野の線の分析を弱めたことにより、IT野における形の分析も弱めてしまい、脳の機能の興奮は、「芸術」の感動の域には達しない。彼らが試みた画風は「朦朧体」と揶揄され、その批判が長く続いた。しかし菱田春草は模索を続けて、面による表現を徐々に作り上げると同時に朦朧体のスタイルから脱却して、新しい、みずみずしい日本画の表現を作り上げた。春草自身は、自らが創出した新しい表現のスタイルを完成する途上で、三七歳で惜しくも夭逝したが、春草が打ち立てた新しい日本画の表現が、現代の日本画の発展の一つの基礎になっている。

（HS，HK）

結びにかえて

新しい芸術がはじまるとき

近藤寿人

二〇世紀の新しい芸術

二〇世紀の始まりとともに、芸術の多くのジャンルで新しいスタイルが模索され、斬新な表現が開花した。それらに共通しているのは、旧来の伝統や学習されたものの束縛からの解放である。その解き放たれた脳（心）は、それがはじめから持っていた、世界認識や感動をもたらす基本的な働きを芸術の表現に直接的に採用することによって新しい芸術を生み出した。

絵画でその方向をまっしぐらに目指したのが、抽象絵画である。その旗手であるワシリー・カンディンスキーは、表現の素材である線や面を分解しつくした後に、おのおのの線や面が持つ心象的な効果、またそれらが色彩と組み合わされることによる効果の変容を分析した。そして分析されたものを組み合わせた時に生み出される相乗的な複合効果を実現するものとして、絵画を描いた。ピート・モンドリアンはそれとは逆に、具象画の表現で中心的な役割を持つ線や面を抽出するとともに、他の要素を省いていって、抽象表現に至った。何れの場合も、絵画表現のなかの表面的なものを削ぎ落とすとともに、私たちの脳（心）の基本的な働きに肉薄することによって、強く鮮鋭な芸術効果を生み出すことに成功した。

表現される美術のみならず、それを受容・評価する美術論にも、目覚ましい展開があった。二〇世紀初頭にウィルヘルム・ヴォリンゲルが著した「抽象と感情移入―東洋芸術と西洋芸術」は、ギリシャ美術を理想としたような一九世紀の美術観を排し、「抽象」と「感情移入」という対立的な感性の反応を基盤として、西洋美術、東洋美術、古代美術を包含した普遍的な美術の理解を試みた。二〇世紀の美術観に大きな影響を与えることになった。縄文土器を「醜いものは美しい」と絶賛した岡本太郎の姿勢も「抽象と感情移入」にすでに含まれている。表現する立場の抽象絵画も、受容する立場の美術論も、伝統の枠をとりはなった―つまり、私たちの心をつくる「脳」の直接的な表現としての芸術を創り、そしてそのものとして受容することを目指したのであった。

このような展開は、美術にとどまらない。二〇世紀の西欧の音楽も、新しい道を歩き始めた。西欧音楽の伝統としての調性を排する、あるいは西欧音楽にはなかった音の組み合わせ（不協和音）を活用する、あるいはロシアの土着舞踊やインドネシアのガムランから触発された新しい旋法やリズムを採用するなど、さまざまの作曲法が生まれた。ヒトの脳（心）に内在する、そしてそれまでの西欧音楽では活用されることのなかった、認識や感動の基本にある要素を積極的に引き出したものである。

「不条理文学」もまた、脳（心）の根源に働きかける、普遍性を持った文学を目指したのではなかっただろうか。アイルランド人のサミュエル・ベケットは、「ゴドーを待ちながら」などの代表作を、まずフランス語で書き、そして自らの手で英語に翻訳したが、「なぜフランス語で書くのか？」という問に対して、「母国語でない方が、客観的な立場で執筆できるから」と答えている。

新しい時代が招く表現の革新

絵画や文学をはじめとした芸術が発祥する時、そして原始宗教が成立する時には、その基礎に、脳が直接的に認識するさまざまな要素が素材として用いられている。そしてそれらの素材を用いて芸術作品や宗教の規範が組み立てられる際には、脳に内在する論理が活用されている。このことが、芸術が時代や地理的な隔たりを超えて感動を呼び、宗教が人間の歴史とともに歩んできたことの基盤であるに違いない。二〇世紀に始まる新しい芸術は、決して原始回帰を目指したものではないが、しばしば原始芸術への共感があることには、芸術の普遍性が反映されている。芸術自体はそのような普遍性を持つ一方で、新しい芸術表現は、多くの場合、新しい時代の到来をきっかけとして生み出される。

新しい時代の到来は常に、脳（心）を伝統の束縛から解き放つことになる。と同時に、芸術に対して新しい社会的な要請（ニーズ）をもたらす。この二つが新しい芸術の原動力の両輪となっている。二〇世紀とともに訪れた工業化という新しい時代の流れの中で、社会も芸術も新しいものを模索した。ワイマール共和国を基盤としたバウハウスの活動は、鉄筋コンクリートという新しい素材を使った建築のデザイン（伝統がまったくない）と、機能的な工業製品のデザイン（伝統がまったくない）と、さきの抽象絵画の発想が渾然となったもので、必然的な時代背景がある。

この二〇世紀の例に限らず、特に支配階級の変化を伴う新しい時代の到来は、ほとんど常に新しいスタイルの芸術の興隆を伴ってきた。ルネサンス絵画・建築の到来は、教会にかわって都市国家がイタリアを支配したことによってもたらされ、次の時代であるバロックの絵画・建築は、宗教改革に反動しておきた新しいカトリシズムが推進力となった。ルネサンスとバロックは、西欧美術を理解する上での対立概念として位置づけられたことさえある（ハインリヒ・ヴェルフリン）。

日本の彫刻史においても、対立的ともいえる美術表現が異なった時代を支配した。桓武帝の平安遷都と密教の導入によって肉感と森厳を特徴とする貞観彫刻が興隆し、貴族階級の実権とともに、円派・院派による対照的に穏やかな仏像表現が広まり、そして鎌倉武士の時代が到来すると、慶派によるダイナミックな表現が評価された。新しい時代は、ヒトが持つ心（脳の働き）を旧来の伝統や価値観の束縛から解放し、表現する者、受容する者の何れにおいても、心が新しい感興を得たいという欲求を生み、それが必然的に新しい芸術表現を模索させ、そして開発させるのであろう。

しかし時を経た今、それらの時代背景を持たぬ私たちは、好みこそあれ、何れの時代の作品に対しても、おのおのの作品の芸術的な質に応じて心を動かされる。バロックのデフォルメと強い陰影は、ルネサンスの均衡した表現から見れば極端に走っているが、視覚効果としてはむしろ見事である。それぞれの時代に応じて、私たちの脳（心）の持つレパートリーのさまざまな部分が駆り出されてそれぞれの時代に個有の芸術表現を生んだのだが、それを享受する私たち自身は、私たちが持つ脳（心）の広いレパートリーすべてを使うことによって、時代や地理的な隔たりを超えて芸術の感動を共有することができる。

芸術には、脳が直接的に認識するさまざまな要素が素材としてちりばめられている。新しい時代とともに始まる新しい表現の中には、特定の要素が強調されて投影されており、その新しい表現の各々から、私たち自身の脳（心）の働きを知ることができる。二〇世紀とともに始まった新しい芸術の数々は特に、私たちにとって原初的な、世界認識や感動の基本要素にたちかえることを目指した点で革新的であり、私たち自身の脳（心）の働きを分析的に捉え直す試みであったと言える。

（謝辞）本書を上梓するにあたっては、大阪大学出版会の栗原佐智子さんに大変お世話になった。御礼申しあげる。

参考文献

第1部

1章

（1）山本登朗『伊勢物語論　文体・主題・享受』笠間書院　二〇〇一年
（2）神野藤昭夫『知られざる王朝物語の発見　物語山脈を眺望する』笠間書院　二〇〇八年

2章

（1）小倉孝誠『歴史と表象』新曜社　一九九七年
（2）成田龍一『歴史学のポジショナリティ　歴史叙述とその周辺』校倉書房　二〇〇六年
（3）久米博（訳）、ポール・リクール『時間と物語』（全3巻）新曜社　一九八七―九〇年

3章

（1）Louie K, Wilson MA. (2001) *Neuron* 29:145-156.
（2）Bliss TVP, L.mo T. (1973) *J. Physiol.* 232:331-356.
（3）森寿ほか（編）『脳神経科学イラストレイテッド・改訂第2版』羊土社　二〇〇八年
（4）Matsuzaki M. *et al.* (2001) *Nat. Neurosci.* 4:1086-1092.

(5) 冨永恵子、野口かおり (1992) 実験医学 10:92-95.
(6) Tominaga-Yoshino K *et al.* (2002) *Neurosci. Res.* 44:357-367.
(7) 小倉明彦、冨永恵子『記憶の細胞生物学』朝倉書店 二〇一一年
(8) Karni A *et al.* (1994) *Science* 265:679-682.

4章

(1) 桜部建『倶舎論の研究』法蔵館 一九六九年
(2) 桜部建、上山春平『存在の分析 アビダルマ』角川文庫ソフィア 一九九六年（初版は一九六九年）
(3) 定方晟『須弥山と極楽』講談社現代新書 一九七三年
(4) 平川彰『インド仏教史 上』春秋社 一九七四年
(5) 佐々木閑『仏教は宇宙をどう見たか―アビダルマ仏教の科学的世界観』仏学同人 二〇一三年

第2部

5章

(1) 藤田一郎『「見る」とはどういうことか―脳と心の関係をさぐる』化学同人 二〇〇七年
(2) エリオット・ソーバー『過去を復元する』勁草書房 二〇一〇年
(3) A・J・ヘッシェル『人間を探し求める神』教文館 一九九八年

（4）手島勲矢『ユダヤの聖書解釈』岩波書店　二〇〇九年
（5）手島勲矢「ユダヤ思想と二つの名前」宗教哲学研究　第二八号（二〇一一年三月）一―一五頁
（6）A・E・マクグラス『「自然」を神学する』教文館　二〇一〇年
（7）上山安敏『宗教と科学』岩波書店　二〇〇五年
（8）ジョルジュ・ジャン『文字の歴史』創元社　一九九〇年

コラム5

（1）大岡信、谷川俊太郎『詩の誕生』思潮社　二〇〇四年
（2）池辺晋一郎、谷川俊太郎（詩）『うぇーべるん女声合唱のために』全音楽譜出版社　一九九八年

7章

（1）岩本裕『インドの説話』紀伊国屋新書　五―一九、一九五―一九八頁　一九六三年
（2）高田修『仏教の説話と美術』講談社学術文庫　二〇〇四年
（3）Vidya Dehejia, *Discourses in Early Buddhist Art: Visual Narratives of India*. New Delhi: Munshiram Manoharlal, 1997.
（4）中村元（監修）『ジャータカ全集』（第六巻）春秋社　二四九―二五五頁　一九八九年
（5）秋山光文「サーンチー第一塔塔門横梁の説話図浮彫について」『佛教藝術』一五六号（一九八四年）三九―五〇頁（特に四五頁）
（6）肥塚隆『美術に見る釈尊の生涯』平凡社　一四一、一四四、一五五頁　一九七九年
（7）Dieter Schlingloff, *Studies in the Ajanta Paintings: Identifications and Interpretations*, Delhi:

Ajanta Publications, 1987, pp. 68-69, 163 and 254.

(8) 宮治昭『インド仏教美術史論』中央公論美術出版　二〇五―二一六頁　二〇一〇年

(9) Dieter Schlingloff, *Guide to the Ajanta Paintings*, New Delhi: Munshiram Manoharlal, 1999, vol. 1, pp. 57-58.

第3部

8章

(1) 岡田温司(訳)、ヴィクトル・ストイキツァ『影の歴史』平凡社　二〇〇八年

(2) 岡田温司『キリストの身体』中公新書　二〇〇九年

(3) 岡田温司・青山勝(訳)、ミシェル・テヴォー『不実なる鏡―絵画・ラカン・精神病』人文書院　一九九九年

(4) 木田元監(訳)、エルウィン・パノフスキー『象徴形式としての遠近法』ちくま学芸文庫　二〇〇九年

(5) 岡田温司(編著)『カラヴァッジョ鑑』人文書院　二〇〇一、二〇〇九年

(6) 岡田温司『ミメーシスを超えて―美術史の無意識を問う』勁草書房　二〇〇〇年

9章

(1) Adelson EH. (2001) On seeing stuff: the perception of materials by humans and machines. *Proceedings of the SPIE* 4299:1.

（2）Hiramatsu C, Goda N, Komatsu H. (2011) Transformation from image-based to perceptual representation of materials along the human ventral visual pathway. *Neuroimage* 57: 482-494.

（3）ベック・j『別冊サイエンス80』「特集 視覚の心理学3 色・運動・イメージ、表面色の知覚」二二一―二三〇頁 一九八六年

（4）ギルクライスト・AL『別冊サイエンス80』「特集 視覚の心理学3 色・運動・イメージ、光と陰の中の色の知覚」三三一―四三頁 一九八六年

（5）小松英彦（1995）色覚をつかさどる神経細胞、科学 6:454-460.

（6）内川惠二（2003）色の恒常性、脳21 6:54-60.

（7）小松英彦（2003）大脳皮質で見る色、脳21 6:48-53.

（8）日本色彩学会編、森礼於、木下修一、小松原仁、後藤和昌、景山弘一、秋山豊子、宮田雅史、小松博『新編 色彩科学ハンドブック 第3版』「22章 自然の色」東京大学出版会 一一二九―一一八一頁 二〇一一年

10章

（1）藤田一郎『「見る」とはどういうことか―脳と心の関係をさぐる』化学同人 二〇〇七年

（2）藤田一郎『脳の風景―「かたち」を読む脳科学』筑摩選書 二〇一一年

（3）Okamoto T, Ikezoe K, Tamura H, Watanabe M, Aihara K, Fujita I. (2011) Predicted contextual modulation varies with distance from pinwheel centers in the orientation preference map. *Scientific Reports* 1:114.

（4）Fujita I, Tanaka K, Ito M, Cheng K. (1992) Columns for visual features of objects

ininferotemporal cortex. *Nature* 360:343-346.
（5）Fujita I.(1993) Columns in the inferotemporal cortex: machinery for visual representation of objects. *Biomed. Res.* 14, S4:21-27.
（6）Fujita I.(2002) The inferior temporal cortex: architecture, computation, and representation. *J. Neurocytol.* 31:359-371.
（7）下條信輔『サブリミナル・マインド―潜在的人間観のゆくえ』中公新書　一九九六年

第4部

11章

（1）小倉孝誠『女らしさ・の文化史』中公文庫　二〇〇六年
（2）小倉孝誠『身体の文化史　病・官能・感覚』中央公論新社　二〇〇六年
（3）スティーヴン・カーン『愛の文化史―ヴィクトリア朝から現代へ』斎藤九一ほか訳、法政大学出版局　一九九八年
（4）吉田城・田口紀子（編）『身体のフランス文学』京都大学学術出版会　二〇〇六年

コラム8

（1）V・S・ラマチャンドラン、サンドラ・ブレイクスリー（山下篤子訳）『脳の中の幽霊』角川書店　一九九九年
（2）Botvinick M, Choen J. (1998) Rubber hands 'feel' touch that eyes see. *Nature* 391: 756.

12章

（1）Kanner L.(1943) Autistic disturbance of affective contact. *Nervous Child*. 2:217-250.
（2）Happe F.(1999) Autism: cognitive deficit or cognitive style? *Trends Cogn Sci*. 3(6):216-222.
（3）Nakano T, Tanaka K, Endo Y, Yamane Y, Yamamoto T, Nakano Y, Ohta H, Kato N, Kitazawa S.(2010) Atypical gaze patterns in children and adults with autism spectrum disorders dissociated from developmental changes in gaze behaviour. *Proc Biol Sci*. 277(1696):2935-2943.
（4）Blackstock GL.(2006) The drawings of an artistic savant. Blackstock's Collections: Princeton Architectural Press.
（5）Selfe L.(1977) Nadia. a case of extraordinary drawing ability in an autistic child. London: William Clowes &Sons LTD.
（6）Happe FG, Booth RD.(2006) The power of the positive: revisiting weak coherence in autism spectrum disorders. *Q J Exp Psychol*(Colchester). 61(1):50-63.
（7）Mottron L, Belleville S.(1993) A study of perceptual analysis in a high-level autistic subject with exceptional graphic abilities. *Brain Cogn*. 23(2):279-309.

13章

（1）内川惠二総（編集）、篠森敬三（編）「講座『感覚・知覚の科学』1」『「視覚I」—視覚系の構造と初期機能—』朝倉書店　二〇〇七年

（2）福田淳・佐藤宏道『脳と視覚―何をどう見るか』共立出版　二〇〇二年
（3）本田直樹（2010）―オータムスクール ASCONE2009 脳科学への数理的アプローチ―、大澤五住先生の講義録「受容野概念の多次元空間への拡張と刺激選択性」、日本神経回路学会誌 Vol. 17, No.3，146-153.

コンピュータープログラム等

・図4、図6の作成に利用したMatlabのスクリプト（ソースコード）はVisiome Platformの下記のURLで公開されている："Two-Dimensional Fourier Image Reconstruction (Inverse FT) Demo using Matlab"
http://visiome.neuroinf.jp/modules/xoonips/detail.php?item_id=6448

・図5に示したフーリエ空間上の1点と対応するサイン波の関係を直感的に理解するのに良い教材（MacOS X用のアプリケーション；Windows版はない）は大澤研究室のホームページ内の次のURLにある。
PlaidMotion.app.zip テストアプリケーション
http://ohzawa-lab.bpe.es.osaka u.ac.jp/resources/CocoaTutorial/intro6.html

その他の教材や解説は、次のURLを参照
http://ohzawa-lab.bpe.es.osaka-u.ac.jp/resources.html

コラム9

（1）三浦種敏（監修）「聴覚と音声」（新版）　電気情報通信学会　一九八〇年
（2）岩宮眞一郎（九州大学芸術工学研究院）
http://www.design.kyushu-u.ac.jp/~iwamiya/timbre/cons.htm
（3）Plomp R, Levelt WJM.(1965)Tonal consonance and critical bandwidth. *J. Acoust. Soc. Am*. 38:548-560.
（4）Kameoka A, Kuriyagawa M.(1969) Consonance theory part I: consonance of dyads. *J. Acoust. Soc. Am*. 45:1451-1459.
（5）Kameoka A, Kuriyagawa M.(1969)Consonance theory part II: consonance of complex tones and its calculation methos. *J. Acoust. Soc. Am*. 45:1460-1469.

14章

（1）スーザン・バリー『視覚はよみがえる―三次元のクオリア』筑摩選書　二〇一〇年
（2）藤田一郎『「見る」とはどういうことか―脳と心の関係をさぐる』化学同人　二〇〇七年
（3）下條信輔『視覚の冒険』産業図書　一九九五年
（4）Uka T, Tanaka H, Yoshiyama K, Kato M, Fujita I.(2000) Disparity selectivity of neurons in inferior temporal cortex. *J. Neurophysiol*. 84:120-132.
（5）Shiozaki HM, Tanabe S, Doi T, Fujita I.(2012) Neural activity in cortical area V4 underlies fine disparity discrimination. *J. Neurosci*. 14: 3830-3841.
（6）塩崎博史（2012）「両眼立体視の神経基盤」脳21、15(3); 94-97.

コラム11

（1）河野泰弘『視界良好―先天性全盲の私が生活している世界』北大路書房　二〇〇七年
（2）Renier LA *et al.* (2011) Preserved functional specialization for spatial processing in the middle occipital gyrus of the early blind. *Neuron* 68: 138-158.
（3）上田幸子、上田豊治（切り絵）『こんにちは、上田豊治です。』樹心社　一九九九年
（4）Mottron, L.(2011) The power of autism. *Nature* 479: 33-35.
（5）Soulières I *et al.*(2009)Enhanced visual processing contributes to matrix reasoning in autism. *Hum Brain Mapp.* 30: 4082-4107.

結びにかえて―新しい芸術がはじまるとき―

（1）ワシリー・カンディンスキー『抽象芸術論―芸術における精神的なもの』西田秀穂訳、美術出版社　一九五八年（改訂新版二〇〇〇年）
（2）ウィルヘルム・ヴォリンゲル『抽象と感情移入―東洋芸術と西洋芸術』草薙正夫訳、岩波文庫　一九五三年

カバー袖

（1）Wheeler ME, Petersen SE, Buckner RL. (2000) Memory's echo: vivid remembering reactivates sensory-specific cortex. *Proc Natl Acad Sci U S A.* 97:11125-11129.

阪大リーブル42

芸術と脳

——絵画と文学、時間と空間の脳科学——

発　行　日　2013年3月21日　初版第1刷　〔検印廃止〕

編　　　者　近　藤　寿　人

発　行　所　大阪大学出版会
代表者　三成賢次
〒565-0871
大阪府吹田市山田丘2-7 大阪大学ウエストフロント
電話：06-6877-1614　FAX：06-6877-1617
URL　http://www.osaka-up.or.jp

印刷・製本　株式会社シナノ

ISBN 978-4-87259-324-2　C1370

HANDAI Live

阪大リーブル

- 001 **ピアノはいつピアノになったか？** 〈付録CD「歴史的ピアノの音」〉 伊東信宏 編 定価1,785円
- 002 **日本文学 二重の顔** 〈成る〉ことの詩学へ 荒木浩 著 定価2,100円
- 003 **超高齢社会は高齢者が支える** 年齢差別《エイジズム》を超えて創造的老い《プロダクティブエイジング》へ 藤田綾子 著 定価1,680円
- 004 **ドイツ文化史への招待** 芸術と社会のあいだ 三谷研爾 編 定価2,100円
- 005 **猫に紅茶を** 生活に刻まれたオーストラリアの歴史 藤川隆男 著 定価1,785円
- 006 **失われた風景を求めて** 災害と復興、そして景観 鳴海邦碩・小浦久子 著 定価1,890円
- 007 **医学がヒーローであった頃** ポリオとの闘いにみるアメリカと日本 小野啓郎 著 定価1,785円
- 008 **歴史学のフロンティア** 地域から問い直す国民国家史観 秋田茂・桃木至朗 編 定価2,100円
- 009 懐徳堂 **墨の道 印の宇宙** 懐徳堂の美と学問 湯浅邦弘 著 定価1,785円
- 010 **ロシア 祈りの大地** 津久井定雄・有宗昌子 編 定価2,205円
- 011 懐徳堂 **江戸時代の親孝行** 湯浅邦弘 編著 定価1,890円
- 012 **能苑逍遥(上) 世阿弥を歩く** 天野文雄 著 定価2,205円
- 013 **わかる歴史・面白い歴史・役に立つ歴史** 歴史学と歴史教育の再生をめざして 桃木至朗 著 定価2,100円
- 014 **芸術と福祉** アーティストとしての人間 藤田治彦 編 定価2,310円
- 015 **主婦になったパリのブルジョワ女性たち** 一〇〇年前の新聞・雑誌から読み解く 松田祐子 著 定価2,205円
- 016 **医療技術と器具の社会史** 聴診器と顕微鏡をめぐる文化 山中浩司 著 定価2,310円
- 017 **能苑逍遥(中) 能という演劇を歩く** 天野文雄 著 定価2,205円
- 018 **太陽光が育くむ地球のエネルギー** 光合成から光発電へ 濱川圭弘・太和田善久 編著 定価1,680円
- 019 **能苑逍遥(下) 能の歴史を歩く** 天野文雄 著 定価2,205円
- 020 懐徳堂 **市民大学の誕生** 大坂学問所懐徳堂の再興 竹田健二 著 定価2,100円
- 021 **古代語の謎を解く** 蜂矢真郷 著 定価2,415円
- 022 **地球人として誇れる日本をめざして** 日米関係からの洞察と提言 松田武 著 定価1,890円
- 023 **フランス表象文化史** 美のモニュメント 和田章男 著 定価2,100円
- 024 懐徳堂 **漢学と洋学** 伝統と新知識のはざまで 岸田知子 著 定価1,785円
- 025 **ベルリン・歴史の旅** 都市空間に刻まれた変容の歴史 平田達治 著 定価2,310円
- 026 **下痢、ストレスは腸にくる** 石蔵文信 著 定価1,365円
- 027 **くすりの話** セルフメディケーションのための 那須正夫 著 定価1,155円
- 028 **格差をこえる学校づくり** 関西の挑戦 志水宏吉 編 定価2,100円
- 029 **リン資源枯渇危機とはなにか** リンはいのちの元素 大竹久夫 編著 定価1,785円
- 030 **実況《ライブ》・料理生物学** 小倉明彦 著 定価1,785円

031
夫源病
こんなアタシに誰がした
石蔵文信 著
定価1,365円

032
ああ、誰がシャガールを理解したでしょうか？
二つの世界間を生き延びたイディッシュ文化の末裔
CD付
圀府寺司 編著
定価2,100円

033
懐徳堂
懐徳堂ゆかりの絵画
奥平俊六 編著
定価2,100円

034
試練と成熟
自己変容の哲学
中岡成文 著
定価1,995円

035
ひとり親家庭を支援するために
その現実から支援策を学ぶ
神原文子 編著
定価1,995円

036
知財インテリジェンス
知識経済社会を生き抜く基本教養
玉井誠一郎 著
定価2,100円

037
幕末鼓笛隊
土着化する西洋音楽
奥中康人 著
定価1,995円

038
ヨーゼフ・ラスカと宝塚交響楽団
（付録CD「ヨーゼフ・ラスカの音楽」）
根岸一美 著
定価2,100円

039
上田秋成
絆としての文芸
飯倉洋一 著
定価2,100円

040
フランス児童文学のファンタジー
石澤小枝子・高岡厚子・竹田順子 著
定価2,310円

041
東アジア新世紀
リゾーム型システムの生成
河森正人 著
定価1,995円

（四六判並製カバー装。定価は税込。以下続刊）